Allgemeine Chemie

Band III

D1930946

Ralph S. Becker · Wayne E. Wentworth

Allgemeine Chemie

Band III:

Übergangsmetalle, Kern-, Bio-, Photochemie

Übersetzt und bearbeitet von Wolfgang Parr

57 meist zweifarbige Abbildungen, 35 Tabellen

Georg Thieme Verlag Stuttgart 1976

Titel der Originalausgabe: *General Chemistry*
© 1973 bei Houghton Mifflin Company, Boston

Autoren:
Ralph S. Becker
Wayne E. Wentworth
University of Houston

Übersetzer:
Prof. Wolfgang Parr, Houston und Berlin

CIP-Kurztitelaufnahme der Deutschen Bibliothek

Becker , Ralph S.
Allgemeine Chemie / Ralph S. Becker ; Wayne E. Wentworth. Übers. u. bearb. von Wolfgang Parr.
Einheitssacht.: General chemistry ‹dt.›.

NE: Wentworth , Wayne E. :; Parr , Wolfgang [Bearb.]

Bd. 3. Übergangsmetalle, Kern-, Bio-, Photochemie.
ISBN 3-13-519301-2

Geschützte Warennamen (Warenzeichen) werden *nicht* besonders kenntlich gemacht. Aus dem Fehlen eines solchen Hinweises kann also nicht geschlossen werden, daß es sich um einen freien Warennamen handelt.

Alle Rechte, insbesondere das Recht der Vervielfältigung und Verbreitung sowie der Übersetzung, vorbehalten. Kein Teil des Werkes darf in irgendeiner Form (durch Photokopie, Mikrofilm oder ein anderes Verfahren) ohne schriftliche Genehmigung des Verlages reproduziert oder unter Verwendung elektronischer Systeme verarbeitet, vervielfältigt oder verbreitet werden.

© 1976 Georg Thieme Verlag, D-7000 Stuttgart 1, Herdweg 63, Postfach 732
Printed in Germany

Satz und Druck: Druckhaus Dörr, Inhaber Adam Götz, Ludwigsburg

ISBN Thieme: 3 13 519301 2

ISBN dtv: 3423041803

Vorwort

Das Lehrbuch „Allgemeine Chemie" ist von den amerikanischen Autoren Ralph Becker und Wayne Wentworth als Einführungstext in die Chemie sowohl für Studenten der Chemie, der Natur- und Ingenieurwissenschaften als auch für Mediziner und Pharmazeuten geschrieben worden. Es ist für Studienanfänger gedacht; Kenntnisse der höheren Mathematik und Grundlagen in der Chemie werden nicht vorausgesetzt.

Die grundlegenden Gedanken der Chemie sind durch den ganzen Text hindurch integriert; sie werden in eine Beziehung miteinander gebracht, sobald dies von anderen Disziplinen gefordert wird.

Der Text befaßt sich entsprechend der allgemeinen Chemie, sowohl mit der anorganischen, physikalischen als auch mit der organischen Chemie. Um eine Streuung der Materie über einzelne Kapitel zu vermeiden, werden die verschiedenen Aspekte möglichst geschlossen behandelt. Das Ziel wurde dadurch erreicht, daß die Struktur und Klassifikation organischer Verbindungen sehr früh besprochen wird und so bei der Einführung neuer Konzepte die Diskussion anorganische und organische Moleküle gleich wohl behandelt.

Die amerikanische Vorlage wurde für den deutschen Sprachgebrauch überarbeitet und, um das Format eines Taschenbuches zu bewahren, erscheint das Werk in 3 Bänden. Jeder Band enthält ein separates Register. In Band I (Kapitel 1—9) werden Atom- und Molekülstrukturen von anorganischen und organischen Verbindungen besprochen. Eine allgemeine Betrachtung des Periodischen Gesetzes und der Gruppeneigenschaften findet man in Kapitel 9. Durch die frühe Einführung organischer Verbindungen wird gewährleistet, daß Thermodynamik, Kinetik und Elektrochemie (Band II, Kapitel 10—15) auf anorganische und organische Moleküle Anwendung finden. Band III (Kapitel 16—19 mit Anhang und Antworten zu Übungen und Aufgaben) beschäftigt sich mit den Übergangselementen (Kapitel 16) und der Kernchemie (Kapitel 17). Die Kapitel 18 (Biochemie) und 19 (Photochemie) stellen besonders interessante Probleme dar, die dem heutigen Stand der Forschung entsprechen. Sie zeigen ferner die Bedeutung der Integration der Chemie mit Physik und Biologie.

An zwei verschiedenen Stellen im Text findet man Aufgaben und Übungen. Sie dienen zwei verschiedenen Zwecken. Die Aufgaben im fortlaufenden Text sollen zum Denken anregen und die Anwendung eines gerade diskutierten Konzepts illustrieren. Die Übungen am Ende eines jeden Kapitels beziehen sich auch auf die vorausgehenden Kapitel und stellen häufig praktische Anwendungen der Chemie im täglichen Leben dar.

Den Herren Professoren R. BECKER und W. WENTWORTH danke ich für Ihre Unterstützungen und Anregungen bei der Bearbeitung des Textes. Ferner danke ich meiner Frau Brigitte für das Schreiben des Manuskriptes und den Herren Dr. K. HÄGELE und H. J. SCHRÖTER für das Lesen von Korrekturen.

Berlin, im Oktober 1975 WOLFGANG PARR

Inhaltsverzeichnis

Inhaltsübersicht von Band I

Inhaltsübersicht von Band II

KAPITEL 16

Übergangselemente

16—A. Allgemeine Eigenschaften der Übergangselemente

Alle Übergangselemente haben teilweise gefüllte 3*d*, 4*d* oder 5*d* Unterschalen. Die Konfiguration von Kobalt lautet beispielsweise ... $3d^7 4s^2$. Es ist hauptsächlich diese Eigenschaft der Übergangsmetalle und ihrer Ionen, die für viele ihrer einzigartigen Eigenschaften verantwortlich ist — eine große Anzahl von Oxidationsstufen, farbige Salze und Komplexe in der festen Phase und auch in Lösung und Paramagnetismus (Abschnitt **6—E**; I, S. 197) der Ionen und Komplexe. Wir werden nur kurz auf den Ursprung dieser drei Eigenschaften in diesem ersten Abschnitt eingehen. Weitere Einzelheiten hierüber werden wir später in diesem Kapitel entwickeln.

Die variablen Oxidationsstufen entstehen durch die unterschiedliche Zahl der Elektronen, die sowohl von der *ns* als auch von der $(n-1)d$ Unterschale eines metallischen Elements abgegeben werden kann. Die Ionenladung eines individuellen Übergangsmetallions ist üblicherweise +2 oder +3. Elektronen werden von der *ns* Unterschale abgegeben, um die +2 Ionen zu bilden und ein zusätzliches Elektron wird von der $(n-1)d$ Unterschale abgegeben, um +3 Ionen zu geben. Jedoch kann die Oxidationsstufe in kovalent gebundenen Molekülen oder komplexen Ionen bis auf +8 anwachsen.

Zum Beispiel	$(MnO_4)^-$	Mn (VII)
	$(CrO_4)^{2-}$	Cr (VI)
	$Ni(CO)_4$	Ni (IV)
	OsO_4	Os (VIII)
	$CuCl_2$(ionisch)	Cu (II)

Die meisten Übergangsmetallionen, ihre Salze und auch ihre Komplexe sind farbig (mit der Ausnahme der Zn^{2+}-, Cd^{2+}- und Hg^{2+}-Ionen, in denen die *d* Unterschalen gefüllt sind). Diese ungewöhnliche Eigenschaft ist auf Übergangsmetalle (Lanthanide einbezogen) beschränkt. Andere Ionen wie Na^+, Ca^{2+} und Cl^- sind nicht farbig. Für den Fall, daß ein Übergangsmetallion frei von allen Wechselwirkungen mit anderen Ionen oder Molekülen ist, wie z. B. in der Gasphase, sind die Energien der fünf *d* Orbitale degeneriert. Wenn Ionen oder Moleküle jedoch ein Übergangsmetallion eng umgeben, so sind die *d* Orbitale nicht länger degeneriert; die *d* Orbitale spalten sich in Energien entsprechend der Natur und der geometrischen Anordnung der Ionen oder Moleküle, die das Übergangsmetallion umgeben. Die anfänglich in den *d* Orbitalen anwesenden Elektronen besetzen diese aufgespaltenen *d* Niveaus entsprechend dem Pauli Prinzip und unter Berücksichtigung, daß die gesamte Elektronenenergie des Systems ein Minimum betragen wird. Allgemein ergibt sich aus dieser Situation, daß Elektronen zwischen den aufgespaltenen *d* Energieniveaus angeregt werden, die energetisch recht nahe verglichen mit den Niveaus in Nicht-Übergangsmetallionen zusammenliegen. Absorption des sichtbaren Lichts reicht zur Anregung aus. Da ein Teil des sichtbaren Spektrums absorbiert wird, sind Salze, Ionen und Komplexe farbig. Wir werden in Kürze quantitativ die Abhängigkeit der Energieaufspaltung in bezug auf Natur und Geometrie der umgebenden Ionen und Moleküle diskutieren.

Paramagnetismus eines Elements ist die Eigenschaft, daß eine Probe des Elements in ein Magnetfeld hineingezogen wird. Dieser magnetische Zustand entsteht üblicherweise aus der Anwesenheit ungepaarter Elektronen. Ein magnetisches Moment entsteht aus dem Spin der ungepaarten Elektronen. Wenn alle Elektronen gepaart sind, ist die Probe diamagnetisch und wird aus dem magnetischen Feld herausgestoßen. Für die *d* Orbitale der Übergangsmetallionen ist es üblich, teilweise gefüllt zu sein. Da weiterhin die *d* Orbitale der Übergangsmetalle in der Energie aufgespalten sind, können sich die individuellen ungepaarten Elektronen in jedem der drei Orbitale befinden, was ein paramagnetisches Verhalten verursacht. Die Größe des magnetischen Moments hängt von der Zahl der ungepaarten Elektronen ab. Man sieht, daß sowohl die Existenz der Farbe als auch die Größe des magnetischen Moments von der Natur der Aufspaltung der *d* Orbitale abhängt. Wir werden in Kürze die Kristallfeldtheorie besprechen, die recht erfolgreich bei der Interpretation und Voraussage der Farbe und des magnetischen Moments der Übergangsmetallverbindungen angewandt worden ist.

16—B. Koordinationsverbindungen

Eine der bekanntesten Eigenschaften der Übergangsmetallionen ist ihre Fähigkeit, eine große Zahl komplexer Ionen und Verbindungen zu bilden. Es ist eigentlich sogar unmöglich, die Bildung solcher Ionen und Verbindungen zu verhindern. Wenn z. B. ein Übergangsmetallsalz in Wasser gelöst wird, entsteht ein komplexes Ion zwischen dem Übergangsmetall und Wasser. Eine große Zahl von Molekülen und Ionen hat die Fähigkeit, sich mit Übergangsmetallionen zu verbinden.

Die sich anlagernden Moleküle und Ionen werden *koordinierende Spezies* oder *Liganden* genannt. Eine allgemeine Charakteristik aller Liganden ist, daß wenigstens ein Atom des Liganden ein Elektronenpaar dem Übergangsmetall zur Verfügung stellt, wenn sie sich verbinden. Eine große Zahl von Molekülen und Ionen können als Liganden reagieren: CN^-, CO, NH_3, H_2O, Cl^-, F^- und Äthylendiamin ($H_2N–CH_2–CH_2–NH_2$). Beispiele für komplexe Ionen sind: $[Cu(NH_3)_4]^{2+}$ $[Zn(CN)_4]^{2-}$ und $[FeCl_4]^-$, wobei sich alle koordinierenden Gruppen oder Liganden und das Übergangsmetallion innerhalb der eckigen Klammer befinden.

Liganden werden üblicherweise in zwei Typen auf Grund der Zahl der Donatoratome oder Koordinationsplätze, die der Ligand enthält, eingeteilt. Liganden werden als *monodentat* bezeichnet, wenn sie einen Koordinationsplatz oder ein Atom enthalten oder als *bidentat,* wenn sie zwei Koordinationsplätze oder Atome besitzen. Tabelle **16–1** gibt einige Beispiele.

Tabelle 16–1 **Liganden und ihre Koordinationsfähigkeit**

Monodentat[a]	Bidentat[b]	
$:Cl^-$	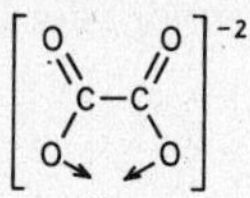	Oxalalat-Anion
$:CN^-$	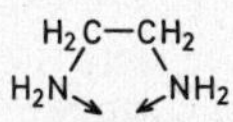	Äthylendiamin (en)
$H_2O:$		
$:NH_3$	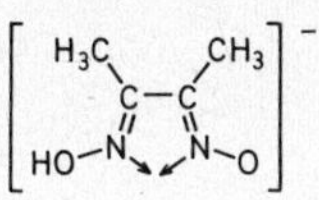	Dimethylglyoxim-Anion

[a] Das Elektronenpaar ist an dem Atom lokalisiert, welches koordiniert.
[b] Der Pfeil zeigt die Atome, die mit dem Zentralatom oder Ion koordinieren.

Es gibt viele organische Liganden. Es ist sogar möglich, spezifische Liganden zu entwickeln, die für eine selektive Extraktion gewisser Metallionen aus Meerwasser brauchbar sind, selbst wenn diese Metalle nur in sehr geringen Konzentrationen vorkommen. Zum Beispiel ist es möglich, Gold selektiv aus dem Meer zu gewinnen, in dem die

Goldkonzentration etwa 1,4 × 10^{-6} g/Liter beträgt. Mit dieser Methode kann im wesentlichen alles Metall entfernt werden, was natürlich bedeutende Folgen hat, wenn man bedenkt, daß die gesamte Goldmenge in den Meeren auf 70 000 000 Tonnen geschätzt wird. Es ist ebenfalls möglich, selektive Liganden für Uran und Kupfer zu entwerfen, die in der Lage sind, fast 100 % dieser Metalle aus Meerwasser zu extrahieren bei einer Konzentration dieser Ionen von 4,5—5 × 10^{-6} g/Liter bzw. 5 × 10^{-7} g/Liter. Die gesamte Kupfer- und Uranmenge in den Meeren wird auf mehr als 10^9 Tonnen bzw. 10^8 Tonnen geschätzt. Schließlich ist es noch wichtig, darauf hinzuweisen, daß es in biologischen Systemen natürlich vorkommende Liganden mit derselben Fähigkeit gibt, selektiv Metall (Ionen) zu konzentrieren. Zum Beispiel wird Kupfer im Tintenfisch *(Octopus vulgaris)* um einen Faktor von 100 000 in bezug auf das Meerwasser konzentriert. Ein weiteres Beispiel sind die Tunicaden *(Phallusia mamillata)* (ein einfaches Seetier), die Vanadin um einen Faktor von 1 000 000 in bezug auf das umgebende Meerwasser anreichern. Es ist offensichtlich, daß es sehr nützlich sein würde, diese biologischen Liganden synthetisch herzustellen oder nachzuahmen.

Aufgabe 16—1

Klassifiziere die folgenden Verbindungen als mono- oder bidentat

a) Br^-
Bromid

b) OH^-
Hydroxid

c) 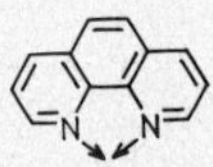

1,10 Phenanthrolin
oder *o*-phen Gruppe

d) NH_2^-
Amid-Gruppe

e) 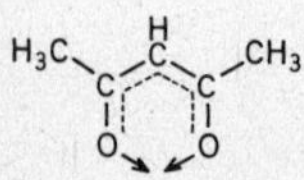

Acetylacetonato Gruppe oder $AcAc^-$ (die gestrichelte Linie zeigt Delokalisierung der Ladung an)

f) NO
Nitrosyl

g) 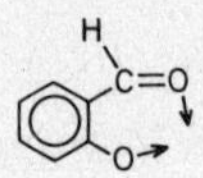

Salicyaldehyd-Anion

Die Koordinationszahl des Zentralmetallatoms oder -ions entspricht der Zahl der bindenden Positionen, die dem Liganden zur Verfügung stehen. Eine Näherung sagt aus, daß die Koordinationszahl eines Metallions zweimal so groß wie seine Oxidationszahl ist. Tabelle **16-2** gibt einige Beispiele. Obwohl andere Koordinationszahlen für ein Metall in einer gegebenen Oxidationsstufe möglich sind, dient diese Regel als eine brauchbare Richtlinie.

Tabelle 16–2 Koordinationszahlen einiger Ionen

Metall	Vorausgesagte Koordinationszahl	Experimentelle Beispiele
Ag^+	2	$[Ag(NH_3)_2]^+$
Cu^{2+}	4	$[Cu(NH_3)_4]^{2+}$
Co^{3+}	6	$[Co(NH_3)_6]^{3+}$, $[CoF_6]^{3-}$
W(IV)	8	$[W(CN)_8]^{4-}$
Cd^{2+}	4	$[Cd(CN)_4]^{2-}$

Aufgabe 16—2

Sage die Koordinationszahlen der folgenden Ionen voraus:

a) Cr^{3+} b) V^{3+} c) Zn^{2+} d) Au^+ e) Au^{3+} f) Ag^+.

Nomenklatur

Das Benennen der Koordinationsverbindungen ist komplizierter als das anderer Verbindungen. Die folgenden Regeln können benutzt werden, um die meisten Koordinationsverbindungen zu benennen.

1. Liganden können anionisch oder neutral sein.
   a) Der Name der anionischen Liganden wird vom Namen des Atoms oder der Gruppe abgeleitet und endet auf —o, wie z. B. Cl^-(Chloro), CN^-(Cyano), F^-(Fluoro) und $C_2O_4^{2-}$(Oxalato).
   b) Neutrale Liganden besitzen keine konsistenten Namen. Die häufig vorkommenden sind H_2O (Aquo), NH_3 (Ammin) und CO (Carbonyl).

2. Für Komplexe mit einem einzelnen Zentralatom gilt:
   a) Wenn die Verbindung ionisch ist, wird das Kation zuerst genannt.
   b) Die Zahl der Liganden wird durch vorausgestellte griechische Zahlwörter di—(2), tri—(3), tetra—(4), penta—(5) und hexa—(6) gekennzeichnet.
   c) Wenn das Komplexion kationisch oder neutral ist, werden die Liganden zuerst im Namen aufgeführt. Man beginnt mit dem anionischen, gefolgt vom Namen des Zentralmetalls und einer römischen Zahl in Klammern, die der Oxidationszahl entspricht. Beispiele hierfür sind:

$[Co(NH_3)_6]Cl_3$
Hexamminkobalt(III)-chlorid

$[Cr(H_2O)_4Cl_2]Cl$
Dichlorotetraaquochrom(III)-chlorid

d) Wenn der Komplex anionisch ist, dann wird die Silbe -at an den Namen des Zentralatoms angehängt. Hierauf folgt die Oxidationszahl (römische Zahl in Klammern). Beispiele hierfür sind:

$K[PtCl_3(NH_3)]$
Kaliumtrichloroamminplatinat(II)

$K_3[Co(CN)_6]$
Kaliumhexacyanokobaltat(III)

e) Wenn der Ligand noch komplizierterer Struktur ist, wie z. B. Äthylendiamin (en), dann werden die vorausgestellten Silben, die die Zahl solcher Liganden angibt, modifiziert: b als bis—(zwei), tris—(drei) und tetrakis—(vier). Ein Beispiel lautet:

$[Co(NH_2{-}(CH_2)_2{-}NH_2)_3]\ Cl_3$ $[Co\ en_3]\ Cl_3$
Tris(äthylendiammin)cobalt(III)-chlorid

Aufgabe 16—3

Benenne die folgenden Verbindungen:

a) $[CoBr_2(NH_3)_4]Cl$ c) $[Cr(H_2O)_6]^{3+}$
b) K_4FeF_6

Aufgabe 16—4

Schreibe die Formeln für die folgenden Verbindungen:

a) Dichlorotetrammincobalt(III)-bromid
b) Tris(äthylendiamin)chrom(III)-Ion
c) Lithiumhexacyanotitanat(IV)

Geometrische und Ionisations-Isomere

Wir haben früher erwähnt, daß verschiedene geometrische Anordnungen der Liganden am Zentralatom möglich sind. Die Form dieser geometrischen Anordnung hängt teilweise von der Zahl der Liganden ab. Jedoch existieren für einige besondere Zahlen, wie z. B. vier, alternative Geometrien. Tabelle **16—3** faßt einige häufig vorkommende Fälle zusammen.

Es ist ebenfalls möglich, *cis* und *trans* geometrische Isomere von Komplexen wie bei reinen organischen Verbindungen zu bilden. (Siehe Diskussion von 2-Buten im Abschnitt **7—H**; I, S. 247.) Wir werden zwei spezifische Beispiele betrachten. Das erste ist $Pt(NH_3)_2Cl_2$, für das die geometrischen Isomere in Abbildung **16—1** dargestellt sind.

Tabelle 16–3 Geometrie und Koordinationszahl des Zentralatoms

Koordinationszahl	Geometrie	Räumliche Anordnung[a]	Beispiel
2	linear	L–M–L	$[H_3N–Ag–NH_3]^+$
4	tetraedrisch	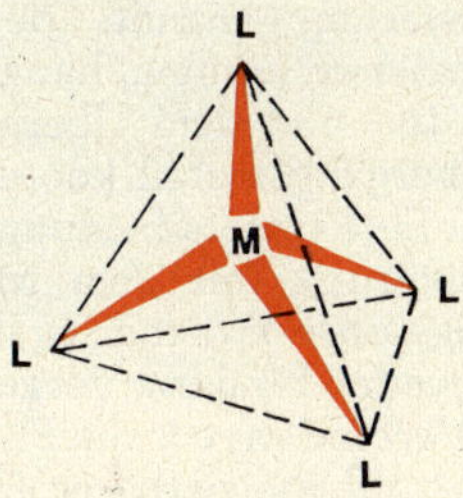	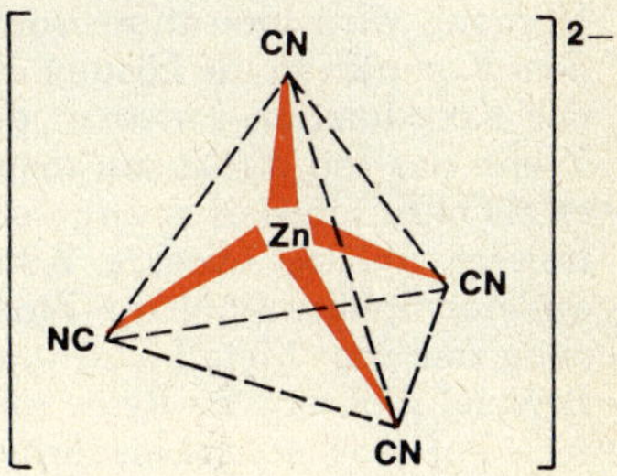
	quadratisch-planar	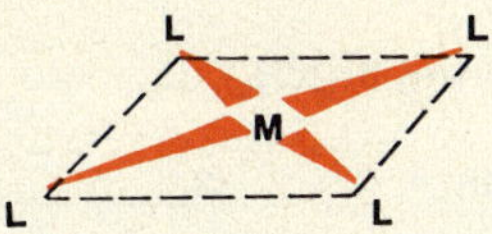	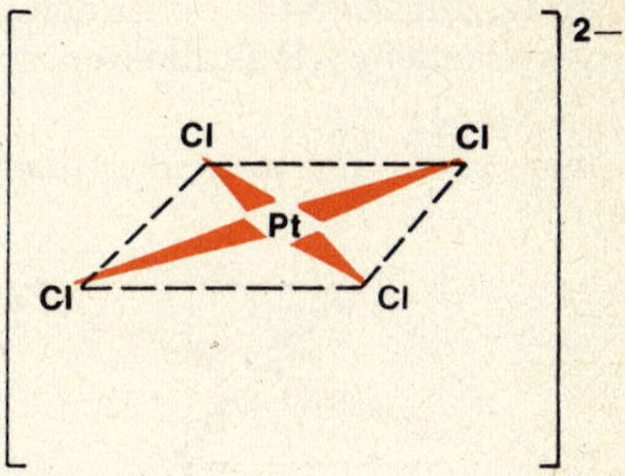
6	oktaedrisch	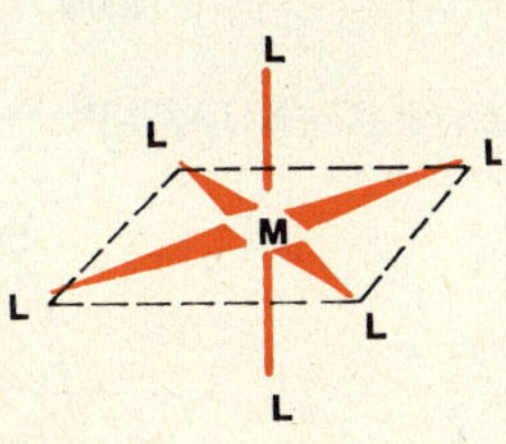	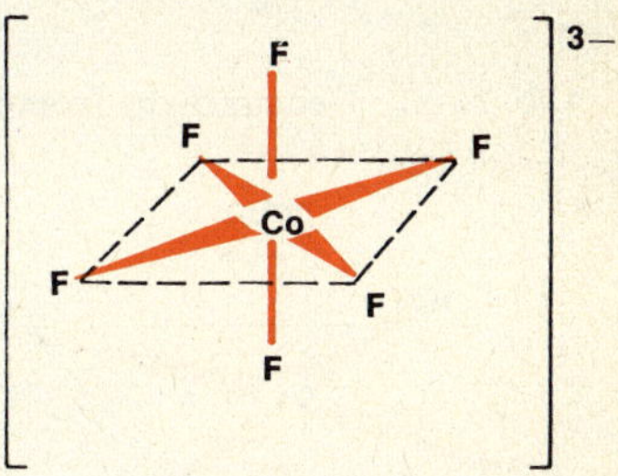

[a] Das Symbol M stellt immer das Zentralatom oder -ion dar. L steht jeweils für den Liganden.

Man sieht, daß sich die Chloro- und Ammin-Gruppen im *trans* Isomeren diagonal gegenüberstehen, aber benachbart im *cis*-Isomeren sind. Wir können das $[Co(NH_3)_4Cl_2]^+$-Ion als Beispiel für die Isomeren eines oktaedrischen Komplexes benutzen (Abbildung **16–2**).

Koordinationsverbindungen mit derselben chemischen Zusammensetzung in bezug auf ein bestimmtes koordinierendes Ion können eine verschiedene Anzahl dieses Ions an die Lösung abgeben. Dieser Vorgang wird Ionisationsisomerisierung genannt. Die Ionen, die aus dem Komplex in die Lösung dissoziieren können, hängen von der Art der Koordination zwischen dem Ion und dem Übergangsmetall ab. Wenn das Ion direkt mit dem Übergangsmetall koordiniert ist, wird es als nicht ionisierbar angesehen. Eine Unterscheidung wird zwischen innerer Sphäre (direkte Koordinierung mit dem Metall-Ion) und äußerer Sphäre (ionische Bindung) oder zwischen erster (Koordinierung mit dem Metall-Ion) und zweiter Bindung vorgenommen. Zum Beispiel gibt es eine Reihe von Verbindungen mit Pt, NH_3 und Cl^-; jede hat eine unterschiedliche Anzahl ionisierbarer (äußere Sphäre) Cl^--Ionen. Diese können durch die Molzahl von unlöslichem AgCl pro Mol Platinverbindung bestimmt werden, wenn man die Verbindung mit $AgNO_3$ behandelt. Tabelle **16–4** gibt einige Beispiele für verschiedene Möglichkeiten.

Abb. 16–1 Geometrische Isomere von $Pt(NH_3)_2Cl_2$.

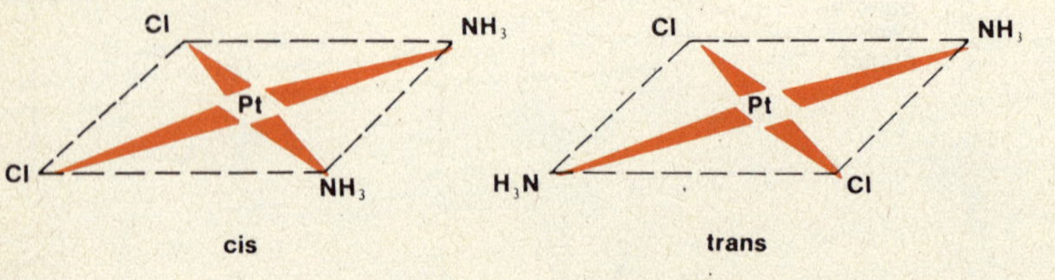

Abb. 16–2 Geometrische Isomere von $[Co(NH_3)_4Cl_2]^+$.

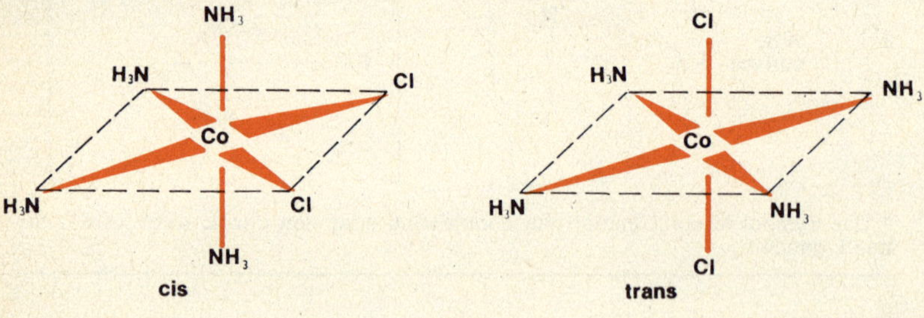

Tabelle 16–4 Strukturen verschiedener Pt-Komplexe.
Darstellung der Cl^--Koordination

Verbindung	Struktur		Mol AgCl / Mol Pt-Verbindung
$[Pt(NH_3)_6]Cl_4$	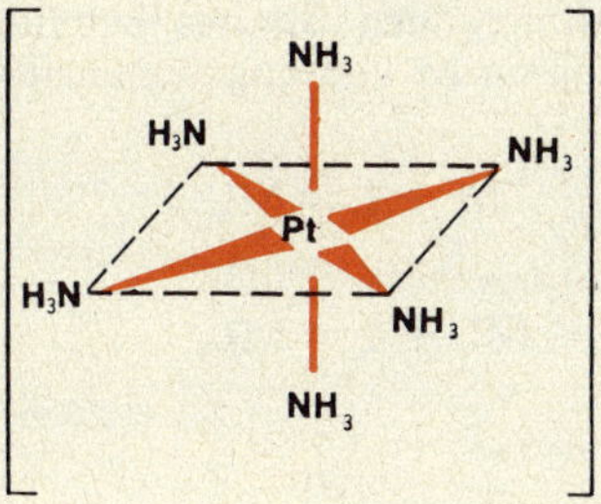	$^{4+}$ 4 Cl	4
$[Pt(NH_3)_4Cl_2]Cl_2$	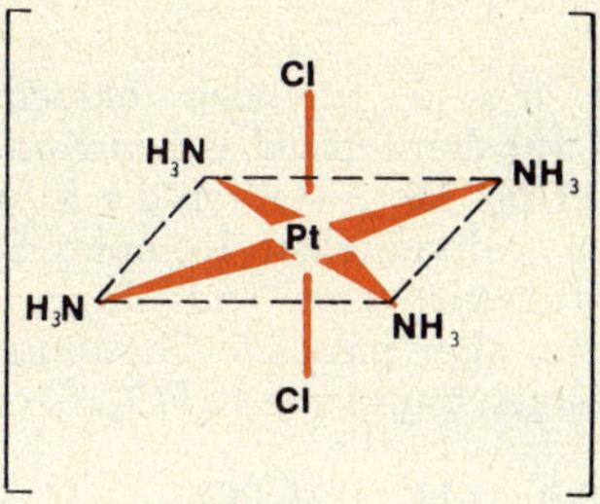	$^{2+}$ 2 Cl	2
$Pt(NH_3)_2Cl_4$	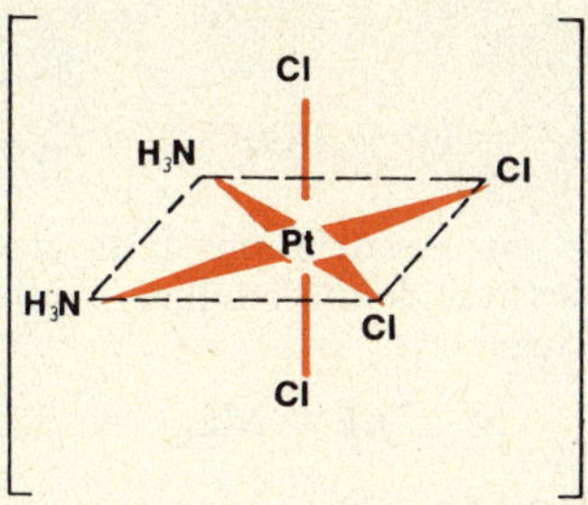	^{0}	0

16—C. Stabilität der Komplexionen

In dieser Diskussion werden wir uns nur mit der thermodynamischen Stabilität der Komplexionen beschäftigen. Wir werden zuerst Gleichgewichte betrachten bei denen die Assoziation-Dissoziation des Metallions und der koordinierenden Spezies beteiligt sind. Der einfachste Fall ist ein Metallion M von angenommener Ladung und ein monodentater Ligand L.

16—1 $$M + L \rightleftharpoons ML \qquad K_1 = \frac{[ML]}{[M]\,[L]}$$

16—2 $$ML + L \rightleftharpoons ML_2 \qquad K_2 = \frac{[ML_2]}{[ML]\,[L]}$$

.
.
.

16—3 $$ML_{n-1} + L \rightleftharpoons ML_n \qquad K_n = \frac{[ML_n]}{[ML_{n-1}]\,[L]}$$

Zum Beispiel beträgt $n = 6$ für den oktaedrischen Komplex $[Co(CN)_6]^{3-}$ und $n = 4$ für den tetraedrischen Komplex $[Ni(CN)_4]^{2-}$. In den Gleichungen **16—1** bis **16—3** stellten die K Werte die Assoziationskonstanten für die individuellen Komplex-Spezies ML, ML_2, ML_3 usw. dar, die schrittweise zum endgültigen Komplex führen. Dies ist eine umgekehrte, aber parallele Situation zur stufenweisen Ionisation einer mehrbasigen Säure wie H_3PO_4:

$$H_3PO_4 \rightleftharpoons H^+ + H_2PO_4^- \qquad K_1 = \frac{[H^+]\,[H_2PO_4^-]}{[H_3PO_4]}$$

$$H_2PO_4^- \rightleftharpoons H^+ + HPO_4^{2-} \qquad K_2 = \frac{[H^+]\,[HPO_4^{2-}]}{[H_2PO_4^-]}$$

$$HPO_4^{2-} \rightleftharpoons H^+ + PO_4^{3-} \qquad K_3 = \frac{[H^+]\,[PO_4^{3-}]}{[HPO_4^{2-}]}$$

Es ist ebenfalls möglich, ein Assoziations-Dissoziationsgleichgewicht für jede Komplex-Spezies mit dem Metallion und dem Liganden als Ausgangsprodukte zu schreiben:

16—4 $$M + nL \rightleftharpoons ML_n \qquad K(M,L) = \frac{[ML_n]}{[M]\,[L]^n}$$

In Gleichung **16—4** ist $K(M,L)$ die Konstante für die Assoziation mit dem Metallion und dem Liganden als Ausgangsprodukte. Die Assoziationskonstante für das Gleichgewicht mit dem Metallion und dem Liganden als Ausgangsprodukte ist das Produkt der schrittweisen Assoziationskonstanten.

16—5 $$K(M,L) = K_1K_2K_3 \cdots K_n$$

Wenn wir beispielsweise den Komplex $[Cd(NH_3)_4]^{2+}$ betrachten, so lauten die entsprechenden schrittweisen Reaktionen:

16—6 $$Cd^{2+} + NH_3 \rightleftharpoons [Cd(NH_3)]^{2+} \qquad K_1 = 10^{2,65}$$

16—7 $$[Cd(NH_3)]^{2+} + NH_3 \rightleftharpoons [Cd(NH_3)_2]^{2+} \qquad K_2 = 10^{2,10}$$

16—8 $$[Cd(NH_3)_2]^{2+} + NH_3 \rightleftharpoons [Cd(NH_3)_3]^{2+} \qquad K_3 = 10^{1,44}$$

16—9 $$[Cd(NH_3)_3]^{2+} + NH_3 \rightleftharpoons [Cd(NH_3)_4]^{2+} \qquad K_4 = 10^{0,93}$$

Die Gesamtreaktion beträgt dann

16—10 $$Cd^{2+} + 4\,NH_3 \rightleftharpoons [Cd(NH_3)_4]^{2+}$$

und die Assoziationskonstante lautet

$$K(M,L) = K(Cd^{2+}, NH_3) = K_1K_2K_3K_4 = 10^{7,12}$$

Es besteht die Möglichkeit, daß mehrere Komplexion-Spezies gleichzeitig anwesend sein können, ganz abgesehen davon, ob der Komplex $[Cd(NH_3)_4]^{2+}$ aus Cd^{2+} und NH_3 zubereitet oder eine Lösung durch Auflösen von $[Cd(NH_3)_4]Cl_2$ in Wasser hergestellt wurde. Es ist offensichtlich, daß sich mit Zunahme der Konzentration des Liganden NH_3 die Konzentration des endgültigen Komplexes $[Cd(NH_3)_4]^{2+}$ erhöhen und somit zur überwiegenden Spezies bei einer hohen Liganden Konzentration wird. Die Größen der individuellen K_n Werte sind für die Bestimmung der Stabilität der Komplexionen allgemein wichtig. Im Fall von $[Cd(NH_3)_4]^{2+}$ würde ein großer K_4 Wert bedeuten, daß das Ausmaß der Dissoziation von $[Cd(NH_3)_4]^{2+}$ gering ist und dieser Komplex die überwiegende Spezies bleibt. Da K_4 in Wirklichkeit klein ist, dissoziiert das $[Cd(NH_3)_4]^{2+}$-Ion merklich in $[Cd(NH_3)_3]^{2+}$ und NH_3 (Gleichung **16—9**).

Es ist bemerkenswert, daß individuelle K_n und $K(M,L)$ Werte entsprechend dem Ligandentyp für ein gegebenes Metallion variieren. Zum Beispiel:

16—11 $$[Cd(CN)]^{+} + CN^{-} \rightleftharpoons [Cd(CN)_2] \qquad K_2 = 10^{5,12}$$

16—12 $$[Cd(CN)_3]^{-} + CN^{-} \rightleftharpoons [Cd(CN)_4]^{2-} \qquad K_4 = 10^{3,55}$$

16—13 $$Cd^{2+} + 4\,CN^{-} \rightleftharpoons [Cd(CN)_4]^{2-} \qquad K(M,L) = 10^{18,8}$$

Die Gleichungen **16—11** bis **16—13** sollen mit den Gleichungen **16—7, 16—9** und **16—10** verglichen werden. Diese Abhängigkeit der Assoziationskonstanten vom Ligandentyp trifft auch auf bidentate Liganden zu, wie Äthylendiamin(en) im Komplexion $[Cd(en)]^{2+}$.

Der Spezialfall der Hydrolyse von Metallionen wird am besten in Form der Aquo-Komplexe verstanden, bei denen Hydrolyse mit der Ionisation eines koordinierten H_2O Moleküls eintritt:

16–14 $$[Fe(H_2O)_6]^{3+} + H_2O \rightleftharpoons [Fe(H_2O)_5OH]^{2+} + H_3O^+$$

Dies trifft auch für die Hydrolyse von Übergangsmetallen wie Al^{3+} zu:

16–15 $$[Al(H_2O)_6]^{3+} + H_2O \rightleftharpoons [Al(H_2O)_5OH]^{2+} + H_3O^+$$

Gleichungen **16–14** und **16–16** stellen nur die ersten Schritte der Hydrolyse dar; die Produkte dieser Reaktionen können weiter hydrolysiert werden. Die für Gleichungen **16–14** und **16–15** gemessenen K_h Werte hängen vom Metallion ab. Zum Beispiel betragen sie $K_h = 10^{-5}$ für Al^{3+} und 6×10^{-3} für Fe^{3+}. Daher reagieren wäßrige Lösungen von Al^{3+} und Fe^{3+} sauer; die Fe^{3+}-Lösung zeigt die höhere H_3O^+ Konzentration (niedrigerer pH).

Ein verwandter Begriff ist der amphotere Charakter. Wasserhaltiges $Al(OH)_3$ oder $Al(OH)_3(H_2O)_3$, das entweder H_3O^+ oder OH^- nach Hydrolyse liefern kann, reagiert entweder als Säure oder als Base.

16–16 $$[Al(OH)_4(H_2O)_2]^- + H_3O^+ \rightleftharpoons Al(OH)_3(H_2O)_3 + H_2O \rightleftharpoons [Al(OH)_2(H_2O)_4]^+ + OH^-$$

Eine weitere Möglichkeit, den amphoteren Charakter von $Al(OH)_3(H_2O)_3$ zu betrachten, besteht darin, daß es mit Säure oder Base reagieren kann.

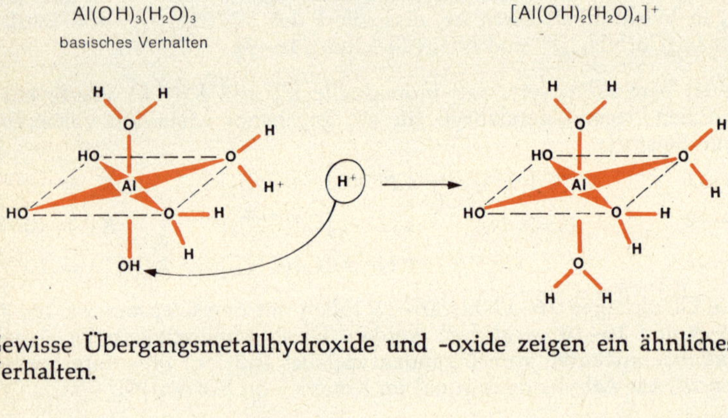

Gewisse Übergangsmetallhydroxide und -oxide zeigen ein ähnliches Verhalten.

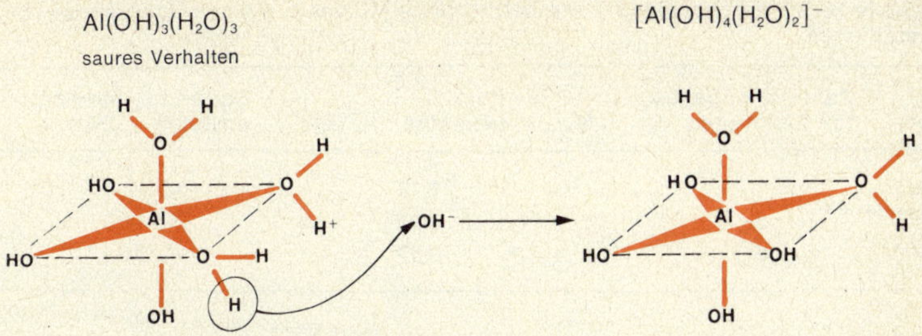

16—D. Paramagnetismus

Es ist möglich, das magnetische Moment eines Ions auf Grund der Zahl der ungepaarten Elektronen vorauszusagen. Dies ist als das reine Spinmoment bekannt; für ein einzelnes Elektron beträgt es

16—17 $$\mu_s = 2\sqrt{m_s(m_s + 1)}$$

wobei μ_s das reine magnetische Moment des Spins und m_s der absolute Wert der Spinquantenzahl (1/2) ist. Die Maßeinheit des magnetischen Moments ist das Bohr'sche Magneton (BM) ($9{,}273 \times 10^{-21}$ erg Gauss^{-1}). Wenn 1 ungepaartes Elektron vorliegt, dann beträgt $\mu_s = 1{,}73$ BM. Falls mehr als ein Elektron vorhanden ist, dann gilt $\mu_s = \sqrt{2\,M_s(M_s + 1)}$, wobei die Gesamtspinquantenzahl die Summe aller individuellen Spinquantenzahlen $M_s = m_{s1} + m_{s2} + m_{s3} + \cdots$ ist. (Das Symbol S wird oft anstelle von M_s benutzt). Umgekehrt können wir die Zahl der ungepaarten Elektronen aus dem experimentell bestimmten magnetischen Moment berechnen. Tabelle **16—5** gibt einige Beispiele.

Aufgabe 16—5

Berechne den zu erwartenden μ_s Wert für das Mn^{2+}-Ion, welches 5 ungepaarte Elektronen besitzt.

Der Streubereich der Werte in der letzten Spalte in Tabelle **16—5** stammt daher, daß der experimentell gemessene Wert nicht nur das Spinmoment sondern auch das Moment enthält, welches durch die Orbitalbewegung des Elektrons entsteht. Die Größe des zuletzt genannten variiert und ist von der Natur der Atome, Ionen und Moleküle abhängig, die das Übergangsmetallatom umgeben. Trotz dieser Komplikation zeigt Tabelle **16—5**, daß das beobachtete Moment sehr oft dem reinen Spinmoment gleicht oder ihm sehr nahe kommt. Daher kann aus dem beobachteten Moment die Zahl der ungepaarten Elektronen vorausgesagt werden, die dann direkt bei der Bestimmung

Tabelle 16–5 Vorausgesagte und beobachtete Momente einiger Übergangsmetallionen

Ion	Zahl der ungepaarten Elektronen	M_s	Vorausgesagtes μ_s (BM)	Beobachtetes Moment (BM)
Cu^{2+}	1	1/2	1,73	1,7–2,2
Ni^{2+}	2	1	2,83	2,8–4,0
Cr^{3+}	3	1 1/2	3,87	~ 3,8

der Elektronenkonfiguration des Ions behilflich sind. Wir werden dies in weiteren Einzelheiten besprechen, wenn wir die Kristallfeldtheorie (Ligandenfeldtheorie) betrachten.

16—E. Kristallfeldtheorie (Ligandenfeldtheorie)

Wir haben früher gesagt, daß das Aufspalten der *d* Elektronenniveaus sowohl von der Geometrie der Liganden, die das Übergangsmetall umgeben, als auch von spezifischen Liganden abhängt. Tatsächlich sollten wir eigentlich sagen, daß *die Aufspaltung von der Geometrie und ihre Größe innerhalb einer gegebenen Anordnung vom spezifischen Liganden abhängt, der komplexiert ist.* Wir werden nun diese Punkte quantitativ diskutieren.

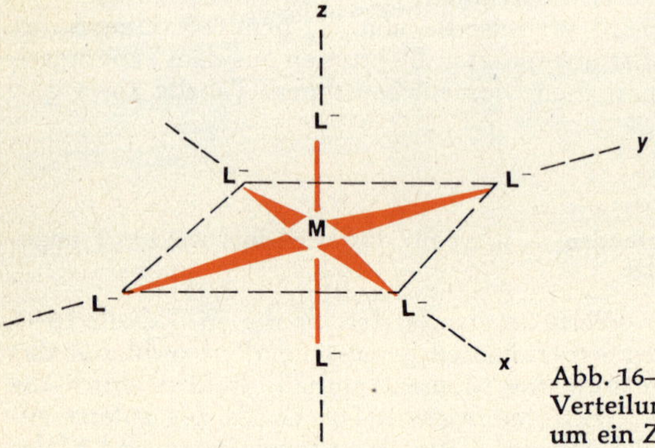

Abb. 16—3 Oktaedrische Verteilung eines Anions L^- um ein Zentralatom.

Zuerst sei daran erinnert, daß in einem *freien* Ion (wie in der Gasphase) die fünf *d* Orbitale energetisch gleich oder entartet sind. Daher hat das Elektron in einem Übergangsmetallion mit nur einem Elektron die gleiche Wahrscheinlichkeit, sich in einem der fünf *d*

Orbitale aufzuhalten. Wird jedoch die Situation die gleiche sein, wenn dasselbe Ion oktaedrisch von sechs Anionen, wie z. B. Cl^-, umgeben ist? Um diese Frage zu beantworten, müssen wir an die geometrische Lage der sechs Liganden in einem Oktaeder erinnern und auch die Form der fünf *d* Orbitale festlegen. Die Geometrie der Ligandenanordnung ist schematisch in Abbildung **16—3** dargestellt. Die Form der individuellen *d* Orbitale ist in Abbildung **16—4** illustriert. Man sieht, daß es fünf *d* Orbitale gibt; jedes ist mit einem nach unten rechts gestellten Symbol gekennzeichnet, welches sich auf die Orientierung in einem rechtwinkligen Koordinatensystem bezieht. Die d_{xy}, d_{yz} und d_{xz} Orbitale sind identisch in Form, aber sie liegen in verschiedenen Ebenen. Es ist wichtig sich daran zu erinnern, daß die Elektronenwolken, welche die Wahrscheinlichkeitsdichte der Elektronenladungen für diese Orbitale charakterisieren, in einem Winkel von 45 ° zu den Koordinatenachsen orientiert sind. Mit anderen Worten, die höchste Konzentration der negativen Ladungsdichte befindet sich *zwischen* den Koordinatenachsen. Das $d_{x^2-y^2}$ Orbital hat die gleiche Form wie die drei anderen *d* Orbitale, aber die Elektronenwolken sind genau entlang der *x* und *y* Achsen gerichtet (und liegen nicht zwischen den Achsen, wie die d_{xy}, d_{xz} und d_{yz} Orbitale). Schließlich liegen die Elektronenwolken des d_{z^2} Orbitals genau in der Richtung der z Achse.

Mit Hilfe von Abbildung **16—4** werden wir jetzt die Ergebnisse der Plazierung der Anionen auf die Energie der *d* Orbitale in der okta-

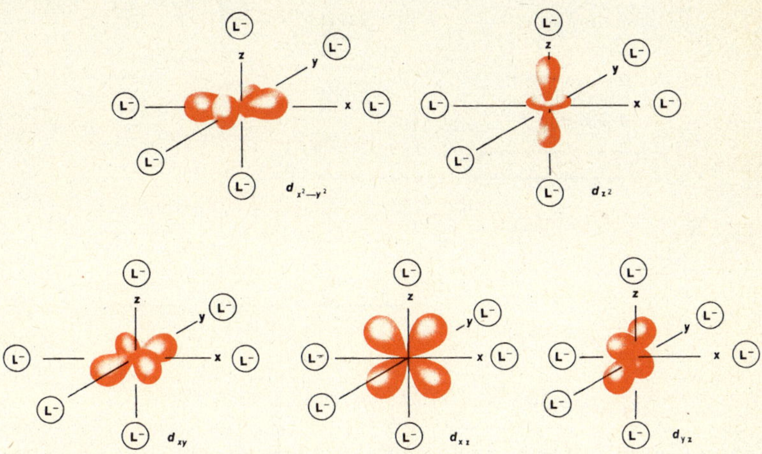

Abb. 16—4 Formen der fünf *d* Orbitale (dargestellt mit Anionen L^- in oktaedrischer Anordnung).

edrischen Anordnung in Abbildung **16—3** analysieren. Dazu nehmen wir an, daß die Ladung des Anions in einer kleinen Kugel als Punktladung konzentriert ist. Diese Annahme stellt die Basis der *Kristallfeldtheorie* dar. Die d_{z^2} und $d_{x^2-y^2}$ Orbitale haben ihre Elektronenwolken genau auf die negativen Ionen (Liganden) gerichtet. Auf der anderen Seite befinden sich die drei d_{xy}, d_{xz} und d_{yz} Orbitale mit ihren Elektronenwolken in einem Winkel von 45 ° in bezug auf die negativen Ionen. Daher haben zwei *d* Orbitale (d_{z^2} und $d_{x^2-y^2}$) gleichwertige Umgebungen, da ihre Elektronenwolken auf die negativen Ionen gerichtet sind. Die drei anderen Orbitale d_{xy}, d_{xz} und d_{yz} haben auch gleichwertige Umgebungen; sie unterscheiden sich aber von den beiden anderen dadurch, daß die Elektronenwolken auf halbem Weg zwischen dem negativen Ion liegen. Da sich gleiche Ladungen abstoßen, erhöht eine elektrostatische Abstoßung (relativ gesehen) die Energie der d_{z^2} und $d_{x^2-y^2}$ Orbitale, aber erniedrigt die Energie der drei anderen (Abbildung **16—5**). Es sei an den Ausdruck *Entartung* erinnert, der benutzt wird, wenn zwei oder mehrere Niveaus dieselbe Energie haben. Daher können wir sagen, daß die anfängliche fünffache Entartung der *d* Orbitale in zwei Gruppen aufgespalten wird (Abbildung **16—5**), eine mit einer dreifachen (drei *d* Orbitale) und eine mit einer zweifachen (zwei Orbitale) Entartung.

Der Ausdruck *oktaedrisches Feld* bezieht sich auf das elektrostatische Feld, das mit den negativen Punktladungen in den Ecken eines

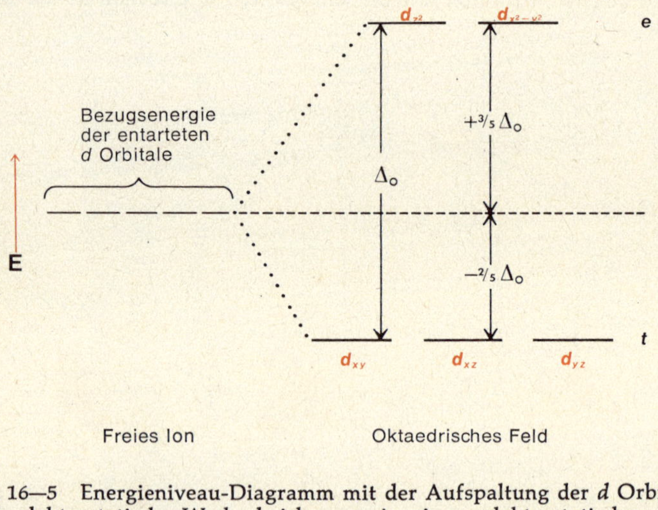

Abb. 16—5 Energieniveau-Diagramm mit der Aufspaltung der *d* Orbitale durch elektrostatische Wechselwirkungen in einem elektrostatischen Feld im Vergleich zur Bezugsenergie des freien Ions.

Oktaeders verbunden ist. Das Symbol Δ_o stellt die Energiedifferenz zwischen zwei entarteten *d* Orbital Sätzen in einem oktaedrischen Feld dar. Ihr Wert hängt von der Natur des Anions ab. Des besseren Verständnisses wegen wird zur Vereinfachung der obere Satz als *e* Orbitale (zwei) und der untere als *t* Orbitale (drei) bezeichnet. Die relative Größe von Δ_o für einige häufig vorkommende Übergangsmetallionen in einem oktaedrischen Feld lautet:

$$CN^- > C_2O_4^{2-} > OH^- > F^- > Cl^- > Br^- > J^-$$

Wir haben uns mit Anionen in den Ecken eines Oktaeders beschäftigt (Annäherung einer negativen Punktladung). In vielen neutralen Molekülen mit großen Dipolen gibt es jedoch ein Atom mit verhältnismäßig hoher negativer Ladung:

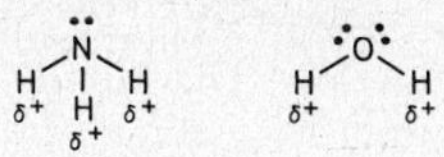

Es ist möglich, die Wirkung solcher neutraler Moleküle als Punktladungen anzunähern. Dasselbe Kristallfeldmodell kann auch für Komplexe benutzt werden, an denen Moleküle beteiligt sind, bei denen das Atom mit relativ hoher negativer Ladung als Koordinationsstelle am Übergangsmetallion fungiert. In diesen Fällen wird häufig die Beziehung *Ligandenfeldtheorie* benutzt. Die relative Größe der Δ_o Werte einiger Ionen und Moleküle beträgt:

$$CN^- > NH_3 > H_2O \approx C_2O_4^{2-} > OH^- > F^- > Cl^- > Br^- > J^-$$

In den oktaedrischen Komplexen von Fe^{2+} mit CN^- und H_2O beträgt Δ_o für CN^- ungefähr 94 Kcal/Mol (4,2 EV oder 33 000 cm^{-1})*; während Δ_o für H_2O einen Wert von ungefähr 37 Kcal/Mol (1,6 EV oder 10 400 cm^{-1}) hat. Alle drei Einheiten — Kcal, cm^{-1} und EV — sind Energieeinheiten (8066 cm^{-1} = 1 EV = 23 Kcal/Mol).

Bisher haben wir gesehen, daß die Übergangsmetallionen sehr leicht Komplexe mit einer Anzahl von Liganden bilden. Zusätzlich wissen wir, daß die Gegenwart solcher Liganden die Energie der *d* Orbitale ändert; dies resultiert in einer spezifischen Anordnung der *d* Orbitale, wenn sie ein Übergangsmetall in einer oktaedrischen Geometrie umgeben. Es ergibt sich das Problem, wie man die Elektronen der *d* Orbitale in den *e*- und *t*-Satz einbaut und diese Anordnung mit der experimentellen paramagnetischen Natur (der Größe des magnetischen Moments) und der Farbcharakteristika der Übergangsmetallionen korreliert.

---

* Falls EV oder cm^{-1} benutzt werden, so beziehen sich diese auf ein individuelles Molekül, Ion oder Atom.

Elektronenkonfiguration der Übergangsmetalle in Komplexionen

Wir sind jetzt in der Lage, die Elektronenkonfiguration eines oktaedrischen Komplexes zu betrachten, in dem das Übergangsmetallion ein bis neun *d* Elektronen besitzen kann. Wiederum wird die spezifische Konfiguration offensichtlich einen direkten Einfluß auf die magnetischen und spektralen Charakteristika des Komplexes haben. Die Konfiguration wird genau so wie für Atome entwickelt (Abschnitt **4—L** und **4—M**; I, S. 136 und I, S. 139), wobei das Orbital mit der niedrigsten Energie zuerst mit einem Elektron gefüllt wird. Das Pauli-Prinzip (Abschnitt **4—L**) trifft wie bei Atomen zu.

Es ergibt sich jedoch ein Problem, welches bei Atomen nicht auftritt, nämlich Anwendung der Hund'schen Regel (Abschnitt **4—L**) auf Komplexe der Übergangsmetalle. Die Hund'sche Regel besagt: wenn Elektronen entartete Orbitale besetzen, werden diese mit parallelem Spin eingebaut werden, bis alle Orbitale einfach besetzt sind. Im freien Atom oder Ion sind alle fünf *d* Orbitale entartet; dies trifft aber nicht zu, wenn das Ion koordiniert ist. Entsprechend der Hund'schen Regel würde die Konfiguration der vier *d* Elektronen im freien Atom oder Ion folgende sein:

$$\begin{matrix} (\uparrow) & (\uparrow) & (\uparrow) & (\uparrow) & (\ ) \\ d & d & d & d & d \end{matrix}$$

Für den Fall dieses Metallions in einem oktaedrischen Feld ist die Lösung jedoch nicht offensichtlich. Wie aus Abbildung **16—6** ersichtlich, gibt es zwei Möglichkeiten; die eigentliche Konfiguration wird von den relativen Größen der Spinpaarungsenergie (E_{Sp}) und der Aufspaltungsenergie der *e*- und *t*- Orbitalsätze (Δ_o) abhängen. Die E_{Sp} ist die erforderliche Energie pro Elektron, um die Spins im selben Orbital zu paaren. Daher gilt

$$E_{Sp} > \Delta_o$$

falls mehr Energie erforderlich ist, um zwei Elektronen zu paaren als eines der Elektronen aus dem *t* Orbital in ein leeres *e* Orbital zu heben. Mit anderen Worten, die Gesamtenergie der Konfiguration B ist niedriger als die der Konfiguration A. Dementsprechend wird die Konfiguration B die stabile sein. Wenn auf der anderen Seite

$$\Delta_o > E_{Sp}$$

ist, dann wird die Gesamtenergie der Konfiguration A niedriger sein als die der Konfiguration B, und A wird die stabile sein. Da der Gesamtspin M_s der Konfiguration B (4/2) größer ist als der der Konfiguration A (2/2), wird B die „high spin" Konfiguration oder Zu-

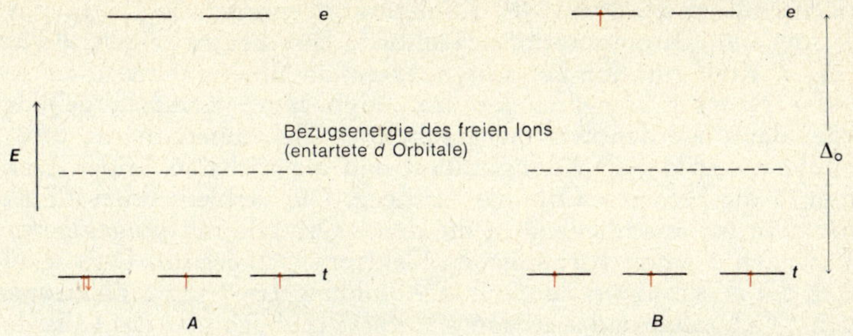

Abb. 16—6 Mögliche Konfiguration für d^4 in einem oktaedrischen Feld. A. „low spin" B. „high spin".

stand und A die „low spin" Konfiguration oder Zustand genannt. Da die Größe des magnetischen Moments darüber hinaus von der Zahl der ungepaarten Elektronen abhängt, kann eine experimentelle Bestimmung des Moments Aussagen darüber machen, ob der Komplex eine „high- oder low spin" Konfiguration besitzt.

Das gerade besprochene Problem der elektronischen Anordnung liegt jedoch nicht in allen *d* Konfigurationen vor. Wenn beispielsweise die *d* Konfigurationen d^1, d^2, d^8, d^9 oder d^{10} vorliegen, gibt es keine Alternativen. Abbildung **16—7** zeigt die Anordnung der Elektronen für diese Fälle in einem oktaedrischen Feld.

Für den Fall der d^1, d^2 und d^3 Konfigurationen werden jeweils 1, 2 und 3 Elektronen in eines der drei entarteten *t* Orbitale gehen. Dies ist auf folgendes zurückzuführen: Die *t* Orbitale besitzen niedrigere Energie als die *e* Orbitale und es gilt die Hund'sche Regel.

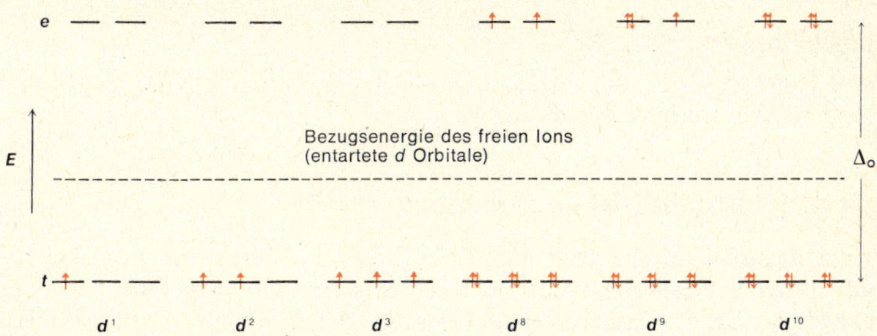

Abb. 16—7 Anordnung der Elektronen für *d* Konfigurationen.

Für den Fall der d^8, d^9 und d^{10} Konfigurationen sind die „high spin" und „low spin" Konfigurationen identisch. Um dies zu zeigen, wollen wir die d^8 Konfiguration betrachten. Wenn die Spaltung zwischen den *t* und *e* Niveaus so wäre, daß der „high spin" Komplex gebildet würde, dann würden wir die ersten drei Elektronen in die drei *t* Orbitale wie in der d^3 Konfiguration und die nächsten beiden Elektronen in die beiden *e* Orbitale einfügen. Die verbleibenden 3 Elektronen würden anschließend in die drei *t* Orbitale mit umgekehrtem Spin zu den 3 schon vorhandenen Elektronen eingebaut. Dies resultiert in der d^8 Konfiguration, die in Abbildung **16—7** mit 6 Elektronen in den *t* Orbitalen und 2 in den *e* Orbitalen abgebildet ist. Falls der „low spin" Komplex gebildet wird, würden wir zuerst alle *t* Orbitale mit insgesamt 6 Elektronen besetzen und dann die verbleibenden 2 Elektronen in die beiden *e* Orbitale mit parallelen Spins einfügen. Diese Konfiguration ist identisch mit der aus dem gerade besprochenen „high spin" Komplex erhaltenen. Eine ähnliche Situation liegt bei den d^9 und d^{10} Konfigurationen vor. Daher sind die d^1, d^2, d^3, d^8, d^9 und d^{10} Konfigurationen einzigartig festgelegt und keine „high- und low spin" Alternativen können bestehen.

Aufgabe 16—6

Schreibe die Elektronenkonfiguration für das Übergangsmetallion in den folgenden Komplexen und zeichne ein schematisches Elektronenniveau-Diagramm, das die Anordnung der *d* Elektronen zeigt.

a) $[TiF_6]^{3-}$

b) $[Zn(NH_3)_6]^{2+}$

c) $[Cu(H_2O)_6]^{2+}$

Aufgabe 16—7

Sage μ_s für die Komplexionen in Aufgabe **16—6** voraus.

Aufgabe 16—8

Zeichne ein schematisches Energieniveau-Diagramm und gib die „high- und low spin" Alternativen für d^5 an.

Kristallfeld-Stabilisierungsenergie

Es sei daran erinnert, daß das Kristallfeld bei oktaedrischer Anordnung bewirkt, daß die *t* und *e* Niveaus unterhalb bzw. oberhalb der Bezugsenergie der entarteten *d* Orbitale des freien Ions liegen (Abbildung **16—5, 16—6** und **16—7**). Bei einem komplexierten Metallion, z. B. mit einer d^1 Konfiguration, begibt sich ein Elektron in ein *t*

Orbital, dessen Wert $2/5\Delta_O$ unterhalb der Bezugsenergie des freien Ions liegt. Diese Energieerniedrigung der Konfiguration wird als die Kristallfeld-Stabilisierungsenergie berechnet. Tabelle **16—6** gibt einige andere Beispiele für die Stabilisierung an, die aus der Komplexbildung der Ionen resultiert, für die es eine einzigartige Konfiguration gibt (Abbildung **16—7**).

Tabelle 16–6 Stabilisierungsenergie einiger komplexierter Metallionen in einem oktaedrischen Feld

Ion	Konfiguration	Zahl der *t*-Elektronen	Zahl der *e*-Elektronen	Kristallfeld-Stabilisierungsenergie
Ti^{3+}	d^1	1	0	$1(-2/5\Delta_o) = -2/5\Delta_o$
V^{3+}	d^2	2	0	$2(-2/5\Delta_o) = -4/5\Delta_o$
Cr^{3+}	d^3	3	0	$3(-2/5\Delta_o) = -6/5\Delta_o$
Ni^{2+}	d^8	6	2	$6(-2/5\Delta_o) + 2(+3/5\Delta_o) = -6/5\Delta_o$
Cu^{2+}	d^9	6	3	$6(-2/5\Delta_o) + 3(+3/5\Delta_o) = -3/5\Delta_o$

Es sei darauf hingewiesen, daß die Ionen mit entweder keinem *d* oder 10 *d* Elektronen (wie z. B. Zn^{2+}) keine Kristallfeld-Stabilisierungsenergie aufweisen.

„High spin" bzw. „low spin" Alternativen gibt es für die d^4, d^5, d^6, d^7 Konfigurationen. Es ist jedoch einleuchtend (Abbildung **16—5** und **16—6**), daß je kleiner Δ_O ist, es umso wahrscheinlicher wird, daß sich die Elektronen in den oberen *e* Orbitalen befinden werden, d. h. im „high spin" Zustand. Weiterhin hängt eine Entscheidung im individuellen Fall, an dem d^4–d^7 Konfigurationen beteiligt sind, von der Gesamtenergie der Elektronenkonfigurationen ab, die eine Kombination der Kristallfeldenergie und der Spinpaarungsenergie darstellt. Wir betrachten beispielsweise die d^4 Konfiguration in Abbildung **16—6**. Da die *t* Niveaus unterhalb des Bezugspunkts der entarteten *d* Niveaus des freien Ions liegen, ist die Energie um $2/5\Delta_O$ pro Elektron niedriger. Die Energie für Elektronen im *e* Niveau erhöht sich relativ gesehen um $3/5\Delta_O$ pro Elektron. Das Vorzeichen von E_{Sp} ist ebenfalls immer positiv, da Energie zur Paarung erforderlich ist. Daher beträgt die Energie der t^4 Konfiguration relativ zu der des freien Ions

16—18 $$E(t^4) = 4(-2/5\Delta_O) + 1\,E_{SP} = -8/5\Delta_O + E_{SP}$$

während die für die $t^3\,e^1$ Konfiguration (Abbildung **16—6B**) folgende ist

16—19 $$E(t^3e^1) = 3(-2/5\Delta_O) + 1\,(+3/5\Delta_O) = -3/5\Delta_O$$

Mit Hilfe der Gleichungen **16–18** und **16–19** werden wir einen spezifischen Fall einer d^4 Konfiguration $[Cr(H_2O)_6]^{2+}$ betrachten, für den die erforderlichen Daten in Tabelle **16–6** angegeben sind.

Aus Tabelle **16–7** ersieht man, daß folgende Daten für $[Cr(H_2O)_6]^{2+}$ gelten

$$E(t^4) = -8/5(13900) + 23500 = +1460\ \text{cm}^{-1}$$

$$E(t^3e^1) = -3/5(13900) = -8340\ \text{cm}^{-1}$$

Daher ist die Gesamtenergie der t^3e^1 Konfiguration für diesen Komplex erheblich niedriger (ungefähr 9800 cm^{-1} oder 25 Kcal) als für die t^4 Konfiguration, und der „high spin“ Zustand kann als Grundzustand vorausgesagt werden. Dies stimmt mit der experimentellen Beobachtung (Messung des magnetischen Moments) überein.

Tabelle 16–7 Tabelle mit Δ_o, E_{Sp} und den vorausgesagten Spinzuständen für d^4-Konfigurationen

Komplex	Ion	Konfiguration	Δ_o[a] (cm^{-1})	E_{Sp}[b] (cm^{-1})	Spinzustand Vorausgesagt	Spinzustand Beobachtet
$Cr(H_2O)_6^{2+}$	Cr^{2+}	d^4	13 900 (H_2O)	23 500	high	high
$Mn(H_2O)_6^{3+}$	Mn^{3+}	d^4	21 000 (H_2O)	28 000	high	high

[a] Die Werte für Δ_o hängen von dem Liganden und dem Übergangsmetallion (einschließlich seiner Oxidationsstufe) ab; daher besitzt Δ_o keinen konstanten Wert, auch nicht für denselben Liganden.

[b] Diese Werte sind theoretisch berechnet worden und ihre Größen hängen von dem individuellen Ion ab.

Ein weiteres Beispiel für eine d^4 Konfiguration ist in Tabelle **16–7** angegeben. Voraussagen für die jeweilige d^4, d^5, d^6 und d^7 Konfiguration können genauso gemacht werden.

Es ist möglich, experimentell das magnetische Moment zu messen, daraus die Zahl der ungepaarten Elektronen zu bestimmen und dann die Konfiguration eines bestimmten Ions festzulegen. Wenn jedoch das theoretische Kristallfeldmodell zuvor noch nicht bestimmt worden ist, kann es sein, daß die Interpretation solcher experimentellen Daten nicht möglich ist.

Aufgabe 16-9

Zeige quantitativ, daß es für $[Zn(NH_3)_6]^{2+}$ keine Kristallfeld-Stabilisierungsenergie gibt.

Aufgabe 16—10

Sage mit Hilfe der gegebenen Daten voraus, ob der Grundzustand des oktaedrischen Komplexes ein „low- oder high spin" Zustand sein wird.

a) $[Fe(H_2O)_6]^{2+}$ $E_{SP} = 17\,600\ cm^{-1}$
$\Delta_O\,(H_2O) = 10\,400\ cm^{-1}$

b) $[CoF_6]^{3-}$ $E_{SP} = 21\,000\ cm^{-1}$
$\Delta_O\,(F^-) = 13\,000\ cm^{-1}$

Farbe der Übergangsmetallionen

Die Farbe der Übergangsmetallionen, -salze und -komplexe hängt von der Aufspaltung der *d* Orbitale (wie in einem oktaedrischen Feld), der Elektronenzahl und von Δ_O ab. Wir wollen einen der einfachsten Fälle, den d^1 Typ eines Ionenkomplexes, wie z. B. $Ti(H_2O)_6{}^{3+}$, besprechen. Der Anregungsvorgang lautet

$$t^1 \xrightarrow{h\nu} e^1$$

wobei Δ_O die erforderliche Energie ist. Der Δ_O Wert beträgt 20 000 cm^{-1}. Daraus folgt die Wellenlänge des absorbierten Lichts

$$\lambda = \frac{1}{\bar{\nu}} \times 10^8 = \frac{1 \times 10^8}{2 \times 10^4} = 5000\ \text{Å}$$

wobei die Wellenzahl $\bar{\nu}$ die Einheit cm^{-1} hat; die Wellenlänge ist in Angström (Å) angegeben. Die Absorption ist keine Linienabsorption, wie für freie Atome und Ionen, sondern zeigt eine Breite, die aus den vielen Bewegungen der anderen Atome des Komplexes entstehen, welche diese elektronische Anregung begleiten (Abschnitt **19—A**). Das resultierende Spektrum ist in Abbildung **16—8** dargestellt. Man sieht,

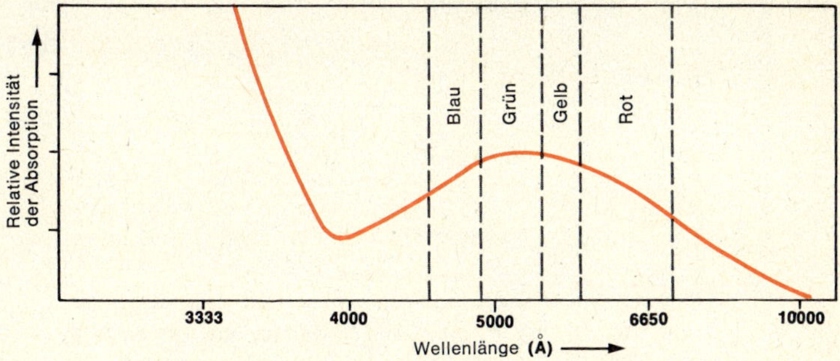

Abb. 16—8 Lichtabsorption des $[Ti(H_2O)_6]^{3+}$ Komplexes.

daß das Maximum der Absorptionsbande bei 5000 Å liegt und verhältnismäßig mehr grünes und gelbes Licht absorbiert wird. Daher ist das für die Transmission verbleibende Licht im wesentlichen eine Mischung von blau und rot, und die $[Ti(H_2O)_6]^{3+}$ enthaltende Lösung zeigt eine violette Farbe. Eigentlich ist der umgekehrte Vorgang häufiger; man benutzt die Lage der Absorptionsbande, um Δ_O auszuwerten.

Kristallfeldtheorie und Thermodynamik

Wenn wir die Hydratationswärmen ΔH_{Hyd} einiger Ionen zu messen haben, so werden wir erwarten, daß Ionen mit teilweise gefüllten *d* Orbitalen eine Kristallfeld-Stabilisierungsenergie aufweisen und ungewöhnlich hohe ΔH_{Hyd} Werte zeigen, verglichen mit Ionen, die keine teilweise gefüllten *d* Orbitale (keine Kristallfeld-Stabilisierungsenergie) besitzen. Abbildung **16—9** gibt die experimentellen Daten und zeigt, daß dies in der Tat zutrifft. Die gerade Linie ist eine Näherung daran, was man allein auf Grund der Ionengröße erwarten würde (d. h. die Ionengröße nimmt von Ca^{2+} zum Zn^{2+} ab und die Hydratationsenergien sollten daher zunehmen). Wir können daher sagen, daß der Kristallfeldeffekt einen direkten Einfluß auf die thermodynamischen Eigenschaften hat, wie durch den Einfluß auf ΔH_{Hyd} dargestellt. Subtrahieren der Kristallfeld-Stabilisierungsenergien von den wirklichen Hydratationsenergien würde zur Folge haben, daß die Punkte in Abbildung **16—9** auf die Gerade fallen. Derselbe Effekt wird in anderen *d* Konfigurationen sowohl für „high- als auch low spin" Fälle gefunden.

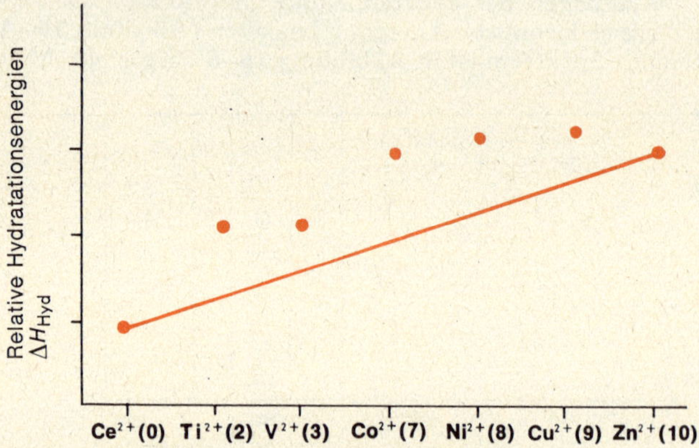

Abb. 16—9 Hydratationswärmen einiger +2 Ionen. Die Zahl der *d* Elektronen ist in Klammern nach dem Symbol angegeben.

Solche Ergebnisse haben auch einen direkten Einfluß auf die Gleichgewichtskonstanten. Wenn wir annehmen, daß ΔS° für die Komplexbildung für eine Serie von Ionen konstant ist, dann werden entsprechend

$$\Delta G^\circ = \Delta H^\circ - T\Delta S^\circ$$

die ΔG° Werte nur von den ΔH° Werten abhängen, und da

$$\Delta G^\circ = -RT \ln K$$

ist, hängt die Stabilität des Komplexes, gemessen mit Hilfe der Gleichung **16—5** als K(M,L), nur vom ΔH° Wert ab.

Aufgabe 16—11

Nimm an, daß $[Co(H_2O)_6]^{2+}$ einen „high spin" Zustand als Grundzustand hat. Berechne die Kristallfeld-Stabilisierungsenergie für das Kobalt-Ion in Δ_O Einheiten.

Aufgabe 16—12

Die Hydratationswärme eines zweiwertigen Ions, das kein Kristallfeld hat, beträgt 650 Kcal/Mol. Nimm an, daß Δ_O für H_2O 9300 cm^{-1} beträgt. Berechne die Hydratationswärme für das $[Co(H_2O)_6]^{2+}$-Ion in der vorherigen Aufgabe.

Kristallfeldeffekte bei tetraedrischen und planaren Geometrien

Wir haben unsere Diskussion auf den besonderen Fall eines oktaedrischen Felds beschränkt. Jedoch sind alle bisher betrachteten Aspekte auf andere Felder anwendbar; die Hauptunterschiede liegen

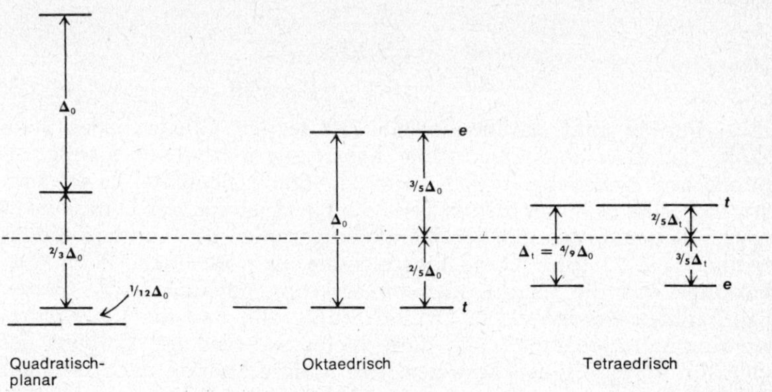

Abb. 16—10 Aufspaltung der *d* Orbitale in drei verschiedenen Feldern.

darin, daß sich die Aufspaltungen und die Größen von Δ_O ändern. Abbildung **16—10** stellt einen Vergleich zwischen einem oktaedrischen und tetraedrischen Feld dar. Die Aufspaltung von Δt im tetraedrischen Feld beträgt ungefähr die Hälfte der Spaltung des oktaedrischen Feldes. Man sieht auch, daß die relative Lage der *t* und *e* Orbitale umgekehrt ist wie in einem oktaedrischen Feld. Die Anordnung der *d* Orbitale ist ebenfalls verschieden, wenn sich die Liganden an den Ecken eines Quadrats befinden (Abbildung **16—10**).

Aufgabe 16—13

Es gibt eine einzigartige Elektronenkonfiguration für einen tetraedrischen Komplex mit einer d^7 Konfiguration.

a) Zeichne ein schematisches Energiediagramm und sage voraus, ob der Komplex paramagnetisch sein wird.

b) Vergleiche das Diagramm mit dem einer d^7 Konfiguration in einem oktaedrischen Komplex.

16—F. Eigenschaften der Übergangselemente

Es würde unmöglich sein, alle physikalischen und chemischen Eigenschaften der Übergangselemente und ihrer Verbindungen zu besprechen. Daher werden wir in diesem und im nächsten Abschnitt versuchen, einige der herausragenden Charakteristika zusammenzufassen.

Es gibt drei Serien von Übergangselementen, die *d* Elektronen enthalten.

3*d*	$_{21}Sc, _{22}Ti \ldots _{30}Zn$
4*d*	$_{39}Y, _{40}Zr \ldots _{48}Cd$
5*d*	$_{57}La \ldots _{72}Hf \ldots _{80}Hg$

Zwei Punkte sind erwähnenswert. Die letzten Glieder jeder Serie Zink, Cadmium und Quecksilber haben alle $ns^2(n\text{-}1)d^{10}$ Konfigurationen und sind daher formal keine Übergangselemente. Es sei auch erwähnt, daß es in der dritten Serie die Einschiebung der Lanthaniden oder Seltenen Erden mit den Kernladungszahlen 57 (Lanthan mitgerechnet) bis 71 gibt. Diese Einschiebung ist von einem Phänomen begleitet, das die Lanthanidenkonzentration genannt wird. In den Lanthaniden werden die 4*f* Orbitale aufgefüllt, und die Valenzschalen-Konfiguration lautet $6s^2$; diese bleibt während des Einbaus der vierzehn 4*f* Elektronen bestehen. Die übliche Ladung der Ionen der Lanthaniden ist $+3$, die aus dem Verlust der beiden 6*s* und eines 4*f* Elektrons resultiert. Da sich die Kernladung erhöht, wenn die

Elektronen alle in dieselbe Unterschale (4f) eingebaut werden, gibt es eine entsprechende Erhöhung von Z_{eff} und dadurch eine fortlaufende Abnahme der Ionengröße. Allgemein trifft dies ebenfalls auch für die Atomgröße zu. Auf Grund der Lanthanidenkontraktion in der dritten Serie der Übergangsmetalle sind die Ionengrößen mit gleicher Ladung in der zweiten und dritten Serie sehr ähnlich. Beispielsweise ist La^{3+} ungefähr 0,2 Å größer als Y^{3+}, daher würde man erwarten, daß Hf(IV) auch ungefähr 0,2 Å größer ist als Zr(IV). Jedoch gleicht die Lanthanidenkontraktion die erwartete Vergrößerung um 0,2 Å fast perfekt aus; Zr(IV) (0,79 Å) und Hf(IV) (0,78 Å) sind fast identisch. Auf Grund der vorausgehenden Betrachtungen in bezug auf Atom- und Ionengröße zeigen die chemischen Eigenschaften der Glieder der zweiten und dritten Übergangsmetallserien Parallelität.

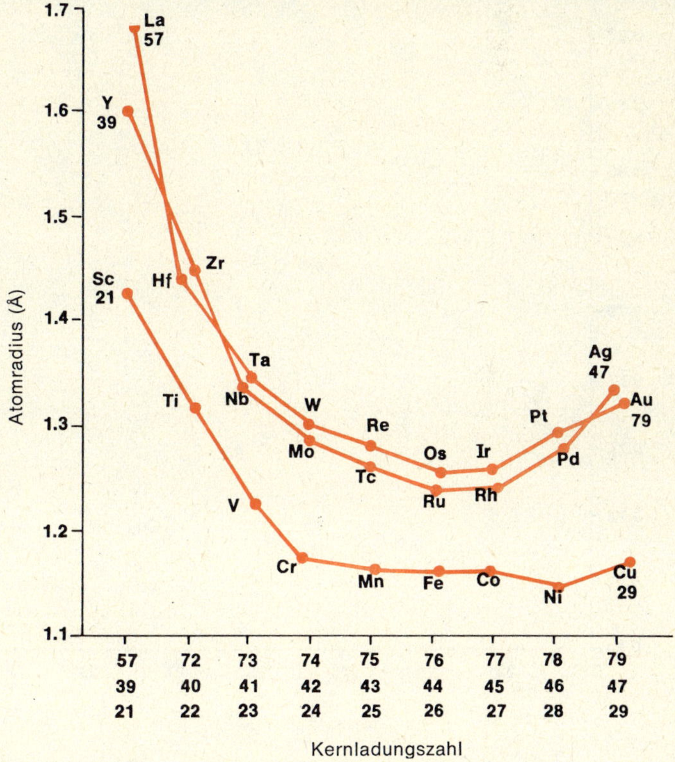

Abb. 16—11 Atomradien der drei Übergangsmetallserien.

Abbildungen **16—11** und **16—12** zeigen die Atom- und Ionenradien der Übergangselemente. Abbildung **16—12** beschränkt sich auf die erste Übergangsserie, da 2+ Ionen in der zweiten und dritten Serie

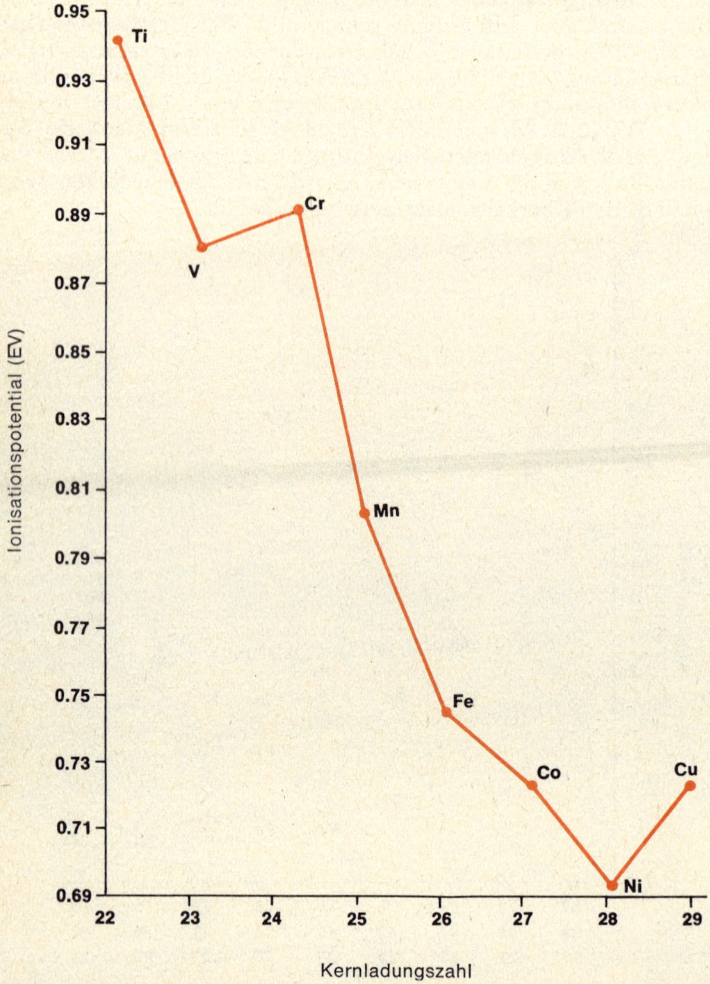

Abb. 16—12 Ionenradien (der +2 Ionen) der ersten Übergangsmetallserie.

ungewöhnlich sind. Die allgemeine Abnahme der Größe entsteht durch eine Erhöhung von Z_{eff}. Man sieht aus Abbildung **16—11**, daß die Ionenradien (Einfachbindung) bei den Elementen der zweiten und dritten Serie fast identisch sind.

Die Übergangselemente sind alle Metalle, allgemein mit hohen Schmelzpunkten zwischen 1700 °C und 3400 °C, aber die Siedepunkte können bis zu 6000 °C betragen. Die ersten Ionisationspotentiale der Übergangselemente sind verhältnismäßig hoch, verglichen mit den Nicht-Übergangsmetallen. Eine Darstellung der ersten Ionisationspotentiale für diese drei Serien ist in Abbildung **16—13** wiedergegeben. Wenn man von links nach rechts in einer Serie geht, sieht man, daß eine Tendenz in Richtung zunehmender Energie, die für die Ionisation erforderlich ist, besteht. Dies ist darauf zurückzuführen, daß es eine allgemeine Erhöhung von Z_{eff} in derselben Richtung gibt.

16—G. Chemie der Übergangselemente

In dieser Diskussion werden wir uns hauptsächlich mit der ersten Serie der Übergangselemente beschäftigen und uns von Zeit zu Zeit auf die anderen beiden Serien beziehen, wenn ein Vergleich erstrebenswert scheint. Wir werden unsere Diskussion hauptsächlich deshalb einschränken, da die Chemie der Elemente dieser beiden Serien sehr stark von der der Elemente der zweiten und dritten Serie abweicht.

Wie wir in Abschnitt **16—B** diskutiert haben, bilden die Ionen aller Übergangsmetalle Komplexionen mit einer großen Anzahl von Liganden. Da ein verhältnismäßig geringer Unterschied zwischen der Energie der *ns* und den (*n*-1)*d* Elektronen besteht, können beide Elektronenarten an chemischen Reaktionen beteiligt sein, so daß demzufolge eine große Anzahl von Oxidationsstufen für fast alle Elemente (in allen Serien mit der Ausnahme der Scandium- und Zinkgruppen) existieren können. Die höchste Oxidationsstufe entspricht der Summe der *ns* und (*n*-1)*d* Elektronen für die Scandium- bis zur Eisengruppe; nicht aber für die anderen. Nickel beispielsweise hat acht *d* und zwei *s* Elektronen; die höchste Oxidationsstufe ist jedoch +4. Für die Zinkgruppe (Zn, Cd, Hg) ist nur die Zahl der *s* Elektronen wichtig. Die maximale Oxidationsstufe +8 kommt bei Ruthenium und Osmium in RuO_4 und OsO_4 vor. Es ist ein übliches Charakteristikum, daß die Glieder der zweiten und dritten Serie höhere Oxidationszustände als die der ersten Serie zeigen. Jedoch ist die höchste Oxidationsstufe eines gegebenen Übergangsmetalls nicht notwendigerweise seine häufigst vorkommende oder stabilste Oxidationsstufe. Die höheren Oxidationsstufen werden häufiger in Komplexen gefunden; niedrigere Oxidationsstufen sind für die dritte Serie ungewöhnlich. Da die Elemente der zweiten und dritten Serie sich in Größe (sowohl Atom- und Ionengröße) ähneln, sind ihre Chemie und ihre Verbindungen vergleichbar. Dies ist im besonderen sowohl für die Elemente

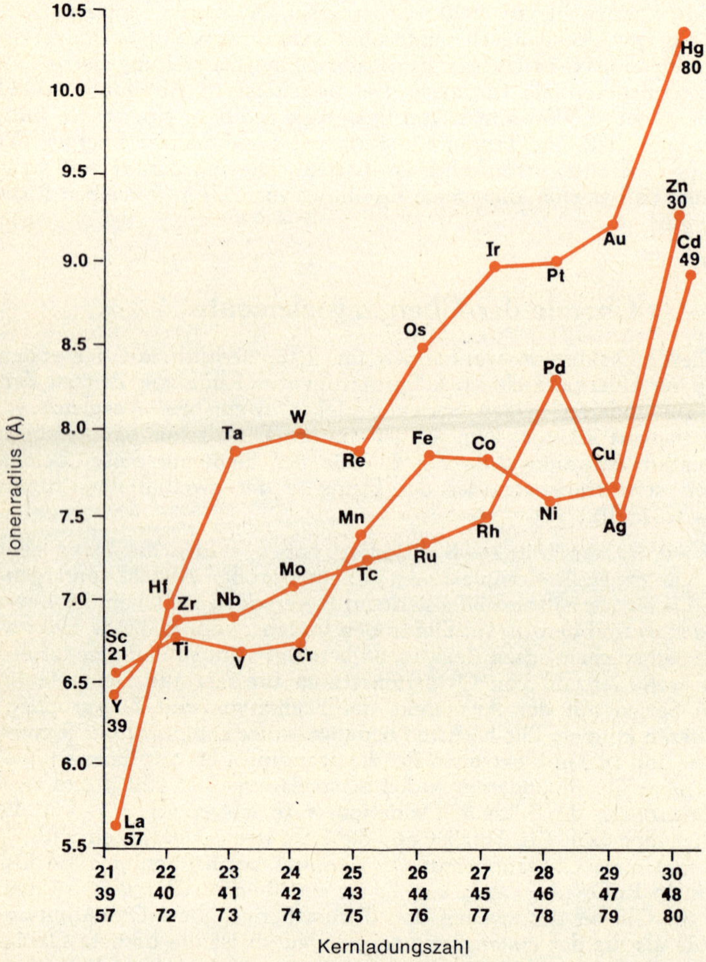

Abb. 16—13 Erste Ionisationspotentiale der drei Übergangsmetallserien.

Ruthenium, Rhodium, Palladium als auch für Osmium, Iridium, Platin bemerkbar. In der ersten Serie hat Mangan in MnO_4^- die höchste Oxidationsstufe von +7. Mit Ausnahme von Mangan sind die höheren Oxidationsstufen sehr schwer zu erhalten. Außer einer relativ instabilen Stufe von +6 für Eisen, ist die übliche Oxidationsstufe für Eisen, Kobalt und Nickel +2. (Eisen und Kobalt können auch als +3 auftreten.)

Je höher die Oxidationsstufe eines Übergangsmetalls in einem Oxid ist, um so saurer wird es sein. Zum Beispiel:

CrO	basisch
Cr_2O_3	amphoter
CrO_3	sauer

Verbindungen, die ein Übergangsmetall in seiner höchsten Oxidationsstufe enthalten, sind allgemein kovalent, wie z. B. $TiCl_4$, eine relativ niedrig siedende Flüssigkeit (137 °C).

Tabelle **16—8** faßt einige Eigenschaften der ersten Übergangsmetallserie zusammen. Einige Eigenschaften der Elemente und ihrer Verbindungen, die von einer besonderen Bedeutung sind, werden jetzt diskutiert.

Titan — $3d^2\ 4s^2$

Eine der bedeutendsten Titanverbindungen ist TiO_2, die in drei Kristallmodifikationen auftritt. TiO_2 wird oft als ein weißes Pigment in Farben benutzt. Titanate kommen ebenfalls vor und sind im allgemeinen gemischte Metalloxide. Strontiumtitanat ist als „falscher Diamant" bekannt und wird für ungefähr 100 DM pro Karat angeboten.

Die EMK-Werte für Reaktionen, an denen einfache Ionen beteiligt sind, betragen:

$$Ti^{3+} \xrightarrow{-2,0\ V} Ti^{2+} \xrightarrow{-1,63\ V} Ti$$

Ti^{2+} ist ein starkes Reduktionsmittel und kann mit Wasser unter H_2 Entwicklung reagieren (0,42 V sind erforderlich).

Ti(IV) bildet Komplexe mit vielen Liganden, einschließlich H_2O, Cl^- und F^-. Es bildet z. B. $[TiF_6]^{2-}$. Obwohl Titan allgemein in nicht oxidierenden Säuren unlöslich ist, reagiert es auf Grund der großen Stabilität von $[TiF_6]^{2-}$ mit HF.

Vanadium — $3d^3\ 4s^2$

Vanadium bildet Komplexe mit vielen Liganden wie z. B. mit H_2O, F^-, Cl^- und NH_3. Zwei Beispiele lauten $[VF_6]^-$ und $[V(NH_3)_6]^{2+}$. Das

Tabelle 16–8 Einige Eigenschaften der Übergangselemente der ersten Serie

	Ti $3d^2 4s^2$	V $3d^3 4s^2$	Cr $3d^5 4s^1$	Mn $3d^5 4s^2$	Fe $3d^6 4s^2$	Co $3d^7 4s^2$	Ni $3d^8 4s^2$	Cu $3d^{10} 4s^1$
übliche Oxidationsstufe	+4	+3, +4, +5	+3	+2	+2, +3	+2, +3	+2	+1, +2
übliches Oxid	TiO_2	V_2O_5	Cr_2O_3	MnO_2	Fe_2O_3	CoO	NiO	CuO
Säure-Base-Charakter des Oxids	amphoter	sauer	amphoter	sauer	basisch	–	basisch	basisch
Reaktion mit:								
Halogenen	hohe T.	hohe T.	hohe T.	hohe T.	mit.[e] T.	hohe T.	hohe T.	hohe T.
Sauerstoff	hohe T.	hohe T.	hohe T.	hohe T.	mit. T.	hohe T.	hohe T.	hohe T.
Stickstoff	hohe T.	hohe T.	hohe T.	hohe T.		nein		
Schwefel	hohe T.	hohe T.	hohe T.	hohe T.	mit. T.	hohe T.	hohe T.	hohe T.
Wasserstoff	hohe T.			nein		nein	c	
Reaktionen mit:								
nicht-oxidierenden Säuren[a]	nein	nein	ja	ja	ja	ja	ja	nein
oxidierenden Säuren[b]	heiß	ja	nein		d		d	ja
Alkali	nein	nein			heiß			

[a] HF normalerweise ausgenommen, aber einschließlich kalter verdünnter H_2SO_4

[b] Üblicherweise Salpetersäure, heiße H_2SO_4 und Königswasser (1 HNO_3 : 3 HCl)

[c] Fein verteiltes Metall absorbiert große Mengen

[d] Reagiert mit verdünnter Salpetersäure, aber konzentrierte Säure macht das Metall unreaktiv

[e] mit. bedeutet mittelmäßige Temperatur

Metall wird aus denselben Gründen, wie für Titan angegeben, von HF angegriffen. Ein übliches Oxidion ist VO^{2+}, das recht einfach Komplexe bildet. Einige EMK-Werte für Reaktionen von Vanadium in saurer Lösung sind

$$VO_2^+ \xrightarrow{0{,}36\ V} V^{3+} \xrightarrow{-0{,}25\ V} V^{2+} \xrightarrow{-1{,}2\ V} V$$

Chrom – $3d^5\ 4s^1$

Ein wichtiges Material, das Cr^{3+}-Ionen enthält, ist der Rubin. Es handelt sich hierbei um eine Al_2O_3 Matrix mit eingebauten Cr^{3+}-Ionen, die die Al^{3+}-Ionen ersetzen, wodurch der Rubin eine rote Farbe erhält. Sehr scharfe elektronische Übergänge (Linien) treten von einem besonders angeregten Zustand des Cr^{3+}-Ions auf. Emission von diesen Zuständen ist die Grundlage des Rubin Laser. Wir werden die Eigenschaften und Anwendung von Laser in Kapitel **19** besprechen.

Viele Chromkomplexe sind bekannt, z. B. $[Cr(NH_3)_6]^{3+}$, CrO_4^{2-}, $[CrX_6]^{3-}$, wobei X ein Halogenid ist, und $[Cr(H_2O)_6]^{3+}$.

Einige EMK-Werte für die Reaktionen von Chrom in saurer Lösung sind:

$$Cr_2O_7^{2-} \xrightarrow{+1{,}33\ V} Cr^{3+} \xrightarrow{-0{,}41\ V} Cr^{2+} \xrightarrow{-0{,}91\ V} Cr$$

$$Cr^{3+} \xrightarrow{-0{,}74\ V} Cr$$

Saure $Cr_2O_7^{2-}$ Lösungen sind starke Oxidationsmittel, wie aus dem Potential der ersten oben angegebenen Reaktion ersichtlich ist. In Einzelheiten verläuft die Reaktion, in der $Cr_2O_7^{2-}$ als Oxidationsmittel wirkt, wie folgt:

$$Cr_2O_7^{2-} + 14\ H^+ + 6e^- \longrightarrow 2\ Cr^{3+} + 7\ H_2O \qquad \varepsilon = +1{,}33\ ev$$

Das Cr^{2+}-Ion ist ein gutes Reduktionsmittel und wird von O_2 oxidiert. Die Reaktion

$$2\ Cr + 6\ HCl \longrightarrow 2\ CrCl_3 + 3\ H_2$$

ist ein typisches Beispiel für die Reaktionen in Tabelle **16–8**, die mit nicht oxidierenden Säuren eintreten.

Mangan – $3d^5\ 4s^2$

Mangan ist dem Eisen in bezug auf chemische und physikalische Eigenschaften ähnlich. Mangan bildet Komplexe mit einer großen Anzahl von Liganden, einschließlich CO, Cl^-, $C_2O_4^{2-}$. Beispiele sind

$[MnCl_4]^-$ und $[Mn(H_2O)_6]^{2+}$. Einige Halbzellenpotentiale für Reaktionen von Mangan in sauren Lösungen sind

$$MnO_4^- \xrightarrow{+0,56\ V} MnO_4^{2-} \xrightarrow{+2,26\ V} MnO_2 \xrightarrow{+0,95\ V} Mn^{3+} \xrightarrow{+1,51\ V} Mn^{2+} \xrightarrow{-1,18\ V} Mn$$

$$MnO_4^- \xrightarrow{+\ 1,51\ V} Mn^{2+}$$

Aus den Potentialen ist ersichtlich, daß Mn^{2+} sehr stabil gegen Oxidation ist, während Mn^{3+} recht einfach zu Mn^{2+} reduziert wird. MnO_2 ist ein Oxidationsmittel, welches z. B. mit HCl unter Cl_2 Bildung reagiert. Das MnO_4^{2-}-Ion ist nur in starken Basen stabil und disproportioniert in saurer oder neutraler Lösung zu MnO_2 und MnO_4^-. Eine *Disproportionierung* ist eine Reaktion, in der eine einzige chemische Spezies gleichzeitig sowohl Oxidation als auch Reduktion erleidet. In dem vorausgehenden Beispiel geht Mn(VI) (als MnO_4^{2-}) in Mn(IV) (als MnO_2) und in Mn(VII) (als MnO_4^-) über. Das MnO_4^- ist ebenfalls ein starkes Oxidationsmittel und geht in Mn^{2+} über.

Eisen — $3d^6\ 4s^2$

Eisen ist das am zweithäufigsten vorkommende Metall. Seine praktische Nutzbarkeit leidet unter der Tatsache, daß es von feuchter Luft zu einem Fe_2O_3 Hydrat (Rost) oxidiert, das eine locker gepackte Schicht bildet, die weitere Oxidation stattfinden läßt (Kapitel 14; II, S. 242).

Eisen kann Komplexe mit einer großen Anzahl von Liganden, einschließlich H_2O, CO, Cl^-, CN^- und $C_2O_4^{2-}$ bilden. Beispiele sind $Fe(CO)_5$, $[FeCl_4]^-$ und $[Fe(CN)_6]^{4-}$. Ein Ligand von bedeutender biologischer Wichtigkeit ist Porphyrin. Mit Eisen im Komplex wird er als Eisen-Porphyrin bezeichnet. Die Struktur ist planar

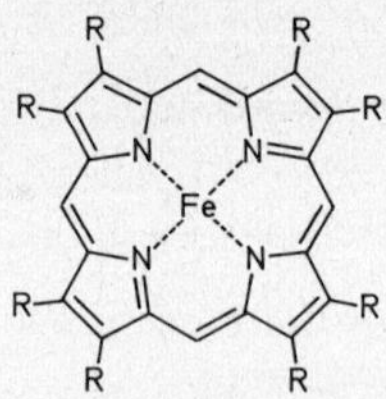

wobei R eine große Anzahl von Substituenten sein kann. Ein Eisen(II)-Porphyrin (Häm) ist mit einem Protein Globin im biologisch wichtigen Hämoglobin, dem O_2-Träger im Blutkreislauf, komplex gebunden (Kapitel **18**; III, S. 64). Der Sauerstoff komplexiert sich mit dem Eisen, aber CO kann O_2 einfach verdrängen, was zu einer CO Vergiftung führt. Unserer Diät muß genügend Eisen zugesetzt werden, damit Hämoglobin gebildet werden kann; ein Mangel führt zu Anämie.

Die bedeutendsten Reaktionen einfacher Eisenionen in saurer Lösung lauten:

$$Fe^{3+} \xrightarrow{+0{,}77\,V} Fe^{2+} \xrightarrow{-0{,}41\,V} Fe$$

Das Potential der ersten Reaktion zeigt an, daß O_2 in saurer Lösung Fe^{2+} zu Fe^{3+} oxidieren kann:

$$2\,Fe^{2+} + \tfrac{1}{2}\,O_2 + 2\,H^+ \longrightarrow 2\,Fe^{3+} + H_2O$$

Das Fe^{3+}-Ion ist relativ instabil, wenn es nicht komplex gebunden ist, und selbst dann tritt in wäßriger Lösung Hydrolyse ein. Die höheren Oxidationsstufen des Eisens liegen in den Ferraten, wie z. B. in $[FeO_4]^{2-}$.

Kobalt — $3d^7\,4s^2$

Kobalt kann Komplexe mit einer großen Anzahl von Liganden bilden, einschließlich NH_3, F^-, CN^- und Cl. Beispiele hierfür sind $[CoF_6]^{3-}$ und $[Co(NH_3)_6]^{2+}$. Die bedeutendsten Reaktionen einfacher Kobaltionen in Lösung sind

$$Co^{3+} \xrightarrow{+1{,}84\,V} Co^{2+} \xrightarrow{-0{,}23\,V} Co$$

Das Potential von Co^{2+} zu Co^{3+} zeigt an, daß es sehr schwierig ist, Co^{2+} zu oxidieren. Co^{3+} reagiert mit Wasser und oxidiert es zu O_2. Diese beiden Tatsachen erklären, daß einfache Salze mit dem Co^{3+}-Ion sehr selten sind.

Eine der biologisch wichtigen Kobaltverbindungen ist Vitamin B_{12}:

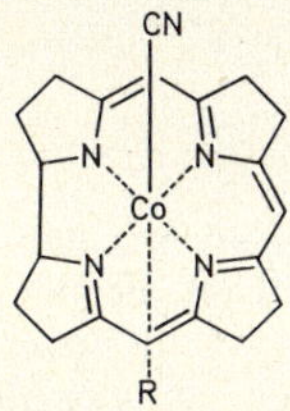

Nur die Kernstruktur ist in diesem Diagramm angegeben. Man sieht, daß Vitamin B_{12} eine Porphyrin ähnliche Struktur besitzt mit der Ausnahme, daß der Grad der Unsättigung erheblich geringer ist als in Häm. Man sieht auch, daß Kobalt hexagonal koordiniert ist und daß einer der Liganden CN^- ist. Das CN^--Ion kann ersetzt werden und die biologische Aktivität bleibt erhalten.

Nickel — $3d^8\ 4s^2$

Nickel und Eisen sind die Hauptbestandteile von Meteoriten. Fein verteiltes Nickel kann große Mengen H_2 absorbieren und wird als Katalysator bei Hydrierungen verwendet.

Nickel kann mit einer großen Anzahl von Liganden, einschließlich CO, CN^- und NH_3 Komplexe bilden. Beispiele hierfür sind $Ni(CO)_4$, $[Ni(NH_3)_6]^{2+}$ und $[Ni(CN)_4]^{4-}$. Ni(II)-Salze kommen häufig vor, Ni(III)-Salze sind jedoch nicht bekannt. Die wichtigste Reaktion des einfachen Ni-Ions lautet:

$$Ni^{2+} \xrightarrow{-0{,}25\ V} Ni$$

Mit bestimmten Liganden bildet Nickel bei einer gegebenen Temperatur Komplexe von besonderer Geometrie und Farbe. Wenn sich die Temperatur ändert, so tritt ein Farbumschlag auf Grund der Änderung der Geometrie ein. Dies bewirkt eine Änderung der Aufspaltung der *d* Orbitale (Abbildung **16–10**) und dadurch ändert sich auch die Energie der Elektronenübergänge. Zum Beispiel kann

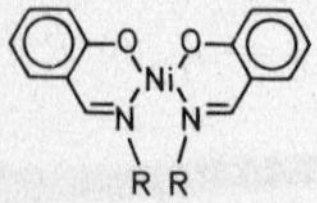

in einer planaren grünen Form bei Zimmertemperatur existieren, aber wenn auf höhere Temperaturen erhitzt wird, ändert sich die Geometrie zu tetraedrisch. Die Farbe wechselt nach braun.

Dieses Phänomen wird als Thermochromie bezeichnet, d. h. Farbänderung auf Grund von Temperaturänderungen. Solche Änderungen sind gewöhnlich reversibel, wenn die Temperatur abnimmt (siehe Abschnitt **19–I**).

Kupfer — $3d^{10}\ 4s^1$

Kupfer ist einzigartig, verglichen mit den anderen Elementen in den Serien, da es weich und duktil ist. Es besitzt eine sehr hohe thermische und elektrische Leitfähigkeit. Kupfer kann sich mit einer Vielzahl von Liganden verbinden, eingeschlossen NH_3, F^- und CN^-. Beispiele hierfür sind $[CuF_4]^-$ und $[Cu(NH_3)_4]^{2+}$.

Kupfer kommt sowohl als Cu^{2+}- und Cu^+-Ionen vor. Die Halbzellenpotentiale solcher Reaktionen lauten:

$$Cu^{2+} \xrightarrow{+0{,}15\ V} Cu^+ \xrightarrow{+0{,}42\ V} Cu$$
$$Cu^{2+} \xrightarrow{+0{,}34\ V} Cu$$

Das Cu^{+}-Ion ist instabil und disproportioniert in Wasser zu Cu^{2+}-Ionen und freiem Cu. In Gegenwart von komplexierenden Ionen oder Molekülen kann Cu(I) stabiler als Cu(II) sein.

Übungen

1. Sage die μ_S Werte für Ionen voraus, die 4, 6 und 7 ungepaarte Elektronen enthalten würden.
2. Ist es Übergangsmetallen der ersten Übergangsmetallserie möglich, 6 oder 7 ungepaarte Elektronen zu besitzen? Rechtfertige die Antwort.
3. Mache eine kurze, allgemeine Aussage über die Zahl der Oxidationszustände, wenn man von links nach rechts in der ersten Übergangsmetallserie geht.
4. Was versteht man unter der Lanthanidenkontraktion und wo im Periodischen Gesetz spielt sie eine Rolle?
5. Benenne die folgenden Verbindungen
   a) $Cs_2[TiCl_5(H_2O)]$
   b) $[Pt\ en_2]Cl_2$
   c) $[Pd(NH_3)_6]^{4+}$
6. Schreibe die Formeln für die folgenden Verbindungen:
   a) Kaliumtrisoxalatoferrat(III)
   b) Tetraiodoquecksilber(II)-Ion
   c) Tetracyanozink(II)-Ion
7. Welche der folgenden Verbindungen und Ionen sind Lewis-Säuren und Basen?
   a) Cu^{2+} b) NH_3 c) CN^- d) Co^{3+} e) Rh^{2+} f) Au^+ g) H_2O h) F^-
8. Angenommen, die Koordinationszahl des Metallions ist doppelt so groß wie die Oxidationszahl, schreibe die Formeln für den Cl^- Komplex der folgenden Konfigurationen: [Hinweis: Es sei daran erinnert, daß die *ns* Elektronen immer abgegeben werden.]
   a) Ti—d^1 d) V—d^2
   b) Fe—d^6 e) Co—d^7
   c) Cu^+—d^{10} f) Co—d^6
9. Welche der folgenden Komplexe könnten als *cis* oder *trans* Isomere auftreten?
   a) $[AuCl_2]^-$
   b) $[Cr(NH_3)_2(H_2O)_4]^{2+}$
   c) $[Pt\ en_2]\ Cl_2$
   d) $[FeF_6]^{4-}$
   e) $[CoBr_2(NH_3)_4]^+$
10. Skizziere ein strukturelles Diagramm für die *cis* und *trans* Isomere der Ionen in Übung 9, die als geometrische Isomere auftreten können.

11. Zeichne ein schematisches Energieniveau-Diagramm und gib die Elektronenkonfiguration in einem oktaedrischen Feld für die „high- und low spin" Konfiguration für d^6 und d^7 an.

12. Welches ist die *d* Elektronenkonfiguration für das Übergangsmetallion in den folgenden Komplexen? Zeichne ein schematisches Energieniveau-Diagramm, das die Anordnung der *d* Elektronen zeigt.
    a) $[VCl_4]^-$ tetraedrisch
    b) $[Cr(AcAc)_3]$

13. Sage μ_S für die Komplexionen in Übung **8**, unter Annahme einer oktaedrischen Komplexbildung für mögliche „high- und low spin" Konfigurationen, voraus.

14. Gegeben ist eine hexagonal koordinierte Eisenverbindung im +2 Zustand mit einem magnetischen Moment von 4,8 BM. Was kann über die relative Größe des elektrostatischen Feldpotentials, das mit dem Liganden verbunden ist, ausgesagt werden? (Sind alle Liganden identisch?)

15. Gegeben ist der experimentelle μ_S Wert (5,9 BM) für $[Fe(H_2O)_6]Cl_3$
    a) Schreibe die Elektronenkonfiguration für das Fe-Ion.
    b) Welcher Wert könnte für das magnetische Moment vorausgesagt werden, wenn das Fe-Ion eine t^5 Konfiguration hätte? Handelt es sich um einen „high- oder low spin" Zustand?

16. Betrachte die Verbindung K_2VCl_6. Nimm einen Δ_O Wert von 12 000 cm^{-1} für Cl^- an.
    a) In was für einem Feld wird sich das Vanadium-Ion befinden?
    b) Wie wird die Konfiguration und das schematische Energieniveau-Diagramm für das Vanadium-Ion aussehen?
    c) Sage μ_S für die Verbindung voraus.
    d) Bei welcher Wellenlänge würde eine Absorption unter der Annahme eines reinen elektronischen Übergangs und keiner Verbreiterung durch Vibration auftreten?

17. Betrachte den Komplex $[Mn(H_2O)_6]^{2+}$.
    a) Gib die Konfiguration für die „low- und high spin" Zustände.
    b) Bestimme unter der Annahme, daß der „high spin" Zustand der Grundzustand ist, die Kristallfeld-Stabilisierungsenergie für das Mangan-Ion.
    c) Würde man erwarten, daß die Hydratationsenergie des Mangan-Ions auf oder oberhalb der Geraden in Abbildung **16—9** liegen würde?

18. Nimm an, daß das magnetische Moment für $[CoBr_4]^{2-}$ 3,9 BM beträgt.
    a) Wie sieht das Feld aus, das das Kobalt-Ion umgibt (nicht planar)?
    b) Schreibe die Konfiguration für das Kobalt-Ion.
    c) Berechne die Kristallfeld-Stabilisierungsenergie für das Kobalt-Ion in diesem Komplex.

19. Zeichne ein schematisches Energieniveau-Diagramm und gib alle möglichen Elektronenkonfigurationen in einem tetraedrischen Feld für die d^6 und d^8 Fälle an.
20. Angenommen, man hätte einen Komplex eines Übergangsmetalls der d^6 Konfiguration, aber man weiß nicht, ob der Komplex oktaedrisch oder tetraedrisch koordiniert ist. Magnetische Messungen zeigen, daß der Komplex diamagnetisch ist. Kann man auf Grund der vorausgehenden Daten entscheiden, ob der Komplex oktaedrisch oder tetraedrisch ist und wie?

KAPITEL 17

Kernchemie

In den Kapiteln **2** und **4** haben wir kurz einige Begriffe des Kerns diskutiert. Wir haben festgestellt, daß ① die gesamte Atommasse im wesentlichen im Kern konzentriert ist, ② der Kern sehr klein verglichen mit dem extranuklearen Bereich ist und ③ die Hauptbestandteile des Kerns Protonen und Neutronen sind. In diesem Kapitel werden wir die Stabilität und die Radioaktivität des Kerns diskutieren und deren Anwendungen in der Chemie und anderen Bereichen.

17—A. Größe und Form des Kerns

In Kapitel **2** haben wir gesagt, daß der Kern allgemein kugelförmig und sehr klein ist. Tatsächlich liegt der Durchmesser zwischen 10^{-13} und 10^{-12} cm. Die Schwankung kommt daher, daß Kerne verschiedener Masse verschiedene Größe haben. Die Situation wird durch die Tatsache kompliziert, daß der Kern keine scharfen Grenzen mit einer gegebenen Form aufweist. Tatsächlich hat der Kern eine unscharfe Grenze und ist nicht immer kugelförmig.

Wir können die Größe und Form des Kerns mit Hilfe von Streuversuchen bestimmen. Energiereiche Elektronen bombardieren ein Ziel und werden durch den Kern unter verschiedenen Winkeln abgelenkt. Das Verhältnis der unter den verschiedenen Winkeln abgelenkten zu den auftreffenden Elektronen ergibt ein Bild der Ladungsverteilung im Kern. Bei diesem Verfahren wird die Verteilung durch die Wechselwirkung der positiv geladenen Protonen im Kern mit den negativ geladenen, bombardierenden Elektronen dargelegt. Das so entstandene Bild der Ladungsverteilung des Kerns entspricht einer Ladungsdichte in Abhängigkeit von der Entfernung vom Zentrum. Aus Studien solcher Art ist bekannt, daß der Kern zu einer gegebenen Zeit eine kugelförmige oder elliptische (birnenförmig ist auch möglich) Form haben kann (Abbildung **17—1**). Es ist wichtig zu erkennen, daß die durchschnittliche Ladungsverteilung aller Kerne zu einer gegebenen Zeit kugelförmig ist; das bedeutet, eine Zeitaufnahme würde zeigen, daß alle Kerne die gleiche kugelförmige Form besitzen (Abbildung **17—1**). Einige Kerne mit bestimmten Protonen- und Neutronenzahlen sind immer kugelförmig; aber die Mehrzahl der Kerne ist zu einem gegebenen Zeitpunkt nicht sphärisch.

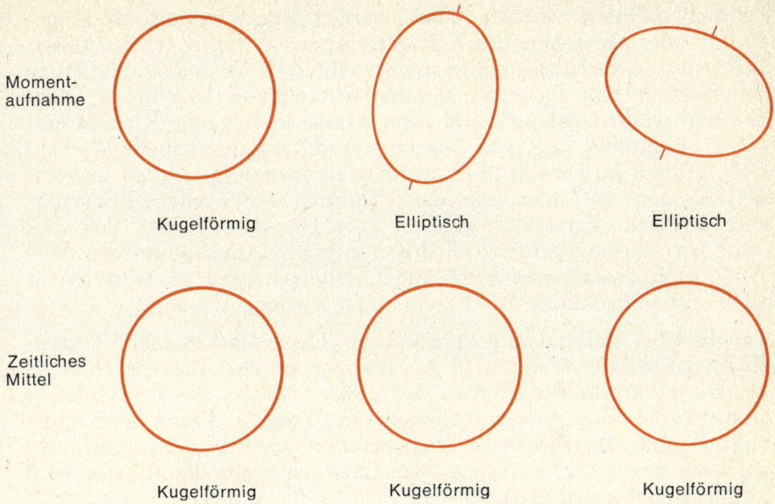

Abb. 17—1 Kernformen.

Wie schon erwähnt, ist die Grenze eines Kerns nicht scharf. Streuversuche zeigen, daß alle Kerne, mit der Ausnahme der leichten, eine konstante Schichtdicke der Oberflächenschale (ungefähr $2{,}5 \times 10^{-13}$ cm) besitzen. Diese Schale ist als der Abstand definiert, bei dem die Ladungsdichte von 90 % auf 10 % ihres Werts im Zentrum abfällt. Auf der anderen Seite hängt die Gesamtgröße des Kerns von der Kernmasse ab. Der Kernradius beträgt ungefähr

17—1 $$R = \sqrt[3]{A}\, 1{,}1 \times 10^{-13}\ \text{cm}$$

wobei A die Massenzahl des Kerns ist. Der Kernradius ist als der Abstand in cm definiert, bei dem die Ladungsdichte auf 50 % ihres Wertes im Zentrum abfällt.

Aufgabe 17—1

Berechne den Kernradius von

a) $^{4}_{2}\text{He}$ b) $^{108}_{47}\text{Ag}$ und c) $^{238}_{92}\text{U}$

17—B. Elementarteilchen

Wir haben bereits in Kapitel **2** gesagt, daß die Hauptbestandteile des Kerns Protonen und Neutronen sind. Jedoch sind mehr als dreißig

Teilchen definiert worden. Diese werden jedoch vom Kern ausgestrahlt oder entstehen durch andere Kernreaktionen. Einige dieser Teilchen sind verhältnismäßig stabil, während viele andere eine kurze Lebensdauer haben (in der Größenordnung von 10^{-11} Sek.). Diese Teilchen werden entsprechend ihrer Masse in folgende Klassen eingeteilt: Photonen, Leptonen, Mesonen und Baryonen Tabelle **17–1**). Die Teilchen in Tabelle **17–1** werden als *Elementarteilchen* bezeichnet; das bedeutet, man kann diese Teilchen nicht weiter in Bestandteile zerlegen. Tatsächlich gibt es aber Hinweise darauf, daß dies nicht für alle angegebenen Teilchen zutrifft. Daher sollte der Ausdruck „elementar", wie auch immer definiert, nicht zu wörtlich für alle Teilchen in Tabelle **17–1** genommen werden.

Tabelle **17–1** enthält auch *Antiteilchen.* Diese sind instabile Gegenstücke zu stabilen Teilchen – ein Positron ist das Antiteilchen eines Elektrons. Antiteilchen haben die gleiche Masse wie ihre stabilen Gegenstücke, aber eine entgegengesetzte Ladung. Wenn Elementarteilchen und Antiteilchen zusammentreffen, so tritt gegenseitige Vernichtung unter Freisetzung großer Energiemengen ein (Masse wird in Energie umgewandelt).

Aufgabe 17–2

Berechne die Masse eines Müons und eines Pions in AME mit den gegebenen Daten in Tabelle **17–1.**

Tabelle 17–1 Elementarteilchen

Klasse	Teilchen	Symbol	Ladung	Ruhemasse AME[a]	Ruhemasse MeV[a]	Lebensdauer (Sek.)
Baryon	Proton	p	+	1,007277	938,256	∞
	Neutron	n	0	1,008665	939,550	$7{,}2 \times 10^2$
	Antiproton	p^-	—	1,007277	938,256	
Lepton	Elektron	β^-, e^-	—	0,0005486	0,511	∞
	Müon	μ^-	—		105,66	$2{,}2 \times 10^{-6}$
	Positron (Antielektron)	β^+, e^+	+	0,0005486	0,511	
Meson	Pion	π^+	+		139,6	$2{,}55 \times 10^{-8}$
	Pion	π^-	—		139,6	$2{,}55 \times 10^{-8}$
Photon	Photon	γ^b	0		0	∞

[a] Eine AME entspricht 931,4 MeV (1 MeV = 1 Million Elektronenvolt). 1 g entspricht $6{,}02 \times 10^{23}$ AME.

[b] γ-Strahlen sind keine Partikel, sondern sehr energiereiche Photonen.

17—C. Kernbindung, Stabilität und Struktur

Bindungsenergie

Die an chemischen Reaktionen beteiligten Energien betragen höchstens einige hundert Kcal/Mol. Auf der anderen Seite liegen die Energien bei Kernbindungen und Kernreaktionen in der Größenordnung von Millionen Kcal/Mol. Daher benutzen wir die Einheit MeV (Millionen Elektronenvolt) bei Kernuntersuchungen. Masse und Energie sind austauschbar und gleichwertig. Einstein hat eine Gleichung entwickelt, die diese beiden Veränderlichen in eine Beziehung setzt

4—10 $$E = mc^2$$

wobei E in erg gemessen wird; m ist die Masse in g und c die Lichtgeschwindigkeit (3×10^{10} cm/Sek.). Ein AME entspricht $1{,}5 \times 10^{-3}$ erg (1 erg $= 2{,}39 \times 10^{-8}$ cal) oder 931,4 MeV (1 EV $= 1{,}6 \times 10^{-12}$ erg).

Aufgabe 17—3

Berechne die Energie in Kalorien, die einer Masse von 1 g entspricht.

Wir werden zuerst den sogenannten Massendefekt diskutieren. Der Massendefekt ist die Differenz zwischen der tatsächlichen Masse eines Atomkerns und der Summe seiner Elementarteilchen.

Massendefekt = (Masse der Protonen + Neutronen) – Kernmasse

Der Ausdruck *Nuklid* wird allgemein benutzt, wenn man sich auf irgendeinen besonderen Kern oder nukleare Spezies bezieht. Ein Nuklid wird durch das Symbol eines Elements, die Kernladungszahl (Z) und die Massenzahl (A) genau so definiert wie ein Isotop (Abschnitt **2—A**; I, S. 8). Die Kernmasse (Atommasse minus Masse der Elektronen) des Nuklids $^{16}_{8}O$ beträgt 15,994911 AME, während die Summe der Masse von 8 Protonen und 8 Neutronen 16,131925 AME ergibt. Diese Differenz von 0,137010 AME (Massendefekt) entspricht 127,6 MeV *pro Atom;* dies ist die Bindungsenergie, die die Nukleonen (Protonen und Neutronen) im Kern zusammenhält. Pro Mol oder pro g-At-GW entspricht dies ungefähr 15 Millionen mal der Energie, die bei der folgenden chemischen Reaktion frei wird

$$2\,O \longrightarrow O_2$$

Die Bindungsenergie pro Nukleon in $^{18}_{6}O$ beträgt ungefähr 8 MeV. Es ist interessant, daß dieser Wert für Kerne verschiedener Massen nicht konstant ist. Die Bindungsenergie in $^{2}_{1}H$ beträgt ungefähr

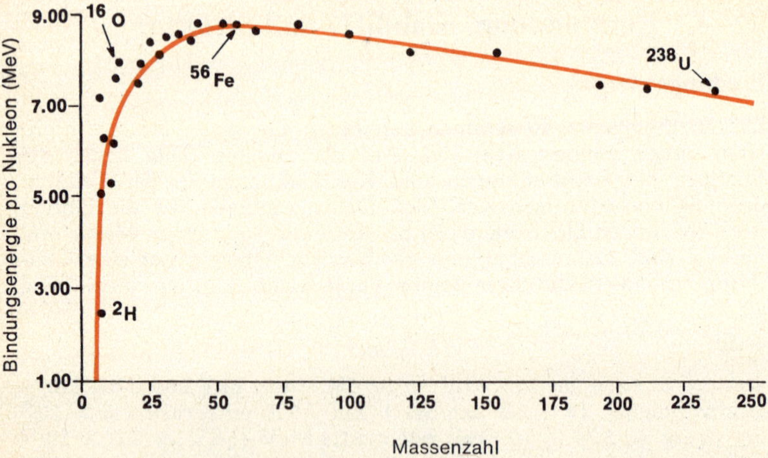

Abb. 17—2 Bindungsenergien der Nukleonen als Funktion der Massenzahl.

1 MeV; sie nimmt aber innerhalb der ersten Periode schnell zu und erreicht 8 MeV für ${}^{16}_{8}O$. Danach tritt eine Änderung von nur ungefähr $\pm 0{,}7$ MeV für die restlichen Kerne bis ${}^{238}_{92}U$ ein (Abbildung 17—2).

Aufgabe 17—4

Welche Energie in Kalorien entspricht dem Massendefekt in ${}^{16}_{8}O$ pro g-At-GW?

Aufgabe 17—5

Berechne die gesamte Bindungsenergie und die Bindungsenergie pro Nukleon für die Nuklide ${}^{4}_{2}He$, ${}^{16}_{2}C$ und ${}^{3}_{1}H$. Die Kernmassen in AME betragen ${}^{1}_{1}H(p) = 1{,}00728$, ${}^{1}_{0}n = 1{,}00867$, ${}^{4}_{2}He = 4{,}00150$, ${}^{12}_{6}C = 11{,}99671$ und ${}^{3}_{1}H = 3{,}0155$.

Kernstabilität

Im ersten Moment erscheinen die vorausgehenden Werte für die Bindungsenergie pro Nukleon außerordentlich groß. Es sei jedoch daran erinnert, daß die Protonen mit jeweils einer positiven Ladung auf Kerndimensionen von ungefähr 10^{-13} cm begrenzt sind. Daher wird die Abstoßung zwischen den Protonen außerordentlich groß sein.

$$F = \frac{q_1 q_2}{r^2}$$

Eine im Moment wichtige Frage bezieht sich auf die Natur der Wechselwirkung, die Protonen und Neutronen zusammenhält. Eine gute Möglichkeit bestände darin, daß pi Mesonen (siehe Tabelle **17–1**) sehr schnell ausgetauscht werden können

$$n \rightleftarrows p^+ + \pi^- \qquad p^+ \rightleftarrows n + \pi^+$$

Dieser pi Mesonen Austausch liefert die Quelle für die Bindungsenergie.

Die Stabilität eines Kerns hängt also ab: ① von der Zahl der Neutronen, die für Atome mit hohem Z anwesend sind ② ob eine gerade oder ungerade Protonen- und Neutronenzahl vorliegt und ③ von der Zahl der vorhandenen Teilchen. Unter „stabil" verstehen wir, daß kein radioaktiver Zerfall unter Aussendung eines Kernteilchens oder unter Einfangen eines Elektrons von $n = 1$ (der K Schale) stattfindet (siehe Abschnitt **17–D** für weitere Einzelheiten der Radioaktivität). Abbildung **17–3** stellt die Zahl der Neutronen und Protonen für die stabilen (nicht radioaktiven) Nuklide dar. Man sieht, daß mit Erhöhung des Z Wertes das Neutron/Proton Verhältnis beträchtlich von 1 abweicht. Für Nuklide mit einem Z Wert bis ungefähr 20, beträgt das Verhältnis ungefähr 1; für höhere Z Werte aber müssen mehr Protonen als Neutronen anwesend sein, damit ein Nuklid stabil ist. Tabelle **17–2** gibt Daten mit der Stabilität der Kerne oder Nuklide als Funktion der ungeraden und geraden Zahl der vorhandenen Protonen und Neutronen. Man sieht, daß die Nuklide, mit einer geraden Zahl von Protonen und Neutronen besonders stabil sind, während solche mit ungeraden Zahlen besonders instabil sind. Beispiele für den zuerst genannten Typ sind ${}^{4}_{2}He$ und ${}^{208}_{82}Pb$. Die fünf stabilen Nuklide vom Typ ungerade-ungerade lauten:

${}^{1}_{1}H$, ${}^{6}_{3}Li$, ${}^{10}_{5}B$, ${}^{14}_{7}N$ und ${}^{180}_{73}Ta$.

Tabelle 17–2 Kernstabilität und Zahl der Nukleonen

Massenzahl (*A*)	Zahl der Neutronen	Zahl der Protonen	Zahl der stabilen Nuklide
gerade	gerade	gerade	157
gerade	ungerade	ungerade	5
ungerade	gerade	ungerade	50
ungerade	ungerade	gerade	52

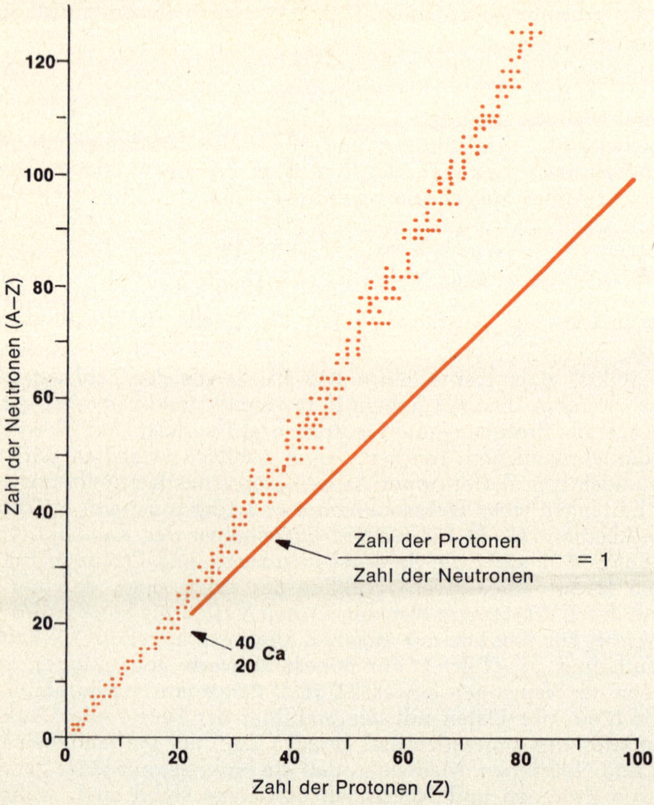

Abb. 17—3 Verhältnis der Neutronen zu Protonen für stabile Nuklide.

Der dritte Faktor, der die Kernstabilität beeinflußt, ist die eigentliche Zahl der anwesenden Protonen und Neutronen. So ist gefunden worden, oder es wird vorausgesagt, daß die Nuklide mit 2, 8, 20, 28, 50, 82, 126 und 184 Protonen und Neutronen besonders stabil sind. Der Ausdruck stabil wird weitläufig für die Aussage benutzt, daß kein radioaktiver Zerfall stattfindet oder sich der Zerfallsvorgang über eine längere Zeit vollzieht, verglichen mit den Nukliden, die nicht die obigen Nukleonenzahlen haben. Diese Zahlen hat man als „magische" Zahlen bezeichnet. Ein Nuklid mit einer „magischen" Zahl sowohl für Protonen als auch für Neutronen wird sehr oft als

„doppelt magisch" bezeichnet und zeigt einen höheren Stabilitätsgrad, wie z. B. $^{40}_{20}Ca$.

Kernstruktur

Ein Modell, das für die Struktur des Kerns vorgeschlagen wurde, ist das Schalenmodell. In diesem Modell bewegen sich die Nukleonen in individuellen Orbitalen, die im wesentlichen unabhängig voneinander sind. Dieses Modell basiert auf der Quantenmechanik; ein Teilchen ist auf ein begrenztes Volumen beschränkt und kann einen diskreten Satz von Energieorbitalen einnehmen. Wir haben das gleiche Prinzip auf Elektronen (Kapitel **4**) angewandt und können es ebenfalls auf Nukleonen innerhalb des Kerns (welcher ein begrenztes Volumen hat) anwenden. Die Energieorbitale sind in Schalen zusammengefaßt, die durch verhältnismäßig große Energieabstände (ähnlich wie die Elektronenschalen) getrennt sind. Wenn eine „magische" Zahl entweder für die Protonen oder Neutronen vorliegt, dann hat der Kern eine abgeschlossene Schale (alle Orbitale sind gefüllt). Falls der Kern eine doppelt gefüllte Schale besitzt, eine für Protonen und eine für Neutronen, dann ist er „doppelt magisch". Magische Zahlen der

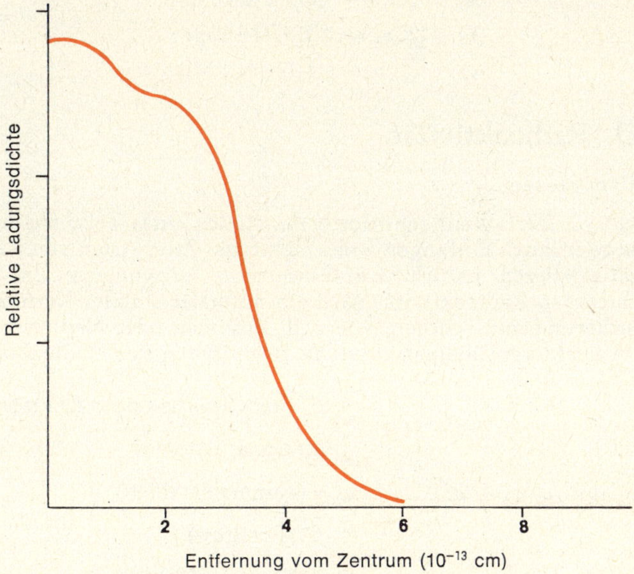

Abb. 17—4 Ladungsdichte als Funktion der Entfernung.

Nukleonen sind daher mit der Kernstabilität verbunden, wie bestimmte Zahlen von Elektronen Stabilität des Atoms bedeuten [z. B. 2(He) und 10(Ne)]. Beispielsweise haben sowohl Helium als auch Neon hohe Ionisationspotentiale und zeigen keine chemische Reaktivität. Daher sind die „magischen Zahlen" der Elektronen auf ähnliche Weise mit Stabilität im physikalischen und chemischen Sinn verbunden.

Welche Hinweise gibt es, daß Energieorbitale und Schalen für Nukleonen existieren? Ein wichtiger Hinweis stammt aus den Experimenten, die in Abschnitt **17—A** beschrieben wurden. Streuversuche mit Elektronen (Abbildung **17—4**) zeigen, daß die Kernladungsdichte nicht gleichmäßig mit der Entfernung vom Zentrum abfällt. Der verschwommene Bereich zwischen O und ungefähr 3×10^{-13} cm ist ein positiver Hinweis auf eine Schalenstruktur innerhalb des Kerns.

Aufgabe 17—6

Welches sind außer 2 und 10 die „magischen" Zahlen für Elektronen?

Aufgabe 17—7

Gib Erklärungen für die Unterschiede in den Lebenszeiten für folgende Nuklidpaare:

a) $^{16}_{8}O$, ∞; $^{15}_{8}O$, 71 Sekunden

b) $^{40}_{20}Ca$, ∞; $^{45}_{20}Ca$, 165 Tage

c) $^{208}_{82}Pb$, ∞; $^{211}_{82}Pb$, 36,1 Minuten

17—D. Radioaktivität

Zerfallsprozesse

Radioaktiver Zerfall entsteht durch Ausstoßen eines Teilchens hoher Energie oder durch Einfangen eines Elektrons. Zwei Arten von Radioaktivität existieren: natürliche und induzierte (erzwungene). Im Falle der induzierten Radioaktivität wird ein normaler stabiler Kern durch Bombardierung mit Teilchen, wie z. B. Protonen oder Neutronen, in einen radioaktiven übergeführt. Die Haupttypen der Radioaktivität lauten:

radioaktiver Kern →
- β^- (beta Teilchen oder Elektron)
- α (alpha Teilchen)
- γ (gamma Strahlen)
- β^+ (Positron)
- K-Einfang (Elektroneneinfang + Röntgen-Strahlen)

β^-- und β^+-Teilchen und γ-Strahlen sind in Tabelle **17–1** definiert worden. Ein α-Teilchen ist ein Heliumkern ($^4_2He^{2+}$) und K-Einfang entsteht durch Einfang eines Elektrons durch einen Kern von der Schale n = 1 (oder K-Schale). In allen Radioaktivitätstypen ändert der Kern seine Ladung oder Energie und ein neues Element oder ein neuer Energiezustand entsteht. Da eine Emission mit diesen Änderungen des Kerns verbunden ist, wird der Ausdruck radioaktiver Zerfall benutzt. Beispiele für den vorausgehenden radioaktiven Prozeß sind:

β^--Zerfall: $^{28}_{13}Al \longrightarrow ^{28}_{14}Si + \beta^-$

α-Zerfall: $^{238}_{92}U \longrightarrow ^{234}_{90}Th + \alpha\ (^4_2He^{2+})$

γ-Zerfall: $(^{60}_{27}Co)^* \longrightarrow ^{60}_{27}Co + \gamma$

β^+-Zerfall: $^{11}_{6}C \longrightarrow ^{11}_{5}B + \beta^+$

K-Einfang: $^7_4Be + e^-$ (von $n = 1$ oder K-Schale $\longrightarrow ^7_3Li$ + X rays

Hierbei bedeutet ()* ein angeregter Energiezustand. Einige Beispiele für induzierte Radioaktivität lauten

$$^{23}_{11}Na + ^1_0n \longrightarrow ^{24}_{11}Na + \gamma$$
$$^6_3Li + ^1_0n \longrightarrow ^3_1H + ^4_2\alpha$$
$$^{35}_{17}Cl + ^1_0n \longrightarrow ^{35}_{16}S + ^1_1H$$
$$^{59}_{27}Co + ^1_0n \longrightarrow ^{60}_{27}Co + \gamma$$
$$^{238}_{92}U + ^{12}_{6}C \longrightarrow ^{246}_{98}Cf + 4\,^1_0n$$

Man sieht, daß immer eine Massengleichheit (auf Grund der Massenzahlen) und eine Ladungsgleichheit in der abgeglichenen Gleichung vorliegt.

Jedes β^--, α- oder γ-Teilchen (oder Strahlen, wie sie manchmal genannt werden) hat eine unterschiedliche Durchdringungskraft. Unter Durchdringungskraft verstehen wir die relative Fähigkeit eine Substanz zu durchdringen. Die α-Strahlen haben ein geringfügiges Durchdringungsvermögen, aber sie bilden viele Ionenpaare, wenn sie die Substanz, z. B. Luft, durchfliegen. Die Bildung dieser Ionenpaare kann wie folgt gesehen werden

$$\alpha + M \longrightarrow M^+ + e^- + \alpha \text{ (niedrige Energie)}$$

M stellt irgendein Molekül dar. β-Strahlen haben eine 100mal größere Durchdringungskraft als α-Teilchen; aber sie bilden erheblich weniger Ionenpaare. Alpha-Teilchen können durch eine sehr dünne Aluminiumfolie abgebremst werden; β-Teilchen erfordern zur Abbremsung eine etwas dickere Schicht und γ-Strahlen eine von vielen cm Dicke. Diese Faktoren sind natürlich wichtig, wenn Strahlungsschäden bei

Menschen vermieden werden sollen. In Kapitel **19** werden wir die Effekte von ultravioletter und noch energiereicherer Strahlung besprechen.

Aufgabe 17—8

Gleiche die folgenden Kernreaktionen ab:

a) ${}^{140}_{56}\mathrm{Ba} \longrightarrow \beta^- + ?$

b) ${}^{13}_{8}\mathrm{O} \longrightarrow \beta^+ + ?$

c) ${}^{9}_{4}\mathrm{Be} + {}^{4}_{2}\mathrm{He} \longrightarrow {}^{12}_{6}\mathrm{C} + ?$

d) ${}^{6}_{3}\mathrm{Li} + {}^{1}_{0}n \longrightarrow {}^{3}_{1}\mathrm{H} + ?$

e) ${}^{24}_{12}\mathrm{Mg} + ? \longrightarrow {}^{27}_{14}\mathrm{Si} + {}^{1}_{0}n$

f) ${}^{43}_{20}\mathrm{Ca} + ? \longrightarrow {}^{46}_{21}\mathrm{Sc} + {}^{1}_{1}\mathrm{H}$

g) ${}^{130}_{52}\mathrm{Te} + {}^{2}_{1}\mathrm{H} \longrightarrow 2\,{}^{1}_{0}n + ?$

Spaltungs- und Fusionsvorgänge

Zwei wichtige Kernreaktionen sind die Vorgänge der *Spaltung* und der *Fusion*. In einem *Spaltungsvorgang* teilt sich ein Nuklid von hoher Masse nach Absorption oder Reaktion mit einem Neutron. Die Nuklide ${}^{235}_{92}\mathrm{U}$ und ${}^{239}_{94}\mathrm{Pu}$ können folgende Spaltung eingehen

$$
{}^{235}_{92}\mathrm{U} + {}^{1}_{0}n \longrightarrow {}^{236}_{92}\mathrm{U} \begin{cases} \nearrow {}^{90}_{38}\mathrm{Sr} + {}^{143}_{54}\mathrm{Xe} + 3\,{}^{1}_{0}n + \text{Energie} \\ \rightarrow {}^{93}_{36}\mathrm{Kr} + {}^{140}_{56}\mathrm{Ba} + 3\,{}^{1}_{0}n + \text{Energie} \\ \searrow {}^{97}_{40}\mathrm{Zr} + {}^{137}_{52}\mathrm{Te} + 2\,{}^{1}_{0}n + \text{Energie} \end{cases}
$$

Man sieht, daß es verschiedene Wege gibt, auf denen sich ein Spaltungsvorgang vollziehen kann. Ein schematisches Diagramm des letzten Vorgangs ist in Abbildung **17—5** dargestellt. Während der Spaltung werden mehr als 2×10^{10} cal/g Uran in Freiheit gesetzt. Dies entspricht ungefähr der Energie, die beim Verbrennen von 2 Millionen g Kohle entsteht.

Unter einer *Fusion* versteht man das Verschmelzen zweier Nuklide unter Bildung eines neuen Nuklids, bei dem enorme Energiemengen frei werden. Zum Beispiel

$$
\begin{aligned}
{}^{1}_{1}\mathrm{H} + {}^{2}_{1}\mathrm{H} &\longrightarrow {}^{3}_{2}\mathrm{He} + \gamma + 3{,}2\ \text{MeV/Atom} \\
{}^{2}_{1}\mathrm{H} + {}^{2}_{1}\mathrm{H} &\longrightarrow {}^{3}_{1}\mathrm{H} + {}^{1}_{1}\mathrm{H} + 4{,}0\ \text{MeV/Atom} \\
{}^{3}_{1}\mathrm{H} + {}^{2}_{1}\mathrm{H} &\longrightarrow {}^{4}_{2}\mathrm{He} + {}^{1}_{0}\mathrm{n} + 17{,}6\ \text{MeV/Atom} \\
{}^{1}_{1}\mathrm{H} + {}^{7}_{3}\mathrm{Li} &\longrightarrow 2\,{}^{4}_{2}\mathrm{He} + 17{,}2\ \text{MeV/Atom}
\end{aligned}
$$

Es sei daran erinnert, daß 1 MeV ungefähr 4×10^{-14} cal entspricht. Daher würde der Fusionsvorgang von 1 Mol $^{3}_{1}H$ (3 g) mit $^{2}_{1}H$ (2 g) mehr als 4×10^{11} cal liefern. Unglücklicherweise ist die für die Fusion der Kerne erforderliche Temperatur sehr hoch (ungefähr 1 Million Grad). Ein Spaltungsvorgang setzt ausreichend Energie frei, um diese Temperatur zu erzielen; aber es ist natürlich ein gefährlicher Weg, Atomspaltung zum Start einer Kernfusion zu benutzen. Es besteht die Möglichkeit der Herstellung von Plasma, das über eine kurze Zeit hinweg sehr hohe Temperatur erreicht. Ein *Plasma* ist ein Gas von Spezies, die alle oder fast alle ionisiert sind.

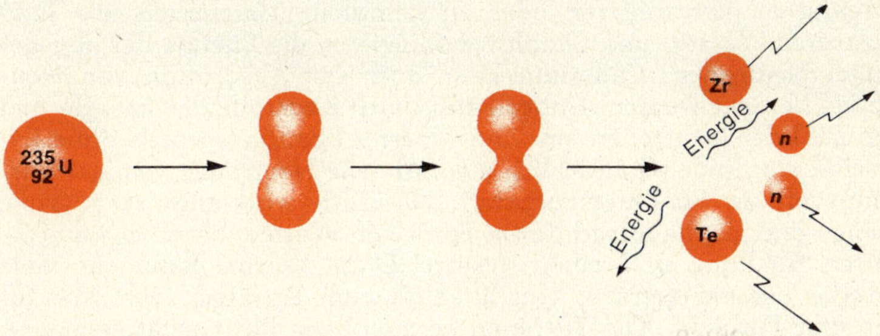

Abb. 17—5 Spaltungsvorgang.

Diese Methode zur Herstellung von Temperaturen, die für Fusion erforderlich sind, ist möglicherweise für *kontrollierte* Fusionsreaktionen brauchbar.

Wenn man Neutronen, die in einem Spaltungsvorgang frei werden, mit weiteren $^{235}_{92}U$ Kernen reagieren läßt, so entsteht eine Kettenreaktion; 2 oder 3 Neutronen liefern wieder 2 oder 3 und diese ergeben 2 oder 3 Neutronen usw. Unter der *kritischen Masse* versteht man diejenige Masse, die in einem Spaltungsvorgang ausreicht, daß die freigesetzten Neutronen von anderen $^{235}_{92}$ Kernen absorbiert werden und nicht entweichen. In einer Atombombe werden zwei Stücke $^{235}_{92}U$ schnell zusammengebracht, so daß die kritische Masse erreicht oder überschritten wird. Innerhalb sehr kurzer Zeit (ungefähr (1/1000 Sekunde) findet eine ungeheure Explosion statt. Da die während einer Atomexplosion freigesetzte Energie so groß ist, wird sie in Einheiten gemessen, die bei einer chemischen Reaktion (Explosion) von 1 Tonne TNT (Trinitrotoluol) frei wird. Die erste Atombombe vom Spaltungstyp entsprach ungefähr 20 000 Tonnen TNT und noch höhere Energieausbeuten sind in der letzten Zeit erzielt worden. Bei einer Explosion unter Beteiligung eines Fusionsvorgangs wird die äquivalente Menge von 20–100 Millionen Tonnen TNT in Freiheit gesetzt.

Es ist im besten Interesse der Menschheit sowohl Spaltungs- als auch Fusionsvorgänge unter Kontrolle zu haben. Übrigens, damit wir keinen falschen Eindruck hinterlassen, eine Atombombe bedeutet nicht unbedingt Zerstörung. Beispielsweise sind unterirdische Atomexplosionen dazu benutzt worden, die Ölgewinnung aus ölhaltigen geologischen Formationen bemerkenswert zu verbessern und ebenfalls, um Anlagen für Häfen herauszusprengen.

Es besteht die Möglichkeit, die Kettenreaktion in einem Spaltungsvorgang zu kontrollieren oder zu dämpfen. Materialien wie D_2O (schweres Wasser) und Graphit modifizieren die Energie der abgegebenen Neutronen; Cadmium kann auch zur Absorption von Neutronen benutzt werden. Daher kann durch Kontrolle der Energie und der Zahl der Neutronen ein *kontrollierter* Spaltungsprozeß ohne Explosion stattfinden (tatsächlich sind schnelle Neutronen weniger wirkungsvoll im Spaltungsvorgang). Natürlich wird auch eine große Menge Energie, hauptsächlich in Form von Wärme, bei einer kontrollierten Spaltung in Freiheit gesetzt. Diese Wärme kann für viele Zwecke benutzt werden, einschließlich zum Betreiben von Maschinen und Turbinen. Die Turbinen können dann Elektrizität erzeugen; daher stellen kontrollierte Spaltungsvorgänge die Basis für das Betreiben von Kernkraftwerken dar.

Auf Grund der Bedeutung von $^{235}_{92}U$ werden wir eine Darstellungsmethode beschreiben. Im natürlich vorkommenden Uran liegt nur 0,7 % des $^{235}_{92}U$ Isotops vor. Um $^{235}_{92}U$ zu konzentrieren, wird natürliches Uran zuerst zu UF_6 (Flüssigkeit) umgesetzt; dies enthält eine Mischung von $^{235}_{92}UF_6$ und $^{238}_{92}UF_6$. Jetzt kann das in Abschnitt **11–A** (II, S. 54) diskutierte Diffusionsgesetz benutzt werden. Die Mischung wird in die Gasphase übergeführt und durch eine poröse Scheibe geschickt. $^{235}_{92}UF_6$ besitzt ein geringeres Molekulargewicht und es wird mit einer Geschwindigkeit 1,004 mal schneller als die von $^{238}_{92}UF_6$ diffundieren. Dies hat zur Folge, daß das austretende Gas eine etwas höhere Konzentration an $^{235}_{92}UF_6$ enthält. $^{235}_{92}U$ kann so abgetrennt und dann zu $^{235}_{92}U$ Metall umgesetzt werden.

Aufgabe 17–9

In der Kernspaltungsreaktion

$$^{235}_{92}U + ^{1}_{0}n \longrightarrow ^{90}_{38}Sr + ^{143}_{54}Xe + 3\,^{1}_{0}n$$

wird Energie in Freiheit gesetzt. Berechne die Energie pro g $^{235}_{92}U$. Die Kernmassen betragen in AME: $^{1}_{0}n = 1{,}0087$, $^{235}_{92}U = 234{,}9934$, $^{90}_{38}Sr = 89{,}8864$. Nimm für Xe den folgenden Wert an: $^{143}_{54}Xe = 142{,}8800$.

Radioaktiver Zerfall

Alle radioaktiven Zerfallsprozesse finden in einem bestimmten Zeitraum statt:

17—3 $$\text{Zerfallsgeschwindigkeit} = -\frac{\Delta N}{\Delta t} = kN$$

wobei N die Zahl der Atome eines Nuklids ist; t bedeutet die Zeit und k ist die Geschwindigkeitskonstante. Das (—)Zeichen bedeutet Abnahme. Man sieht, daß N mit dem Exponenten Eins versehen ist und daher Zerfall eine Reaktion erster Ordnung ist (identisch zur Form eines Vorgangs erster Ordnung bei chemischen Reaktionen, Kapitel **15**).

Die Radioaktivitätsmenge, die von einer Quelle stammt, wird als Aktivität ($\Delta N/\Delta t$) bezeichnet und ist durch Gleichung **17—3** gegeben. Diese wird gewöhnlich als Zahl der Impulse (ΔN) pro Zeiteinheit (Δt) angegeben (z. B. 150 Impulse pro Sekunde). Aktivität wird üblicherweise in Curie angegeben: 1 Curie (C) entspricht $3{,}70 \times 10^{15}$ Impulse pro Sekunde. Nähert sich Δt Null, so geht $\Delta N/\Delta t$ in dN/dt über. Integration dieses Ausdrucks (siehe Anhang Q; III, S. 159) ergibt:

17—4 $$\log\left(\frac{N}{N_0}\right) = -\frac{kt}{2{,}30}$$

N_0 ist die Menge zur Zeit $t = 0$ und N ist die Menge zur Zeit t.

Die am häufigsten benutzte Zeitperiode ist die sogenannte Halbwertszeit. Die Halbwertszeit ($t_{1/2}$) ist die Zeit, nach der die Aktivität der gegebenen Atome auf die Hälfte des ursprünglich vorhandenen Materials zerfallen ist. Daher beträgt $N = {}^1/_2\, N_0$ und Einsetzen in Gleichung **17—4** ergibt

17—5 $$t_{1/2} = \frac{0{,}693}{k}$$

Der radioaktive Zerfall verhält sich wie ein Frosch, der nacheinander jeweils die Hälfte der Entfernung des vorausgehenden Sprunges springt. Obwohl der Frosch sich weiter bewegt, dauert es nicht lange, bevor er nicht mehr schnell vorwärts kommt. Ähnlich liegt es mit dem radioaktiven Zerfall; die Materialmenge oder Radioaktivität, die nach verschiedenen Halbwertszeiten verbleibt, nimmt ab. Dies ist charakteristisch für einen exponentiell abhängigen Vorgang. Eine graphische Darstellung der Menge des ursprünglich vorhandenen Nuklids A und des Nuklids B, welches in der Reaktion entsteht

$$\text{A} \longrightarrow \text{B} + \text{radioaktive Teilchen}$$

ist in Abbildung **17—6** als Funktion der Zeit t gezeigt. Einige $t_{1/2}$ Werte für Zerfallsvorgänge sind in Tabelle **17—3** angegeben. Es sind nur wenige Beispiele; aber sie stellen den großen Bereich der $t_{1/2}$ Werte dar.

Beispiel 17—1

Das Nuklid $^{87}_{37}Rb$ hat eine Halbwertszeit von $t_{1/2} = 6 \times 10^{10}$ Jahre. Wieviel $^{87}_{37}Rb$ wird nach 1×10^9 Jahren vorhanden sein?

Tabelle 17–3 Halbwertszeiten

Nuklid	Radioaktivitätstyp	$t_{1/2}$
$^{3}_{1}H$	β^--Zerfall	12,5 Jahre
$^{7}_{4}Be$	K-Einfang	54,5 Tage
$^{8}_{4}Be$	α-Zerfall	10^{-16} Sekunden
$^{14}_{6}C$	β^--Zerfall	5770 Jahre
$^{13}_{7}N$	β^+-Zerfall	10,1 Minuten
$^{73}_{34}Se$	β^+-Zerfall	7,08 Stunden
$^{87}_{37}Rb$	β^--Zerfall	6×10^{10} Jahre

Die Zerfallskonstante kann mit Hilfe von Gleichung **17—5** bestimmt werden.

$$k = \frac{0{,}693}{t_{1/2}} = \frac{0{,}693}{6 \times 10^{10}} = 1{,}15 \times 10^{-11}/Jahr$$

Der verbleibende Bruchteil nach 1×10^{-9} Jahren wird dann mit Hilfe von Gleichung **17—4** berechnet

$$\log\left(\frac{N}{N_0}\right) = -\frac{(1{,}15 \times 10^{-11})(1 \times 10^9)}{2{,}30}$$

$$= -0{,}0050 = -1 + 0{,}995$$

$$\frac{N}{N_0} = 0{,}988$$

oder 98,8 % bleibt unzersetzt.

Aufgabe 17—10

Es wird angenommen, daß eine Probe von $^{24}_{11}Na$ zur Zeit $t = 0$ eine Aktivität von 500 Impulsen β^--Partikel pro Minute zeigt. Nach 30 Stunden zeigt dieselbe Probe 125 Impulse pro Minute. Bestimme $t_{1/2}$ für $^{24}_{11}Na$. [Hinweis: Beachte die Bedeutung oder Definition von $t_{1/2}$.]

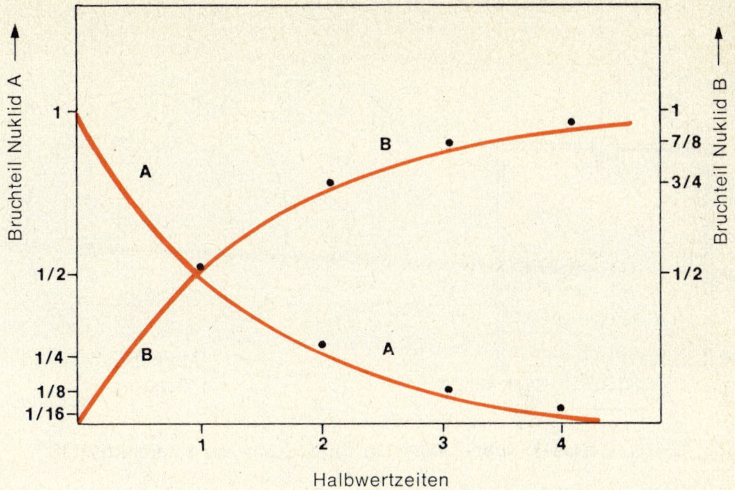

Abb. 17—6 Mengenbeziehung zwischen einem vorhandenen Nuklid A und einem entstehenden Nuklid B, aufgetragen als Funktion der Halbwertszeiten.

17—E. Anwendungen der Radioaktivität

Nachweis

Es gibt viele anregende Anwendungen der Radioaktivität auf den Gebieten der Chemie, Physik, Biologie, Geologie, Ingenieurwissenschaften, Medizin und Metallurgie. Bevor wir jedoch zu diesen übergehen, soll erwähnt werden, wie Radioaktivität gemessen und ausgewertet wird. Einige der am häufigsten benutzten Methoden machen Gebrauch von der Tatsache, daß α-, β- und γ-Strahlen Ionenpaare bilden, wenn sie durch ein Gas fliegen. In den meisten Fällen besteht das Ionenpaar aus einem positiven Ion und einem Elektron. Ein Ionenkollektor oder Geiger-Müller-Zähler kann zum Nachweis benutzt werden. Eine schematische Darstellung eines solchen Systems ist in Abbildung **17—7** wiedergegeben. Die entstandenen Elektronen werden an dem Anodendraht aufgefangen, wodurch ein Strom entsteht, der außerhalb des Systems gemessen wird. Da γ-Strahlen nur wenige Ionenpaare liefern, wird ein anderer Detektor bevorzugt; dieser besteht aus einem Szintillationsmaterial, das ein Photon abgibt, wenn es von einem γ-Strahl getroffen wird; die Photonen werden dann gezählt. Eine solche Einrichtung kann Szintillatoren wie NaJ benutzen,

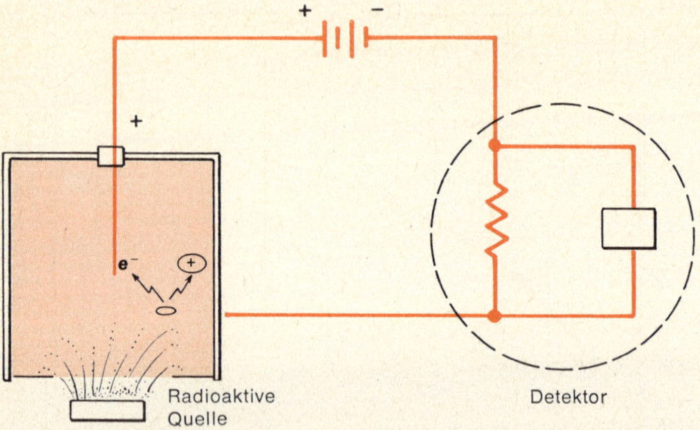

Abb. 17—7 Geiger-Müller-Zähler zur Entdeckung der Radioaktivität.

die eine hohe Absorptionskraft für γ-Strahlen im Vergleich zu Luft besitzen. Dieser Detektortyp kann auch für α- und β-Strahlen benutzt werden; aber dann werden häufig Lösungen organischer Verbindungen als Szintillatoren verwendet.

Altersbestimmung

Alle lebenden Systeme enthalten wenigstens Kohlenstoff und ein Isotop oder Nuklid des Kohlenstoffs ${}^{14}_{6}C$, welches radioaktiv ($t_{1/2}$ = 5700 Jahre) ist. Während ein Organismus lebt, erreicht die Menge an ${}^{14}_{6}C$ eine Gleichgewichtskonzentration. Jedoch nach dem Tode des Organismus besteht diese Gleichgewichtsbedingung nicht mehr und ${}^{14}_{6}C$ zerfällt. (Es wird angenommen, daß sich die Menge an ${}^{14}_{6}C$ im CO_2 der Luft mit der Zeit nicht ändert und atmosphärisches CO_2 die einzige Quelle an ${}^{14}_{6}C$ für Pflanzen und Tiere ist.) Für diese Annahme gibt es experimentelle Hinweise. Wenn man in einer alten Probe z. B. die Hälfte der Radioaktivität einer neuen Probe findet, dann ist die alte Probe 5700 Jahre alt. Es war mit Hilfe dieser Methode möglich, die Schriftrollen vom Toten Meer auf ein Alter von ungefähr 1920 Jahren, die Höhlenzeichnungen in Frankreich auf ungefähr 16 000 Jahre und die Sequoia-Bäume auf ungefähr 2900 Jahre zu datieren. Es ist ebenfalls auf Grund der Kohlenstoffanalyse von Holz, Torf, Knochen und anderer Materialien bestimmt worden, daß der Rückzug der letzten Eiszeit in Nordamerika vor 10 000 Jahren stattgefunden hat.

Wasser ist auf Grund der Anwesenheit von T_2O ($T = {}^3_1H$) ebenfalls radioaktiv. Daher können Weine, Branntwein, Gletscher, Schneefelder und Eisberge datiert werden.

Verschiedene Methoden können zur Altersbestimmung von Objekten wie z. B. Gesteine der Erde oder des Mondes benutzt werden. Mit Hilfe dieser Methoden ist es möglich, den Ursprung der Erde, des Mondes oder irgendeines Planeten, auf den wir auch immer gehen werden, zu bestimmen. Verschiedene Zerfallsschemen sind für die entsprechenden Altersbestimmungen brauchbar:

$${}^{40}_{19}K \xrightarrow{\text{K-Einfang}} {}^{40}_{18}Ar \qquad t_{1/2} = 1{,}3 \times 10^9 \text{ Jahre}$$

$${}^{87}_{37}Rb \longrightarrow {}^{87}_{38}Sr + \beta^- \qquad t_{1/2} = 6 \times 10^{10} \text{ Jahre}$$

$${}^{238}_{92}U \longrightarrow {}^{234}_{90}Th \xrightarrow{\text{14 schnelle Schritte}} {}^{206}_{82}Pb \qquad t_{1/2} = 4{,}5 \times 10^9 \text{ Jahre}$$

$${}^{232}_{90}Th \longrightarrow {}^{228}_{88}Ra \xrightarrow{\text{schnelle Schritte}} {}^{208}_{82}Pb \qquad t_{1/2} = 1{,}39 \times 10^{10} \text{ Jahre}$$

In den ${}^{238}_{92}U$ und ${}^{232}_{92}Th$ Zerfallsreihen können die Verhältnisse von ${}^{238}_{92}U$ zu ${}^{206}_{82}Pb$ und von ${}^{232}_{92}Th$ zu ${}^{208}_{82}Pb$ zur Bestimmung benutzt werden, wann sich Uran und Thorium an einer Stelle abgelagert haben. Wenn z. B. die Zahl der Atome von ${}^{208}_{92}Pb$ und ${}^{232}_{92}Th$ gleich ist, dann ist eine Halbwertszeit vergangen (siehe Abbildung **17–6**); Thorium wurde vor $1{,}39 \times 10^{10}$ Jahren abgelagert.

Man folgt einer parallelen Methode für die anderen radioaktiven Zerfälle, in denen die Verhältnisse von Argon zu Kalium und Strontium zu Rubidium von Bedeutung sind. Natürlich nimmt man bei allen Datierungsmethoden an, daß die einzige Quelle des zu bestimmenden Endnuklids diejenige ist, aus der das Ausgangsnuklid gebildet wird; das bedeutet, kein ${}^{87}_{38}Sr$ wurde gleichzeitig mit dem Mutternuklid ${}^{87}_{37}Rb$ niedergeschlagen.

Aufgabe 17—11

In einer Gesteinsprobe ist das Verhältnis der Gramm-Atomgewichte von ${}^{40}_{18}Ar$ zu ${}^{40}_{19}K$ gleich 7. Wie alt ist das Gestein? [Hinweis: Berücksichtige Abbildung **17—6** oder Gleichung **17—4**.]

Auf Grund einer oder mehrerer dieser besprochenen Altersbestimmungsmethoden hat man abgeschätzt, daß die Erde ungefähr 4,5 Milliarden Jahre alt ist. Gesteinsproben vom Meer der Ruhe, die während der Mondlandung von Apollo 11* genommen wurden, sind

* „Lunar Sample Analysis Planning Team" Zusammenfassung der 11. Lunar Science Konferenz. *Science*, 167, 449—451 (1970). Siehe weitere Artikel in dieser Ausgabe.

analysiert worden. Drei verschiedene Proben ergaben folgende Resultate: basalthaltiges Feuergestein (aus geschmolzenem Gestein), Vulkangestein (eine mechanische Mischung aus Boden und kleineren Felsstücken, die zu einer zusammenhängenden Masse gepreßt sind) mit Bruchstücken von Anorthosid (Feldspat) und Mondstaub. Mit Ausnahme einer kleineren Anzahl kristalliner Fragmente nimmt man an, daß das Gestein aus dem Untergrund stammt. Das Alter des basalthaltigen Gesteins wurde auf $3{,}7 \times 10^9$ Jahre bestimmt; aber für ein einzelnes Gesteinsfragment ergab sich ein Alter von $4{,}4 \times 10^9$ Jahren. Für den Staub und das Vulkangestein wurde ein Alter von $4{,}6 \times 10^9$ Jahren gefunden. Diese Daten zusammen mit anderen Informationen legen die folgenden Vermutungen nahe:

1. Das Feuergestein war geschmolzen und kristallisierte ungefähr 10^9 Jahre nach der Entstehung des Monds.
2. Der Mond war nicht tot, sondern wenigstens in der Nähe der Oberfläche sind Veränderungen eingetreten.
3. Der Staub und das Vulkangestein sind gute Beispiele für die Mondkruste. Weiterhin haben in der ursprünglichen Substanzkruste ($4{,}6 \times 10^9$ Jahre alt) zu einem späteren Zeitpunkt Veränderungen stattgefunden.
4. Die Zeitspanne, älter als die Ereignisse vor $3{,}7 \times 10^9$ Jahren ist sehr wahrscheinlich in dem „Highland" Gebiet auf dem Mond aufgezeichnet und stellt einen Zeitraum dar, der in der Erdgeschichte ausgelöscht ist.

Es ist sichergestellt, daß die Materialien auf der Mondoberfläche das Ergebnis einer langen geologischen und petrologischen** Evolution sind. Proben vom Meer der Ruhe allein geben ein zuvor nicht erreichbares Bild frühzeitiger Evolutionsvorgänge eines Erdkörpers. Die Analyse der Edelgase (relative Häufigkeit und Isotopenverteilung) in Mondgesteinen zeigt ganz klar, daß eine erhebliche Menge dieser Gase aus dem Sonnenwind eingefangen wurde.

Spätere Apollo-Landungen (Apollo 14 und 15) haben weitere Informationen über den Mond*** ergeben. Gesteinsproben aus dem Fra Mauro Gebiet zeigen, daß die Bildung des Beckens ungefähr vor $3{,}9 \times 10^9$ Jahren stattgefunden hat. Eine Felsprobe vom Rand der Hadley Rille zeigt, daß der letzte Lavafluß in die Hadley Rille vor $3{,}3 \times 10^9$ Jahren stattgefunden hat. Für Anorthosit-Gestein aus dem Mondhochland wurde ein Alter von $4{,}1 \times 10^9$ Jahren gefunden. Diese

** Petrologie beschäftigt sich mit der Geschichte, Entstehung, Struktur, chemischer Zusammensetzung und der Klassifizierung von Gesteinen.
*** Daten aus verschiedenen Artikeln in *Science*, 175, S. 417—419, 419—421 und 428—430 (1972).

und andere Daten zeigen, daß die primitive Mondkruste geschmolzen war (wenigstens ein Teil der Kruste ist vor $4{,}1 \times 10^9$ Jahren gebildet worden) und sie sich innerhalb der ersten $3–4 \times 10^8$ Jahre der Existenz des Mondes gebildet hat.

Indikator-Methode (Tracer-Methode)

Eine weitere Anwendung der Radioaktivität liegt auf dem Gebiet der radioaktiven Markierungen (Indikator-Methode). Es sei an Kapitel **2** erinnert, daß ein Isotop eines Elements ein Atom ist, das dieselbe Kernladung besitzt, aber eine unterschiedliche Masse hat. Indikator-Atome sind Atome, die einzelne Isotope eines Elements darstellen; z. B. ist Deuterium (D oder ^2_1H) ein Wasserstoffisotop und wir können DCl anstelle von HCl darstellen. Deuterium ist das Indikator-Atom. In den meisten Fällen, aber nicht immer, sind Indikator-Atome radioaktiv und werden benutzt, um den Verlauf von Reaktionen zu bestimmen, bei denen diese Atome beteiligt sein können. Ist das Indikator-Atom nicht radioaktiv, so kann man es ausfindig machen und auf Grund seiner einzigartigen Masse, im Vergleich zu allen anderen Isotopen desselben Elements, identifizieren. Wir werden verschiedene Anwendungsbeispiele sehen, die den Zweck und die Funktion einer Markierung zeigen.

Indikator-Atome stellen bedeutende Hilfsmittel bei der Untersuchung eines chemischen Reaktionsmechanismus dar. Beispielsweise besteht eine Methode zur Esterherstellung darin, daß man einen Alkohol direkt mit einer Säure umsetzt.

17—6

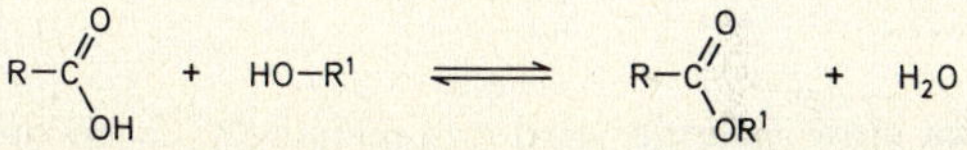

Eine wichtige Frage besteht nun darin, ob die Hydroxy-Gruppe des Wassermoleküls aus der Säure oder aus dem Alkohol stammt. Die OH-Gruppe des Alkohols kann durch das Isotop ^{18}O (R^1-^{18}O-H) markiert werden. Wenn der in der Reaktion **17—6** gebildete Ester mit ^{18}O angereichert ist, dann wird der $-OR^1$ Anteil aus dem Alkohol stammen, der die –OH Gruppe der Säure ersetzt hat.

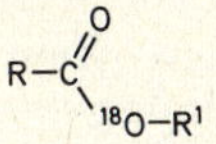

Dies ist experimentell der Fall und daher bilden H (aus dem Alkohol) und OH (aus der Säure) das Wasser. Dieser Mechanismus kann durch Überprüfung der umgekehrten Reaktion, nämlich der Hydrolyse des mit ^{18}O markierten Esters, überprüft werden.

17—7

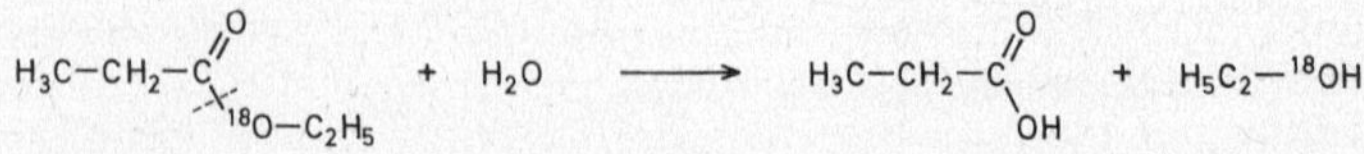

Man findet, daß Äthanol mit ^{18}O angereichert ist, während die Säure nur den üblichen Prozentsatz ^{18}O (wie in natürlichem Sauerstoff vorhanden) enthält; das bedeutet, daß der Bruch der Bindung an der gebrochenen Linie in Gleichung **17—7** stattfindet. Dies ist dieselbe Stelle wie für die Säure in Reaktion **17—6**.

Bei der Photosynthese gibt es eine Reihe von Reaktionen, bei denen CO_2 letzten Endes zu Kohlenhydraten umgesetzt wird; d. h. das Kohlenstoffatom in CO_2 wird in die Kohlenhydrate (Zucker) eingebaut. Diese bedeutende Reaktionsfolge wird als Dunkelreaktion der Photosynthese bezeichnet, im Gegensatz zur Lichtreaktion, die im Abschnitt **19—D** besprochen wird. Obwohl weitere Einzelheiten über die Dunkelreaktion in Kapitel **18** diskutiert werden, wollen wir hier einige Punkte besprechen. Radioaktives CO_2 kann mit Hilfe des Isotops $^{14}_{6}C$ hergestellt werden. Algen und Blätter werden dem $^{14}CO_2$ unterschiedlich lang ausgesetzt und dann abgetötet. Die Zellkörper werden extrahiert, abgetrennt und die ^{14}C enthaltenden Verbindungen identifiziert. Ändert man die Zeiten der CO_2 Aufnahme, so können die erste und auch die darauffolgenden Verbindungen auf dem Weg zur Kohlenhydratbildung aufgeklärt werden. Innerhalb der ersten Sekunden wird $^{14}CO_2$ in 2-Phospho-glycerinsäure eingebaut

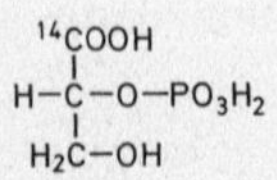

Nach etwa einer Stunde wird das meiste $^{14}CO_2$ in den Kohlenhydraten gefunden. Es war möglich, den Nachweis zu führen, daß das im photosynthetischen Vorgang entstandene O_2 aus H_2O und nicht aus CO_2 stammt. Dies ist mit ^{18}O markiertem H_2O überprüft worden. Es konnte gezeigt werden, daß der entstehende Sauerstoff mit ^{18}O angereichert wird.

Eine weitere außerordentlich wichtige Anwendung der Indikator-Methode ist die Verfolgung der Fortbewegung von radioaktiven Nukliden in Nahrungsmittel-Ketten. Zum Beispiel ist $^{137}_{55}Cs$ eines der Nuklide, die als Verunreinigung bei Atomexplosionen entstehen. Weiterhin ist es wichtig, daß $^{137}_{55}Cs$ eine Halbwertszeit von 30 Jahren hat. Es sei auch ferner daran erinnert, daß Cäsium ein Element der Gruppe IA ist; daher haben die Cäsium Verbindungen ähnliche Eigenschaften wie die Natrium-Verbindungen, die eine Bedeutung in biologischen Systemen haben. In Alaska ist $^{137}_{55}Cs$ in Flechten angereichert; diese werden vom Renntier gefressen, das wiederum vom Menschen (oder Wolf) gegessen wird. Man findet, daß ^{137}Cs um den Faktor 2 in dem Flechten-Renntier-System konzentriert ist. Es ist auch interessant, daß ^{22}Na ($t_{1/2}$ 2,6 Jahre) um den Faktor 10 im Flechten-Renntier-System, aber nur um den Faktor 2 im Renntier-Wolf-System angereichert ist. Dies ist darauf zurückzuführen, daß die Ablagerung des radioaktiven Nuklids in den Knochen des Renntiers stattfindet, wodurch es letztlich aus der fortlaufenden Nahrungsmittel-Kette entfernt worden ist.

Ähnliche Studien mit Nahrungsmittel-Ketten sind in Finnland, in Italien, auf der Halbinsel Olymp im Staate Washington, an Seen und Strömen in verschiedensten geographischen Lagen durchgeführt worden. An diesen Studien waren viele andere radioaktive Nuklide außer Cäsium beteiligt. Zum Beispiel zeigen die Desoxyribonucleinsäuren (DNS) in der Leber von Känguruhratten, die im Atomtestgebiet von Nevada leben, eine 2mal höhere Tritiumkonzentration in ihrer Körperflüssigkeit. Die radioaktiven Nuklide ^{131}J, ^{90}Sr und ^{137}Cs, die bei Unfällen mit Kernreaktionen entstehen können, sind wegen ihrer langen Halbwertszeiten und ihrer chemischen Ähnlichkeit mit biologisch bedeutenden Elementen unsere Hauptsorge. Intensive Studien zeigen, daß Milch die Hauptquelle für den Zugang von ^{131}J in den menschlichen Körper darstellt. Methoden, wie z. B. Eliminierung von Milch aus der menschlichen Diät, könnten, falls es jemals notwendig sein sollte, die Aufnahme dieser Nuklide stark reduzieren.

Markierungen sind oft bei der Diagnose verschiedener medizinischer Probleme verwendet worden. Beispielsweise zeigt eine ganz neue Entwicklung, daß das ^{67}Ga-Ion (aus dem Salz) sich in kranken Geweben verschiedener Art festsetzt. ^{67}Ga reichert sich besonders in der Thymusdrüse und den Lymphknoten von Mäusen an, die zwei verschiedene Arten von Leukämie haben. Es ist bekannt, daß das freie Galliumion bei der Lokalisation beteiligt und das Bindemittel sehr spezifisch für Gallium ist. Dieses Bindemittel liegt innerhalb der kranken Zelle und es handelt sich wahrscheinlich um ein Protein.

Übungen

1. Welche der folgenden Aussagen treffen für ein Isotop $^{A}_{Z}E$ eines Elements E zu?
   a) A = Zahl der Protonen
   b) Z = Massenzahl

---

* U.S. Atomic Energy Commission. Fundamental Nuclear Research. A Supplemental Report to the Annual Report to Congress for 1970 (Januar 1971).

c) Ein weiteres Isotop von E wird denselben Wert für A und einen unterschiedlichen für Z haben.

d) Ein weiteres Isotop von E wird denselben Wert für Z und einen unterschiedlichen für A haben.

e) Ein weiteres Isotop von E wird unterschiedliche Werte für A und Z haben.

2. Welche Teilchen würden nach Zusammentreffen zur Vernichtung führen?

3. Berechne die Gesamtbindungsenergie und die Bindungsenergie pro Nukleon für ^{3}He, ^{7}Li, ^{64}Zn und ^{242}Cm. Die Massen (in AME) betragen für $^{3}_{2}He = 3{,}01493$, $^{7}_{3}Li = 7{,}01436$, $^{64}_{30}Zn = 63{,}91268$, $^{242}_{96}Cm = 242{,}0061$; $^{1}_{1}H = 1{,}00728$ und $^{1}_{0}n = 1{,}00867$.

4. Vergleiche die Gesamtbindungsenergie und die Bindungsenergie pro Nukleon für $^{3}_{2}He$ (Übung **3**) und $^{4}_{2}He$ (Aufgabe **17—5**).

5. Vergleiche die Bindungsenergien pro Nukleon für die Nuklide in Übung **3**. Kann man die Tendenz feststellen?

6. Stelle die folgenden Gleichungen richtig:

a) $^{3}_{1}H \longrightarrow \beta^{-} + ?$

b) $^{115}_{49}In \longrightarrow \gamma + ?$

c) $^{211}_{85}At + \text{K-Einfang} \longrightarrow ?$

d) $^{59}_{27}Co + ? \longrightarrow ^{56}_{25}Mn + ^{4}_{2}He$

e) $^{55}_{25}Mn + ^{1}_{0}n \longrightarrow ^{56}_{25}Mn + ?$

f) $^{27}_{14}Si \longrightarrow ^{27}_{13}Al + ?$

g) $^{245}_{97}Bk \longrightarrow ^{4}_{2}He + ?$

h) $^{44}_{20}Ca + ? \longrightarrow ^{45}_{21}Sc + ^{1}_{0}n$

7. Eine mögliche Fusionsreaktion ist

$$^{1}_{1}H + ^{2}_{1}H \longrightarrow ^{3}_{2}He$$

wobei Energie in Freiheit gesetzt wird. Berechne die freigesetzte Energie in einer Reaktion mit 1 g-At-GW von $^{1}_{1}H$ und $^{2}_{1}H$. Die Kernmassen in AME betragen $^{1}_{1}H = 1{,}00728$, $^{2}_{1}H = 2{,}01355$ und $^{3}_{2}He = 3{,}01493$.

8. Nimm an, daß wir eine $^{157}_{65}Tb$ Probe hätten, die $1{,}57 \times 10^{-6}$ g wiegen würde. Wie groß ist die radioaktive Zerfallsrate (Aktivität) pro Sek? $t_{1/2} = 150$ Jahre.

9. Das Nuklid $^{70}_{34}Se$ hat eine Halbwertszeit von $t_{1/2} = 44$ Minuten. Wieviel Gramm dieses Nuklids werden sich nach 1 Tag zersetzt haben, falls zu Beginn 10 g vorhanden waren?

10. Eine Probe radioaktives Material hat eine Zersetzungsrate von 5400 Impulsen pro Minute. Nach 12 Stunden ist die Aktivität auf 540 Impulse pro Minute abgefallen. Berechne die spezifische Geschwindigkeitskonstante k und $t_{1/2}$ für dieses Material. [Hinweis: Gleichung **17—3** zeigt, daß die Zahl der Atome direkt proportional zur Zerfallsrate ist.]

11. Eine Schüssel mit Wasser befindet sich in einem abgeschlossenen Glasgefäß. Im Laufe der Zeit fällt der Wasserspiegel bis er letzten Endes

konstant bleibt. Wie kann man überprüfen, daß ein dynamisches und kein statisches Gleichgewicht vorliegt, nachdem der Wasserspiegel konstant ist? (Nimm an, daß man einen Zugang in das geschlossene Gefäß durch eine Gummimembran hat).

12. Nimm an, daß wir ein unbemanntes Raumschiff zum Planeten Pluto schicken wollen. Zur Bestimmung der Reisedauer geben wir $^{155}_{63}Eu$ an Bord. Die Zerfallsrate zur Zeit des Verlassens der Erdumlaufbahn betrug $5{,}0 \times 10^{10}$ Impulse pro Minute und gerade bevor das Raumschiff auf Pluto aufschlägt $15{,}6 \times 10^{8}$ Impulse pro Minute; $t_{1/2}$ für $^{155}_{63}Eu$ beträgt 1,8 Jahre. Wie lange hat die Reise des Raumschiffs zum Planeten Pluto gedauert? [Hinweis: Siehe Gleichung **17—4**.]

13. Ein Kleidungsstück aus einem archäologischen Fund zersetzt sich mit einer Geschwindigkeit von 210 Impulsen/Sekunde/g Kohlenstoff. Kohlenstoff in modernen Kleidungsstücken zersetzt sich mit einer Geschwindigkeit von 920 Impulsen/Sekunde/g Kohlenstoff. Schätze das Alter des Kleidungsstückes in dem archäologischen Fund. $t_{1/2}$ $^{14}_{6}C$ beträgt 5770 Jahre.

14. Ein Geologe findet eine Gesteinsprobe, in der 80×10^{-6} g $^{87}_{38}Sr$/g Gestein und 2×10^{-6} g $^{87}_{37}Rb$/g Gestein vorhanden sind. Wie alt ist das Gestein? Für die Kernreaktion $^{87}_{37}Rb \longrightarrow {}^{87}_{38}Sr + \beta^-$ ist $t_{1/2}$ 6×10^{10} Jahre.

15. Welcher Bruchteil des ursprünglich zur Zeit der Erdbildung vorhandenen $^{40}_{19}K$ liegt jetzt noch vor? $t_{1/2}$ für $^{40}_{19}K$ beträgt $1{,}3 \times 10^{9}$ Jahre (das Alter der Erde ist in Abschnitt **17—E** angegeben).

16. Das Alter prähistorischer Reliquien kann durch Messung der vorhandenen $^{14}_{6}C$ Menge ($t_{1/2} = 5700$ Jahre) bestimmt werden. In vielen Fällen muß ebenfalls Wasserstoff vorhanden gewesen sein; jedoch wird $^{3}_{1}H$ ($t_{1/2} = 12{,}5$ Jahre) nicht zur Altersbestimmung benutzt. Gib eine Erklärung.

17. Die Halbwertszeit von $^{13}_{7}N$ beträgt 10,1 Minuten. Wieviel wiegt eine Probe mit einer Aktivität von 0,2 Curie. Nimm an, daß das Atomgewicht von $^{13}_{7}N$ gleich 13 beträgt.

18. Silber ist ein Edelmetall und wird in großem Umfang industriell bei der Photographie verwendet. Natürlich wäre es klug, soviel Silber wie möglich aus der Lösung zu entfernen, bevor man sie in den Ausguß schüttet. Nimm an, es gäbe drei Methoden, um Silber (als Ag^+ in Lösung) zu entfernen. Wie könnte man quantitativ bestimmen, welches der beste Weg ist, ohne daß man durch alle langwierigen Vorgänge des Fällens, Trocknens, Wiegens usw. geht.

KAPITEL 18

Biochemie

Die Biochemie ist das Gebiet der Chemie, welches sich mit Reaktionen und Verbindungen beschäftigt, die an den Vorgängen des Lebens beteiligt sind. Die Biochemie sucht nach Antworten auf grundlegende Fragen der Chemie des Lebens; Interesse an der Entstehung des Lebens (siehe Kapitel **19**) und der Aufrechterhaltung des Lebens steht an der ersten Stelle. Auf dem Gebiet der Biochemie hat sich in den letzten beiden Jahrzehnten Bedeutendes ereignet. Am wichtigsten ist wahrscheinlich der Austausch von Ideen, Methoden und Theorien gewesen, welcher zwischen Chemikern, Physikern und Biologen stattgefunden hat.

In Kapitel **7** haben wir viele bedeutende organische Moleküle diskutiert. In biologischen Systemen sind einfache Moleküle die Basis für komplexe, große Moleküle von hohem Molekulargewicht, die an biochemischen Reaktionen beteiligt sind. Die Prinzipien der Thermodynamik (Kapitel **10**) und der Kinetik (Kapitel **15**) bilden eine Basis für das Verstehen der komplizierten Chemie des Lebens. In diesem Kapitel werden wir einige Aspekte der Chemie und der Struktur besprechen, die für die Spezifität der Reaktionen in der Biochemie verantwortlich sind. Die molekularen Aspekte der Biologie werden dabei betont werden.

18—A. Biologische Makromoleküle

Die Untersuchung der Biochemie ist durch die großen Moleküle kompliziert, die im lebenden System gefunden werden. Diese großen Moleküle sind kettenförmig und enthalten eine große Anzahl von Atomen (das kleinste enthält etwa 800 Atome). Solche Moleküle werden *Makromoleküle* genannt und haben Molekulargewichte von ungefähr 5000 und höher. Die beiden Hauptklassen der Makromoleküle, die die Funktion des biologischen Organismus bestimmen, sind Nucleinsäuren und Proteine (Enzyme eingeschlossen). Zu den Nucleinsäuren gehört DNS (Desoxyribonucleinsäure), die normalerweise die Erbinformation bezüglich eines jeden Organismus trägt und RNS (Ribonucleinsäure), die an der Übersetzung von Information zur Produktion Tausender verschiedener Proteine beteiligt ist. Die Proteine reagieren sowohl als Strukturmaterial als auch als chemisch aktive Reagentien in metabolischen Reaktionen — z. B. Sauerstofftransport, Antikörperreaktion und Katalyse.

Sowohl Nucleinsäuren als auch Proteine sind aus einer Anzahl molekularer Untereinheiten zusammengesetzt, die polymerisiert worden sind. Die Zahl und die Art der molekularen Untereinheiten, ihre Anordnung und die dreidimensionale geometrische Anordnung des endgültigen Makromoleküls macht die außerordentliche spezifische Funktion eines jeden Makromoleküls aus.

18—B. Proteine

Struktur der Aminosäuren

Alle Proteine enthalten eine Anzahl von Aminosäureeinheiten. Die allgemeine Struktur wurde in Kapitel **7** wie folgt gegeben:

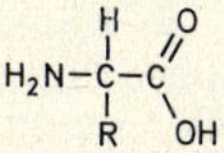

Ungefähr 20 Aminosäuren werden gewöhnlicherweise in Proteinen gefunden. Die Formeln dieser Aminosäuren und ihre Namen sind in Tabelle **18—1** gegeben.

Auf Grund der großen Zahl der möglichen Aminosäuresequenzen können theoretisch mehr als 5 Millionen verschiedene Proteine aus 20 Aminosäuren aufgebaut werden. Von nur sehr wenigen dieser Proteine ist die genaue Struktur bekannt. Sehr wenige Proteine sind bisher synthetisch außerhalb des lebenden Organismus hergestellt worden.

Eigenschaften der Aminosäuren

In wäßriger Lösung haben die Aminosäuren ein großes Dipolmoment und das folgende Gleichgewicht existiert mit dem sehr polaren *Zwitterion:*

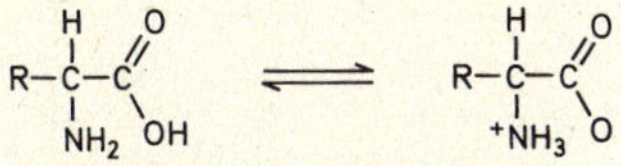

zwitterionische Form

Die zwitterionische Form ist an dem Säure-Base-Verhalten der Aminosäuren beteiligt. Wenn wir eine Lösung einer protonierten Aminosäure mit einer Base titrieren, erhalten wir eine charakteristische Kurve. Wir haben in Kapitel **3** die Neutralisation von Säuren diskutiert, die mehr als ein ionisierbares Wasserstoffatom enthalten. Die Titrationskurven der meisten Aminosäuren zeigen mehr als ein Plateau; jedes zeigt den Punkt an, bei dem äquimolare Mengen des Protondonators und Protonakzeptors existieren. Jeder Äquivalenzpunkt gehört zu einem definierten *pK* Wert eines Protons, welches während der Neutralisation abgegeben wird.

bei pK_1

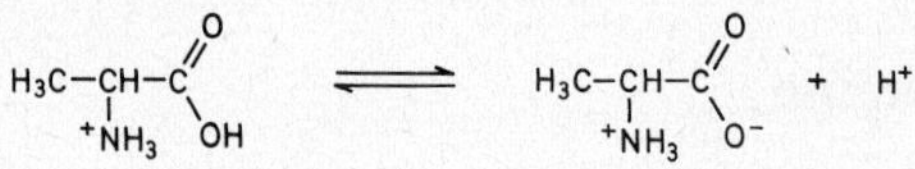

bei pK_2

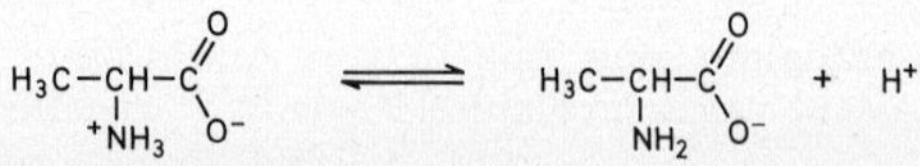

Eine Kurve wie in Abbildung **18–1** kann für alle Aminosäuren abgeleitet werden. Die Form der Kurve und die *pK* Werte hängen von den gebundenen Gruppen R ab. Der Punkt, an dem es keine elektrische

Tabelle 18–1 Proteinaminosäuren

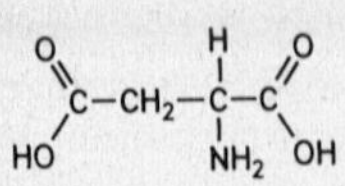	Asparaginsäure	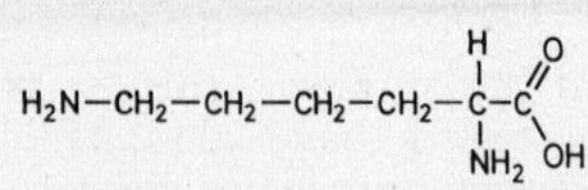	Lysin
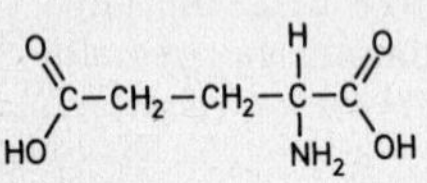	Glutaminsäure	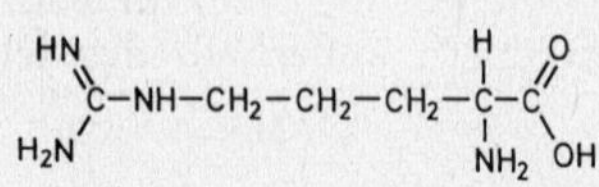	Arginin
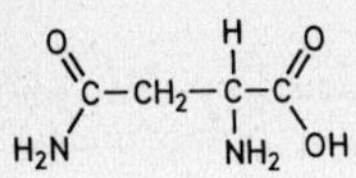	Asparagin	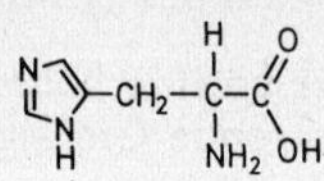	Histidin
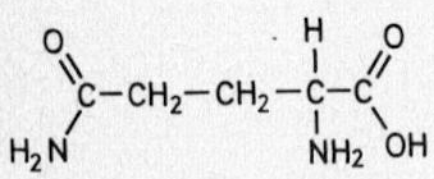	Glutamin	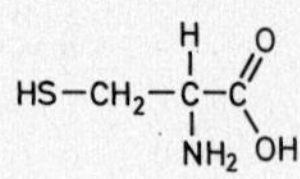	Cystein
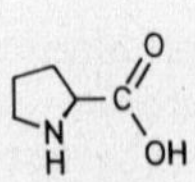	Prolin	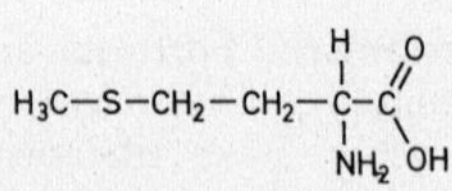	Methionin

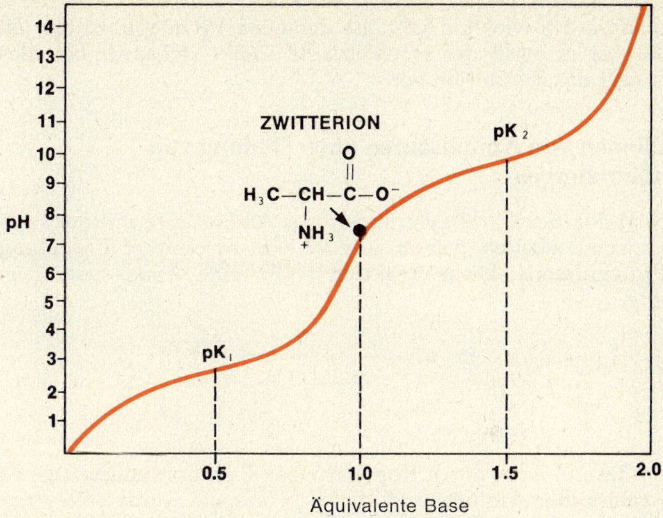

Abb. 18—1 Titrationskurve von Alanin. Die Existenz eines Zwitterions und zwei ionisierbarer Wasserstoffatome ist angezeigt.

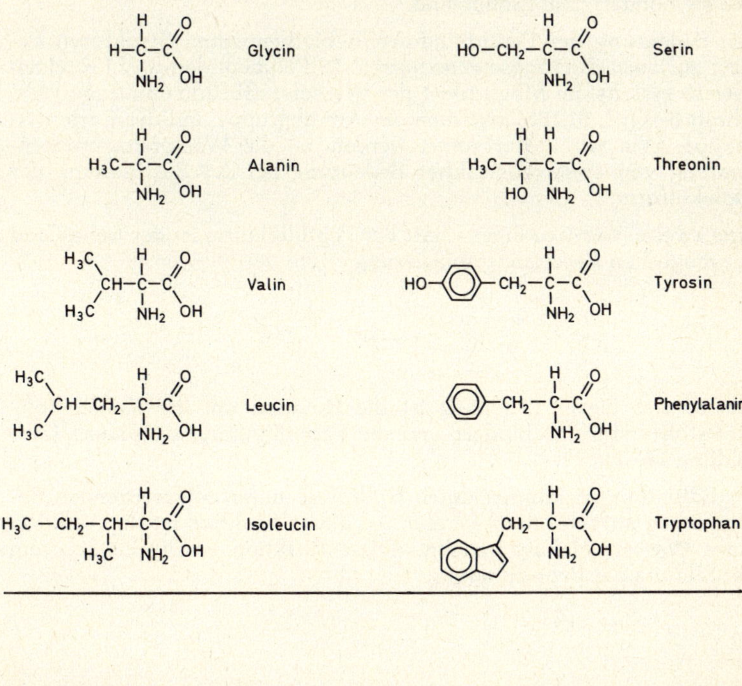

Nettoladung im Molekül gibt, ist der erste Wendepunkt der Titrationskurve; er wird der *isoelektrische Punkt* genannt. Bei diesem Punkt liegt das Zwitterion vor.

Reaktionen von Aminosäuren unter Bildung von Peptidbindungen

Die Reaktion der Carboxylgruppe einer Aminosäure mit der Aminogruppe einer zweiten Aminosäure ist von besonderer Bedeutung in der Proteinchemie. Diese Reaktion ergibt eine Amid- oder *Peptidbindung*.

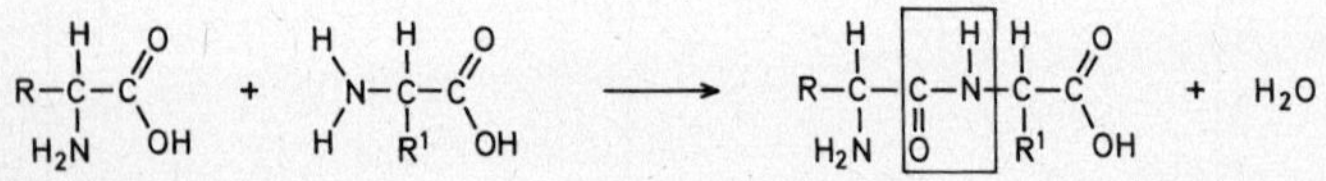

Aminosäuren bilden durch Kopf-Schwanz-Reaktion langkettige Polymere zahlreicher Aminosäuren. Solche Polymere werden Polypeptide genannt, da sie eine Vielzahl von Peptidbindungen aufweisen. Eines der kleinsten Proteine, Insulin, ist ein Polypeptid mit 51 Aminosäuren (mit 777 Atomen). Von einigen Proteinen wird angenommen, daß sie hundertemal größer sind.

Die Bedeutung der Peptidbindung in biochemischen Strukturen basiert auf zwei Bindungseigenschaften. In Polypeptiden und Proteinen besteht erstens die Möglichkeit der Wasserstoffbrückenbindung (Abschnitt **8–G**; I, S. 285) zwischen der Aminogruppe und der Carbonylgruppe. Wie wir später sehen werden, ist die Wasserstoffbrückenbindung von außerordentlicher Bedeutung bei der Bestimmung der Molekülform.

Eine zweite, wichtige Eigenschaft der Peptidbildung ist der hohe Grad der möglichen Resonanzstabilisierung

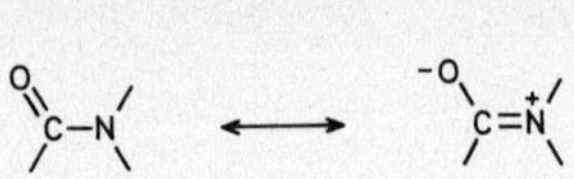

Auf Grund dieser Resonanz ist die Rotation um die Kohlenstoff-Stickstoffbindung behindert und die Peptidbindung ist planar (Abbildung **18–2**).

Peptidbindungen können durch *Hydrolyse* unter entsprechenden Bedingungen aufgebrochen werden. An dieser Reaktion ist die Addition eines Wassermoleküls beteiligt. Diese Reaktion ist die Umkehrung der Bildung der Peptidbindung.

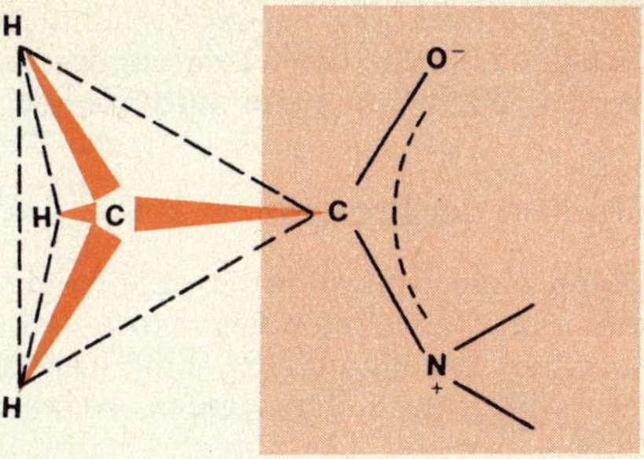

Abb. 18—2 Peptidbindung.

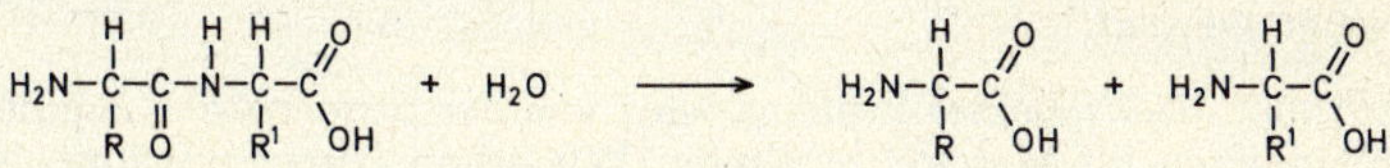

Die Methode zur Identifizierung der Aminosäuresequenz in Proteinen basiert auf dieser Reaktion. Durch Analyse von Fragmenten einer Serie kontrollierter Hydrolysereaktionen ist es möglich gewesen, die Struktur zahlreicher Proteine aufzuklären, die Hunderte von Aminosäuren enthalten.

Reaktionen der Seitenketten von Aminosäuren

Bei einer Diskussion der Aminosäuren müssen wir auch mögliche Reaktionen der Seitenketten zwischen verschiedenen Gruppen R betrachten. Wir werden insbesondere die Reaktion betrachten, bei der die Gruppe R des Cysteins beteiligt ist (Tabelle **18—1**),

$$HS{-}CH_2{-}$$

die eine Thiolgruppe —SH enthält. Diese Gruppe besitzt die Fähigkeit, unter Entfernung des Wasserstoffs oxidiert zu werden. Befindet sich ein weiteres Cysteinmolekül in der Nachbarschaft, so können sich die beiden Schwefelatome verbinden und es entsteht eine kovalente Disulfidbindung. Diese Reaktion ist bei der Verkettung von Proteinsegmenten beteiligt. Die Aminosäure Cystin enthält eine Disulfidbindung, die so aufgefaßt werden kann, als wäre sie aus zwei Cystein Molekülen entstanden.

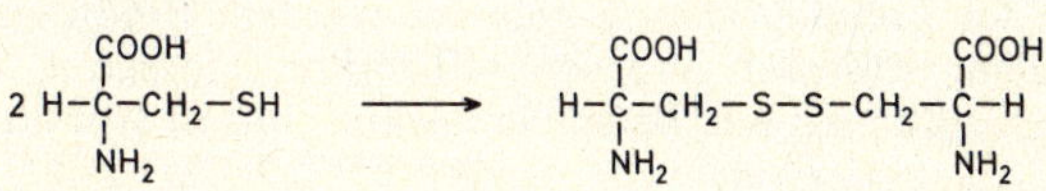

Die Disulfidbrücke hat großen Einfluß auf die Gesamtstruktur eines Proteins und von der wiederum dessen biologische Funktion abhängt. Die Disulfidbrücke kann durch Reduktion gespalten werden.

Struktur der Proteine

Wenn viele Aminosäuren miteinander in einer spezifischen Sequenz und einer besonderen Geometrie verbunden werden, entsteht ein bestimmtes Proteinmolekül. Eine bestimmte dreidimensionale Struktur muß aufrechterhalten werden, wenn das Molekül biologische Bedeutung haben soll. Die komplexe Struktur eines Proteins kann in Form einer primären, sekundären, tertiären und quartären Struktur beschrieben werden.

Die *Primärstruktur* eines Proteins wird von der Sequenz der Aminosäureeinheiten im Molekül bestimmt. Wie schon früher erwähnt, ist ein Weg zur Bestimmung der Primärstruktur die Hydrolyse der Peptidbindungen einer Polypeptidkette. Die Primärstruktur von Proteinen mit mehr als 300 Aminosäureeinheiten ist analysiert worden.

Die *Sekundärstruktur* der Proteine basiert auf der Zahl und Position der Wasserstoffbrückenbindungen im Molekül. Proteine können eine Helixstruktur haben. Die Helixstruktur in Proteinen scheint ausschließlich einer Rechtsschraube zu folgen (Abbildung **18–3**). Die planaren Peptidbindungen verlaufen parallel zur Achse der Polypeptidkette. Die Helix wird durch die Wasserstoffbrückenbindungen zwischen dem Sauerstoff der Carbonylgruppe und dem Wasserstoff einer NH-Gruppe starr zusammengehalten, die um drei Amidgruppen versetzt ist (Abbildung **18–3**). Eine weitere Struktur ist möglich, wenn das Polypeptid eine Wasserstoffbrückenbindung mit einer zweiten Kette bildet. In diesem Fall beteiligen sich die Wasserstoffbrückenbindungen nicht mehr an der inneren Struktur der Kette wie bei der Helix. Diese Wasserstoffbrücken zwischen den Ketten lassen die sogenannten Faltblattstrukturen (Abbildung **18–4**) entstehen.

Hierbei zeigen die Aminogruppen und Carboxylgruppen abwechselnd nach oben und unten.

Globuline, wie z. B. Myoglobin, der Sauerstoffträger im Muskel, haben eine *Tertiärstruktur*, in der die Kette Schleifen bildet und dreidimensional gefaltet ist.

Diese Struktur wird von den Bindungen bestimmt, die zwischen den Gruppen R der Polypeptidkette gebildet werden. Bindungen, die in Frage kommen, schließen Wasserstoffbrücken-, ionische, kovalente und apolare Bindungen ein. Beispiele hierfür sind in Abbildung **18–5** gezeigt.

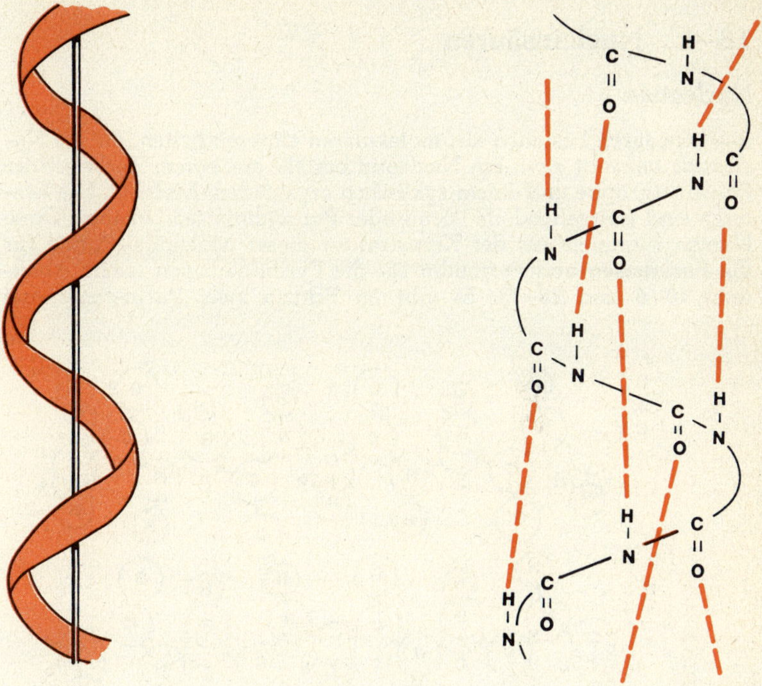

A B

Abb. 18—3 Helixstruktur der Proteine

A. Form einer schraubenförmigen Helix (Rechtsschraube)
B. Wasserstoffbrückenbindungen innerhalb der Helix.

Hat ein Protein zwei oder mehrere separate Polypeptidketten, so besitzt es eine *Quartärstruktur.* Das bedeutet, daß die Ketten dreidimensional angeordnet sind. Zum Beispiel Globin, der Proteinteil des Sauerstoffträgers Hämoglobin im Blut, hat vier individuelle Polypeptidketten, ein Molekulargewicht von ungefähr 64 500 und etwa 10 000 Atome.

18—C. Nucleinsäuren

Nucleotide

Nucleinsäuren bestehen aus molekularen Untereinheiten, die als *Nucleotide* bekannt sind. Ein Nucleotid besteht aus einem Zucker, einer Phosphatgruppe und einem zyklischen organischen Molekül. Die letzteren sind weitgehend als Purin- oder Pyrimidinbasen bekannt. Diese Namen stammen aus der Kernstruktur dieser Moleküle—Purine für die Purinbasen und Pyrimidin für die Pyrimidinbasen (siehe Abbildung **18—6** und **18—7**). Es gibt im Prinzip zwei Purin- und drei

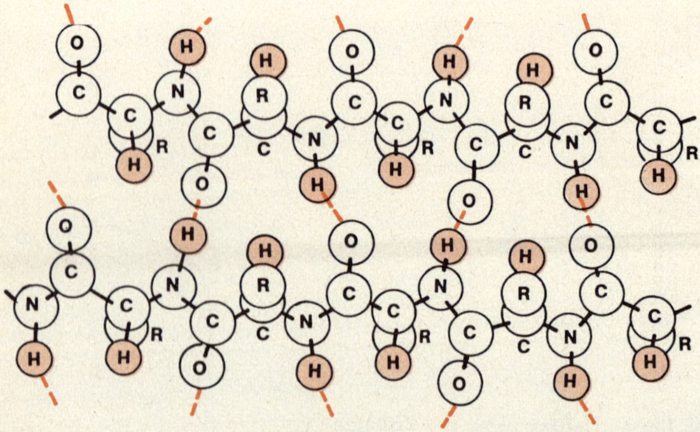

Abb. 18—4 Faltblattstruktur. Man sieht, daß die Gruppe R entweder oberhalb oder unterhalb der Ebene liegt.

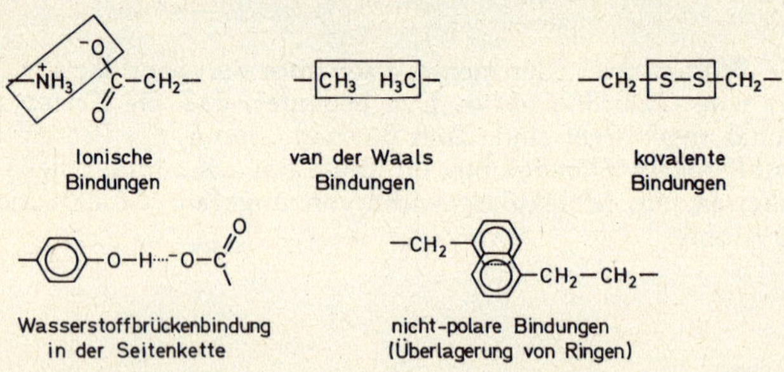

Abb. 18—5 Bindungen, die die Tertiärstruktur der Proteine bestimmen.

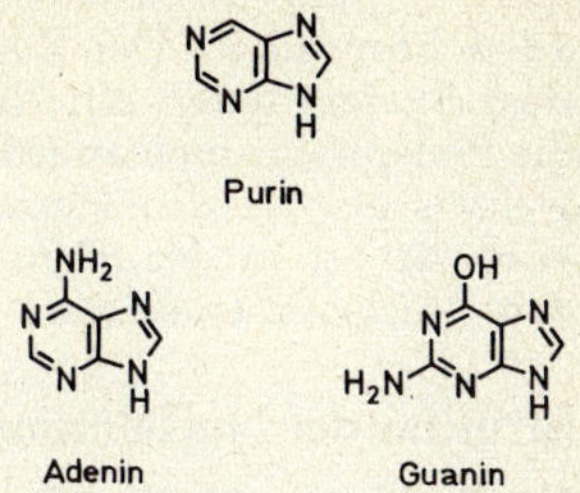

Abb. 18—6 Purinbasen, die hauptsächlich in Nucleinsäuren gefunden werden.

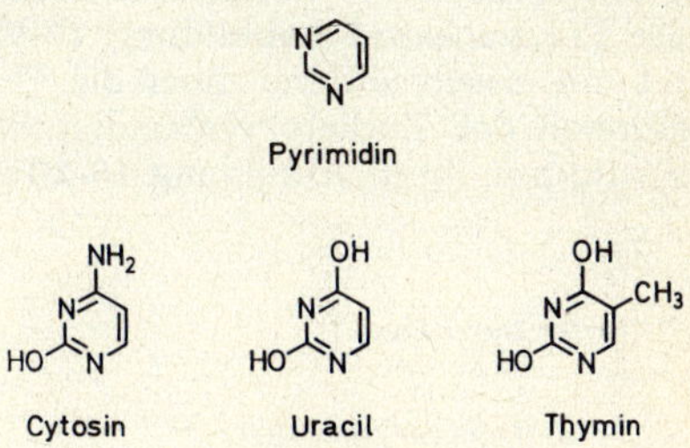

Abb. 18—7 Pyrimidinbasen, die hauptsächlich in Nucleinsäuren gefunden werden.

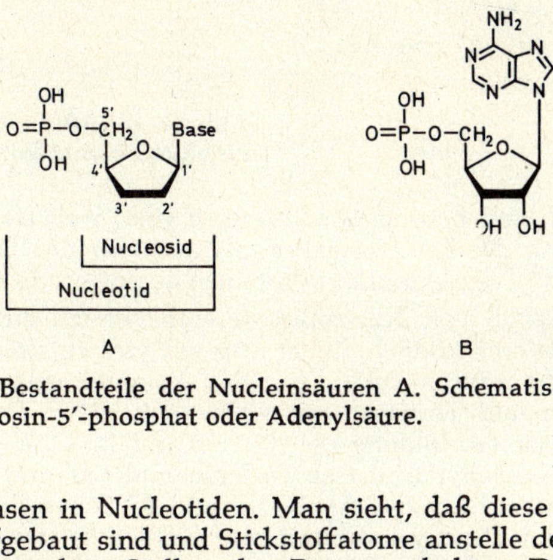

Abb. 18—8 Bestandteile der Nucleinsäuren A. Schematisch; B. Das Nucleotid Adenosin-5'-phosphat oder Adenylsäure.

Pyrimidinbasen in Nucleotiden. Man sieht, daß diese Verbindungen zyklisch aufgebaut sind und Stickstoffatome anstelle der Kohlenstoffatome an manchen Stellen des Rings enthalten. Die Purine und Pyrimidine werden als Basen bezeichnet, da der Stickstoff im Ring als Elektronenpaardonator (und Protonakzeptor) wirkt und daher basische Eigenschaften hat.

Wenn eine Base an einem Zucker mit fünf Kohlenstoffatomen (Pentose) in seiner zyklischen Form gebunden ist, so wird ein Nucleosid wie in Abbildung **18—8** gebildet. Zucker werden noch in Abschnitt

18–F besprochen. Der Zusatz einer Phosphatgruppe an das Zucker-Base System liefert ein Nucleotid (Abbildung **18–8**). Es ist möglich, die Phosphatgruppe an jedes Kohlenstoffatom des Zuckers zu binden, welches eine Hydroxylgruppe trägt, aber in biologischen Molekülen wird sie oft in der 5′-Position gefunden. Die Phosphatgruppe gibt dem Nucleotid einen stark sauren Charakter.

Struktur der Nucleinsäuren

Wenn Nucleotide kondensiert oder polymerisiert werden, entsteht ein Polynucleotid (Abbildung **18-9**). Man sieht, daß jedes Nucleotid mit einem anderen über die Phosphatgruppe der 3′- und 5′-Positionen des Zuckers verbunden ist. Ein Teil der DNS- und RNS-Strukturen ist in Abbildung **18-10** gezeigt. Es sei daran erinnert, daß

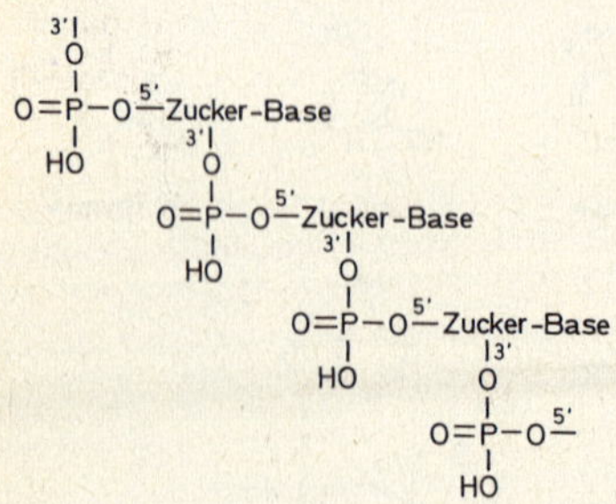

Abb. 18–9 Schematische Struktur eines Polynucleotids.

DNS und RNS von besonderem Interesse sind, weil sie sowohl für die Übertragung der Erbinformation als auch für die Teilnahme an der Translation (Übersetzung) in Proteinen verantwortlich sind.

Obgleich Tausende von Nucleotiduntereinheiten zu einer Nucleinsäure polymerisieren können, findet man nur vier verschiedene Basen in einem Nucleinsäuremolekül. In DNS kommen zwei Pyrimidinbasen (Cytosin und Thymin) vor, während in RNS Thymin durch Uracil ersetzt ist (Abbildung **18–10**). Sowohl in DNS als auch in RNS sind die beiden Purinbasen (Adenin und Guanin) vorhanden. Der größte Unterschied zwischen DNS und RNS besteht darin, daß DNS den Zucker Desoxyribose mit fünf Kohlenstoffatomen enthält, während RNS den Zucker Ribose aufweist (Abbildung **18–10**). Ein vollständiges DNS Molekül kann mehrere Millionen Angström lang sein, jedoch beträgt sein Durchmesser nur etwa 20 Å. DNS ist während der Zellteilung in den Chromosomen* lokalisiert.

---

* Chromosome stellen eine Gruppe dichter Körperchen dar, die die Gene enthalten und im Prinzip für die verschiedenartige Entwicklung und die Aktivität einer Zelle verantwortlich sind.

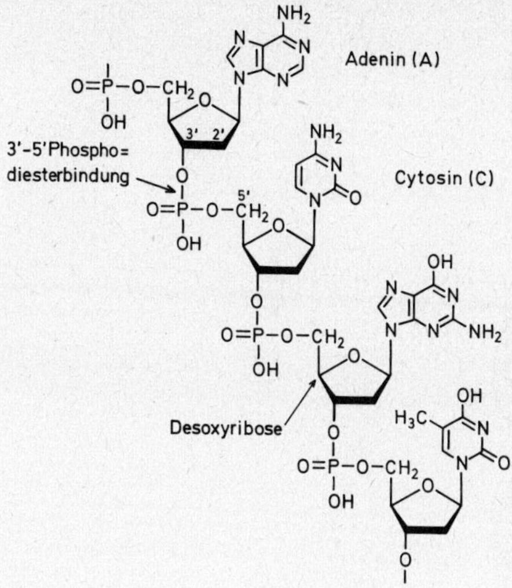

A

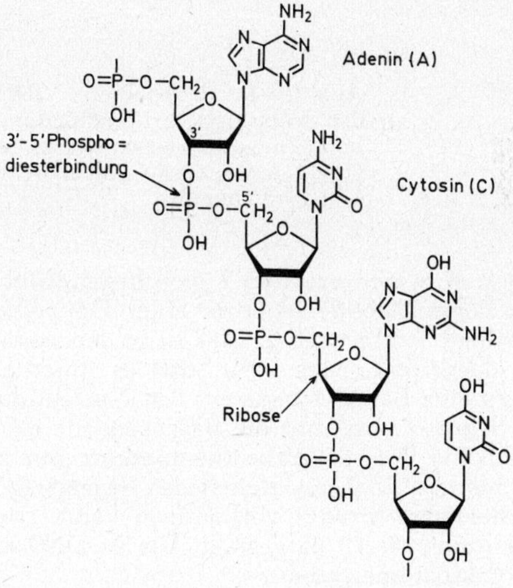

B

Abb. 18—10 Polynucleotide A. DNS; B. RNS

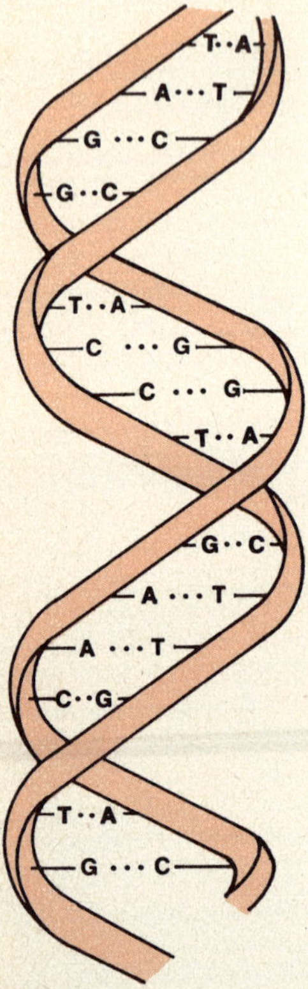

Abb. 18—11 Doppelhelix (DNS), die die Wasserstoffbrückenbindungen von komplimentären Basenpaaren zeigt. G = Guanin, C = Cytosin, A = Adenin und T = Thymin.

Sowohl in DNS als auch in einigen RNS Typen liegen zwei Stränge der entsprechenden Polynucleotide in Form einer Doppelhelix vor, die sich um eine vertikale Achse windet. Dies ist in den Abbildungen **18—11** und **18—12** dargestellt. Man sieht, daß es innerhalb eines Polynucleotidstranges eine Basensequenz (in den Nucleotiduntereinheiten) gibt. Diese Sequenz bestimmt die Basensequenz im anderen Strang, da die spezifische Wasserstoffbrückenbindung nur zwischen bestimmten komplimentären Basenpaaren (jedes Basenpaar befindet sich in einem verschiedenen Strang) vorkommen kann. Dies ist in Einzelheiten in Abbildung **18—13** dargestellt. Die in DNS erlaubten individuellen Paarkombinationen sind

Adenin (A) – Thymin (T)
Guanin (G) – Cytosin (C)

Die beteiligte Wasserstoffbrückenbindung ist für die Stabilität der Doppelhelix und für die Basensequenz in einem Strang relativ zum anderen auf Grund der Notwendigkeit der Basenpaarung verantwortlich. Dies ist bereits schon erwähnt worden.

An der Replikation (Selbst-Verdopplung) der DNS ist eine teilweise Trennung der Fäden der Doppelhelix beteiligt. Während dieses Vorgangs wird ein neuer komplimentärer Strang polymerisiert, so daß er an den alten Strang durch Wasserstoffbrückenbindungen gebunden ist; am Ende des Vorgangs enthalten die beiden DNS Moleküle jeweils einen alten und einen neuen Strang. Es geht aus der Synthese hervor, daß die Basenpaare die richtige Basensequenz in dem neu gebildeten Strang diktieren.

DNS ist selbst nicht an der Proteinsynthese beteiligt. Die Information der DNS-Matrize wird in RNS transskribiert und von der RNS an

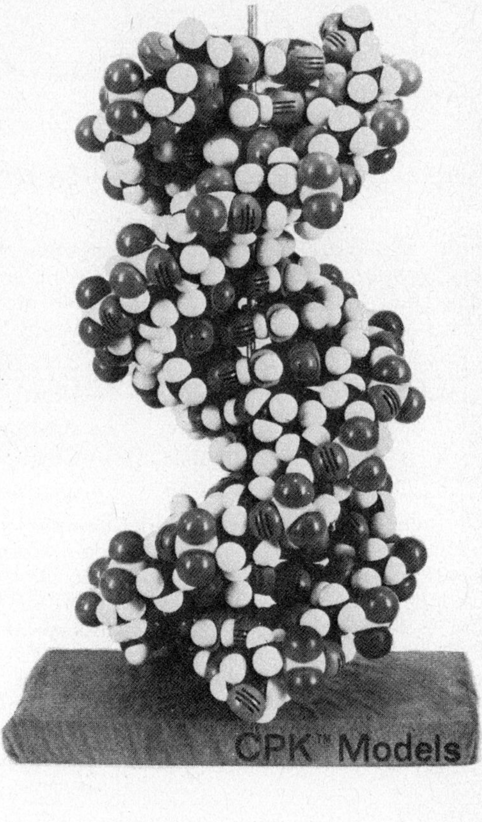

Abb. 18—12 DNS-Helix mit raumfüllenden Atommodellen dargestellt (mit freundlicher Genehmigung der Ealing Corporation, Cambridge, Massachusetts).

den Ort der Proteinsynthese transportiert – dieser Typ von RNS wird als *messenger*-RNS (Botschafter-RNS) bezeichnet. Die *messenger*-RNS im Tabakmosaikvirus enthält 6400 Nucleotide. Während noch

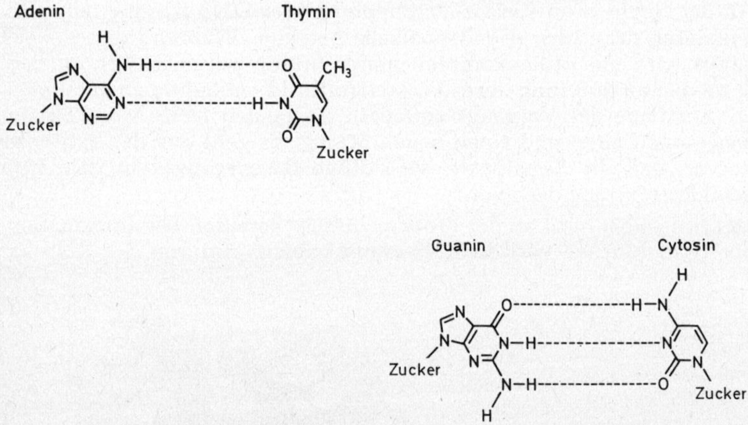

Abb. 18—13 Wasserstoffbrückenbindungen der Basenpaare in DNS.

nicht alle Einzelheiten des Mechanismus der DNS-Transskription, um *messenger*-RNS zu geben, bekannt sind, so weiß man doch, daß beim Übergang von DNS zu RNS die komplimentären Basenpaare an einem entfalteten DNS-Strang entstehen

DNS-Strang	– RNS-Strang
Adenin	– Uracil
Thymin	– Adenin
Cytosin	– Guanin
Guanin	– Cytosin

Der neu gebildete RNS-Strang ist komplimentär zu einem der beiden Stränge der DNS-Matrize. Wird eine bestimmte Basensequenz (Nucleotide) in der DNS gegeben, so ist die Ordnung der Basen (Nucleotide) in der RNS festgelegt, wie in Abbildung **18—14** dargestellt. Ein weiterer wichtiger Polynucleotidtyp ist eine modifizierte RNS, die als *Transfer*-RNS bezeichnet wird. Es gibt verschiedene Arten von Transfer-RNS; jede hat die Fähigkeit, eine spezifische Aminosäure zu erkennen. Eine Transfer-RNS holt sich ihre spezifische Aminosäure und bringt sie an den Platz in der Zelle, an dem die Proteinsynthese stattfindet; die Aminosäuren werden dann zu einem

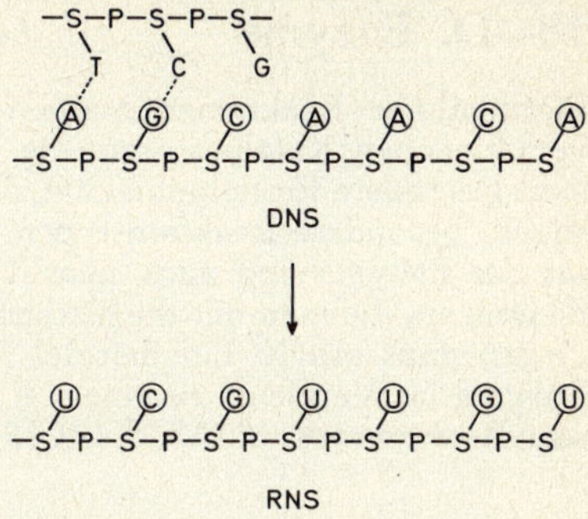

Abb. 18–14 Bildung des *messenger*-RNS-Stranges aus einer DNS-Matrize mit einer gegebenen Basensequenz. A = Adenin, G = Guanin, C = Cytosin, T = Thymin und U = Uracil; -S-P- entspricht der Zucker-Phosphat-Kette. Die Basen in den Kreisen stellen die komplimentären Basenpaare der DNS und RNS dar.

Protein zusammengesetzt. Abbildung **18–15** zeigt die gegenseitige Wechselbeziehung zwischen Nucleotiden in der Proteinsynthese.

Eine wichtige Frage, die noch offen bleibt, ist, wie die Sequenz der Aminosäuren von der *messenger*-RNS bestimmt wird. Es sei daran erinnert, daß es eine Basensequenz in einem einzelnen RNS-Strang gibt (Abbildung **18–14**). Es gibt ein Codewort; d. h. eine Sequenz von drei Basen – ein Codon – bestimmt, welche Aminosäure die richtige ist. Das Codon einer *messenger*-RNS entspricht einem Sequenz-Triplett in der Transfer-RNS, so daß letztlich ein Triplett der Transfer-RNS ein Triplett der *messenger*-RNS erkennt. Die komplimentäre Basenpaarung zwischen Transfer-RNS-Tripletts und *messenger*-RNS-Tripletts kann dann die Aminosäuresequenz in dem sich entwickelnden Protein bestimmen (Abbildung **18–6**).

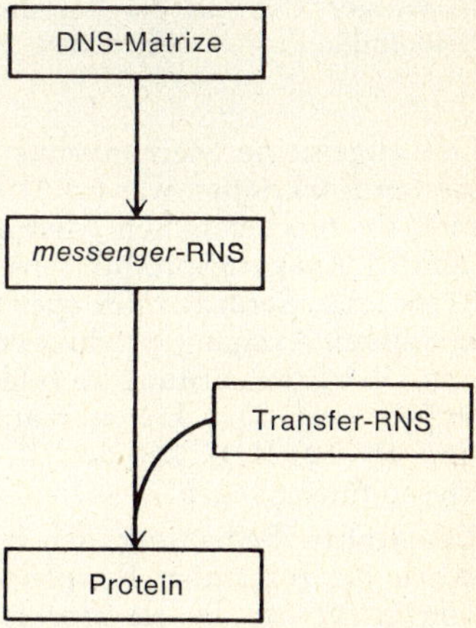

Abb. 18–15 Beziehung zwischen den Nucleotiden in der Proteinsynthese.

18—D. Enzyme

Biochemische Reaktionen machen Gebrauch von mehr als tausend verschiedenen Katalysatoren, die Enzyme genannt werden. Enzyme sind besondere Proteinmoleküle, die hohe spezifische Fähigkeiten besitzen, besondere Reaktionstypen zu katalysieren. Die hohe Spezifität des Enzyms und auch seine Wirksamkeit, übertrifft bei weitem diejenigen, die man mit chemischen Systemen außerhalb des lebenden Organismus erhält. Ein Beispiel für die relative Wirksamkeit eines Enzyms im Vergleich zu einem Katalysator für eine typische chemische Reaktion war im Abschnitt **15—H** (II, S. 287) angegeben.

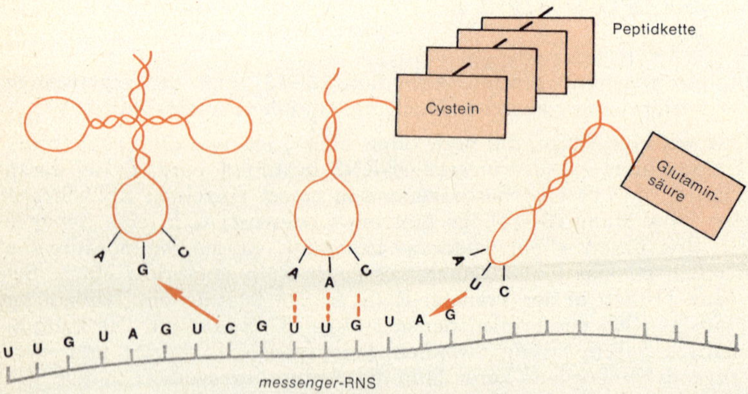

Abb. 18—16 Triplett-Code (Codon) Basenpaarung der Transfer-RNS und *messenger*-RNS, die die Anordnung der Aminosäuren in dem zu synthetisierenden Protein bestimmen.

Der allgemeine Mechanismus für die meisten durch Enzyme katalysierten Reaktionen war im Abschnitt **15—H** (II, S. 287) gegeben. Komplex im biochemischen Mechanismus bedeutet, daß das Enzym mit dem(n) Ausgangsprodukt(en) komplexiert ist. Die Struktur des Enzyms ist außerordentlich spezifisch, da es sich auf eine bestimmte Art mit einem Ausgangsprodukt oder dem Substrat verbinden muß, um einen Übergangszustand zu bilden, dessen Energie niedriger ist als diejenige, wenn kein Enzym-Katalysator anwesend ist (Abbildung **15—9** und **15—10**; II, S. 290 und II, S. 292). Wir werden gleich mehr über diesen Punkt sagen.

Die wahre Bedeutung der hohen Spezifität einiger Enzyme kann durch die folgenden Beispiele gezeigt werden. Es gibt eine Gruppe von Enzymen, die als *proteolytisch* oder Protein-abbauend bekannt sind. Diese Enzyme katalysieren die Hydrolyse der Peptidbindungen in den Proteinen (Abschnitt **18—A**). Eines dieser Enzyme hydrolisiert nur eine Peptidbindung, deren Carbonylgruppe ($>C=O$) aus einer Aminosäure mit einer positiv geladenen Seitenkette stammt. Ein anderes reagiert bevorzugt auf Peptidbindungen, deren Carbonylgruppe aus einer Aminosäure stammt, die einen Benzolring (Tyrosin oder Phenylalanin, Tabelle **18—1**) enthält. Ein anderes schließlich reagiert nur mit der letzten Peptidbindung einer Proteinkette. Es gibt auch ein Enzym, welches spezifisch RNS an einem Phosphoratom (der Phosphatgruppe) angreift, das an Cytosin oder Uracil nicht aber an Adenin oder Guanin gebunden ist.

Die spezifische Bindung eines Substrats zum Enzym und die Art wie die Aktivierungsenergie eine Reaktion ändert, wird momentan intensiv untersucht.

Einen Einblick kann man aus folgender Betrachtung erhalten. Zucker können miteinander zu Polysacchariden verbunden werden. Ein Enzym, genannt Lysozym (es enthält 129 Aminosäureeinheiten), kann eine Bindung zwischen diesen Zuckern* spalten (was schließlich zur Aufsprengung einer Bakterienzellwand führt, die die substituierten Polysaccharide enthält). Die vorgeschlagene Natur der Wechselwirkungen und Reaktionen, die sich ereignen, sind in Abbildung **18—17** gezeigt. Es wird vermutet, daß die Wechselwirkung des Substrats mit Lysozym lokalisiert ist, und daß der sonst nicht planare Ring *y* verzerrt wird und daher vier von sechs Atomen (Sauerstoff eingeschlossen) planar werden. Dies hat eine Spannung der C—O Bindung (die gespalten werden soll) zur Folge, sodaß die Anlagerung von H^+ an Sauerstoff (farbig in der Zeichnung dargestellt) in einer Spaltung der C—O Bindung resultiert. Der katalytische Effekt ist wahrscheinlich das Ergebnis einer Spannung, welche die Aktivierungsenergie für die Spaltung der Bindung erniedrigt.

Eine Reihe von Ionen und funktionellen Gruppen können als *Aktivatoren* der Enzyme agieren. Diese Gruppen bewirken, wenn sie mit Enzymen kombiniert sind, daß die Reaktionsgeschwindigkeit größer wird, als man normalerweise erwarten würde. *Inhibitoren* sind von Bedeutung, wenn man metabolische Wege und Enzymmechanismen untersucht — sie sind oft Arzneimittel oder Gifte.

Inhibition von Enzymen kann in Form von reversiblen und irreversiblen Reaktionen betrachtet werden. Bei einer irreversiblen Inhibition wird das Enzym zerstört oder verändert, sodaß es keine weitere Reaktion katalysieren kann. Bei der reversiblen Inhibition kennt man

---

* D. C. Phillips, Bio-Organic Chemistry. Auszüge aus Scientific American, Seite 62—74 (1968).

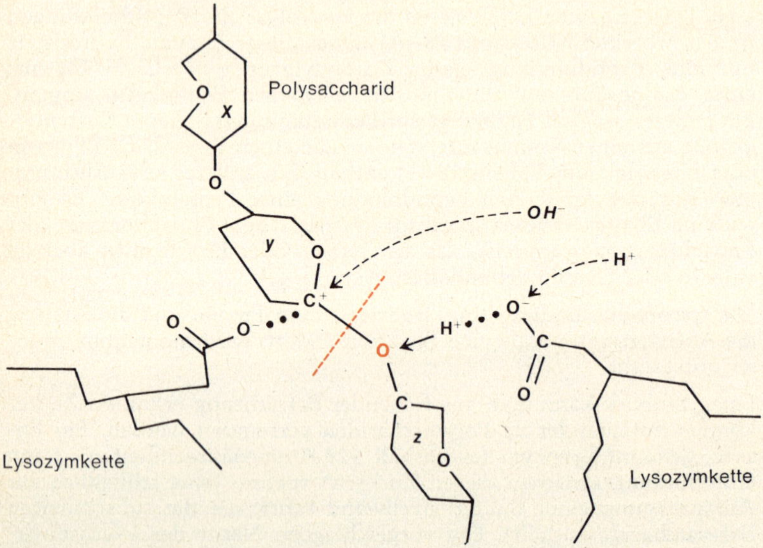

Abb. 18—17 Schematische Darstellung der C-O-Spaltung in einem Polysaccharid, das von Lysozym gehalten wird. Die OH^-- und H^+-Ionen stammen aus dem Wasser.

jedoch zwei Typen — *kompetitive* und *nichtkompetitive*. Kompetitive Inhibition findet statt, wenn ein Enzyminhibitor Zugang zu einer aktiven Stelle verhindert. Wenn die Substratkonzentration erhöht wird, sodaß mehr Substrat als Inhibitor vorliegt, dann wird die Reaktion wieder stattfinden. Ein Beispiel einer kompetitiven Inhibition ist die Coenzymsynthese durch Sulfanilamid.* Sulfanilamid besetzt die Stellen, die normalerweise vom Reagenz p-Aminobenzoesäure eingenommen werden:

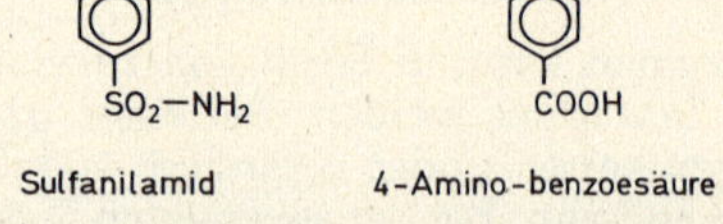

Beachte die Strukturähnlichkeit dieser beiden Moleküle.

---

* Ein Coenzym ist viel kleiner als ein Enzym und stellt kein Protein dar.

Auf der anderen Seite kann nichtkompetitive Inhibition nicht durch einfache Erhöhung der Substratkonzentration umgekehrt werden. Der Inhibitor kann sich selbst mit dem Enzym verbinden und die Form des Enzyms ändern oder spezifische aktive Stellen blockieren. Die letztere Art der Inhibition ist an der Ausbildung kovalenter Bindungen zwischen Inhibitor und Enzym beteiligt. Auf diesem Wege inhibitieren Nervengase ein Enzym, welches an der Weitergabe der Nervenimpulse beteiligt ist, und führen dadurch effektvoll zu Lähmungen. Es ist aber auch möglich, das gebundene Nervengas herauszulösen und das Enzym wieder zu aktivieren.

18—E. Die Rolle der Struktur bei biochemischer Aktivität

In diesem Abschnitt werden wir auf eine spezielle, aber weniger bekannte Funktion hinweisen, die gewisse Moleküle in biologischen Reaktionen spielen. In den meisten Fällen werden wir an der Existenz von gemeinsamen „Kern"-Molekülstrukturen interessiert sein und wir werden die bedeutende Rolle betonen, die Struktur und Form bei der Bestimmung biologischer Antworten spielen.

Geruch

Eines der bekanntesten Beispiele in bezug auf die Bedeutung der Molekülgröße und -form bei der Bestimmung von biologischen Antworten stellt die Aufklärung von Gerüchen dar. Es gibt offenbar sieben Gerüche, die man als elementar bezeichnen kann — campherartig, moschusartig, blütenartig, pfefferminzartig, ätherisch, stechend und moderartig (faul). Andere Gerüche können von diesen abgeleitet werden — im Falle des Fruchtgeruchs aus einer Kombination von blütenartig, pfefferminzartig und ätherisch.

Eine gängige Theorie, die die Fähigkeit erklärt, Unterschiede in den Gerüchen festzustellen, schlägt die Existenz von sieben verschiedenen Arten von Geruchsrezeptoren vor. Auf dem molekularen Niveau stellt man sich die Rezeptoren als Vertiefungen bestimmter Größe und Form vor. Jede hat die Fähigkeit, ein Molekül bestimmter Größe und Form aufzunehmen und so resultiert ein Geruch. In einigen Fällen sind Größe und Form nicht so bedeutend und die Ladung (δ^+ oder δ^-) eines Moleküls ist der vorherrschende Faktor (z. B. für stechend und moderig-faule Gerüche). Einige Moleküle mögen in mehr als eine Stelle passen und geben eine Kombination der Elementargerüche.

Es soll darauf hingewiesen werden, daß viele Moleküle, deren chemische Strukturen nicht miteinander verwandt sind, doch einen gemeinsamen Geruch haben. Beispielsweise haben die beiden folgenden Verbindungen einen campherartigen Geruch. Das gemeinsame Charakteristikum solcher Moleküle ist die nahe Verwandtschaft ihrer Größe und Form.

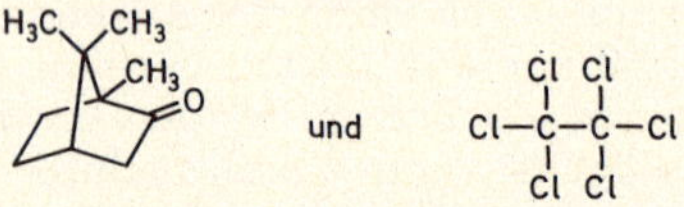

Wenn daher derselbe Rezeptor zwei Moleküle gewisser Größe und Form aufnehmen kann, werden diese Moleküle ähnliche Gerüche haben. Beispiele für einige Rezeptoren und Moleküle, die in diese hinein passen, sind in Abbildung **18—18** gegeben.

Es sei daran erinnert, daß auf Grund der tetraedrischen Struktur des Kohlenstoffs Menthol nicht planar ist (Abbildung **18—18 B**). Weiterhin ist die Existenz einer Gruppe, die Wasserstoffbrückenbindung mit

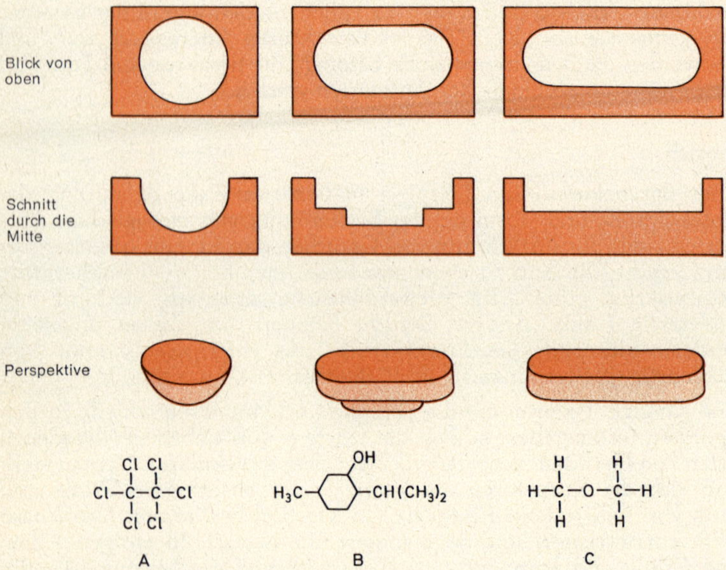

Abb. 18—18 Form der Rezeptoren für verschiedene Gerüche und Beispiele für Moleküle, die einen Geruch haben. A. campherartig — Hexachloräthan, B. pfefferminzartig — Menthol, C. ätherisch — Diäthyläther. Übernommen aus John E. Amoore, James W. Johnston, Jr. und Martin Rubin, *„The Stereochemical Theory of Odor"* Copyright © 1964, *Scientific American Inc.* Alle Rechte vorbehalten.

den aktiven Stellen eingehen kann, wenigstens in einem Fall wichtig – pfefferminzartig. Es ist auch möglich, den Geruch eines Moleküls durch relativ unbedeutende Modifikationen abzuändern. Beispielsweise

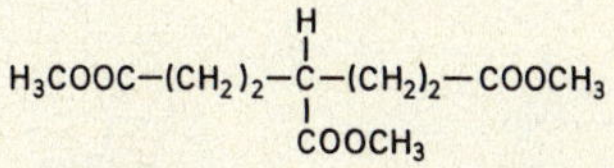

riecht fruchtartig (paßt in drei Stellen), aber Substitution des einsamen Wasserstoffs am zentralen Kohlenstoffatom durch eine Methylgruppe ändert den Geruch nach ätherisch. Dies kommt wahrscheinlich dadurch zustande, daß das veränderte Molekül nur noch in eine Vertiefung paßt.

Pheromone

Pheromone sind Verbindungen, die in der Verständigung zwischen Lebewesen Verwendung finden. Pheromone der Insekten sind am meisten untersucht worden. Die wirkungsvollsten physiologischen Pheromone sind die Sexuallockstoffe der Insekten. Das Männchen hat die Fähigkeit nur wenige hundert Moleküle zu entdecken. Die Wahrnehmungsmethode beruht auf dem Geruch und daher ist diese Diskussion mit dem vorausgehenden Abschnitt verwandt. Das Verständnis der Pheromone hat eine große Bedeutung. Wenn wir Chemikalien benutzen können, um unerwünschte Insekten anzulocken, so könnten Fallen geplant werden, die andere Chemikalien oder Einrichtungen enthalten, um die Insekten zu vernichten. Natürlich würde dieser Vorgang die ungeheure Verbreitung von Insektiziden verhindern, die jetzt erforderlich ist, um die Schädlinge zu bekämpfen.

Größe, Form und chemische Struktur der Pheromone ist wiederum von Bedeutung; d. h. diese Faktoren bestimmen, welche Spezies auf den chemischen Stimulus reagieren. Beispielsweise hat der natürliche Lockstoff des Schwammspinners folgende Struktur

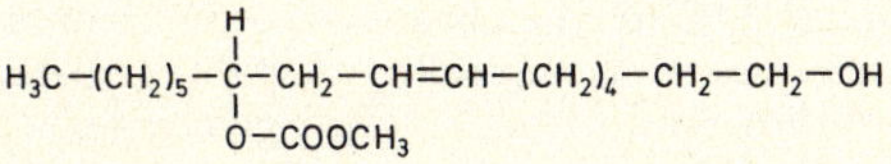

Wenn die beiden Kohlenstoffatome, die der Hydroxy- oder der Alkoholgruppe (–OH) benachbart sind, entfernt werden, ist die resultierende Verbindung inaktiv. Wenn auf der anderen Seite zwei zusätzliche Kohlenstoffatome an dieser Stelle eingeschoben werden, entsteht ein aktiver synthetischer Lockstoff. Ein noch dramatischeres Beispiel für die Empfindlichkeit eines chemischen Stimulus auf die

Struktur wird durch die Lockstoffe der Fruchtfliege des Mittelmeerraumes demonstriert. Die folgenden Verbindungen stellen zwei der acht möglichen räumlichen Anordnungen der Gruppen am Cyclohexanring dar.

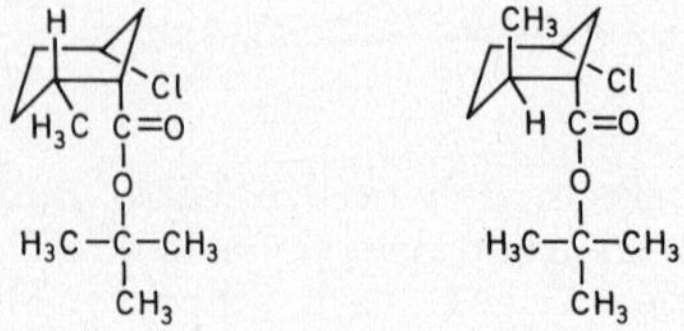

cis *trans*

Die *trans* Verbindung ist bedeutend aktiver als die *cis*. Dies ist in der Tat eine delikate Differenzierung.

Allgemein gesehen enthalten Sexuallockstoffe der Insekten zwischen 10 und 12 Kohlenstoffatome mit einem Molekulargewicht im Bereich von 180 bis 300. Die Größe ist von Wichtigkeit, um eine genügend spezifische Verbindung zu haben, damit nur eine einzige Spezies antworten wird. Auf der anderen Seite darf die Verbindung nicht zu kompliziert sein, um biologisch synthetisiert zu werden; und schließlich muß sie flüchtig genug sein, damit sie über eine größere Entfernung hinweg getragen werden kann. Es war möglich, Insekten auf ganzen Inseln durch eine Kombination von Lockstoffen und Insektiziden in absorbierenden Materialien auszurotten. Die Entwicklung synthetischer Verbindungen, die als Pheromone reagieren, ist eine einzigartige und lohnende Herausforderung sowohl für Chemiestudenten als auch für Chemiker.

Drogen

Es gibt verschiedene Arten von Drogen, jedoch werden wir unsere Diskussion auf *Halluzination* verursachende und sogenannte *schmerzbetäubende* Drogen beschränken. Wiederum wird die Betonung auf gemeinsamen strukturellen Aspekten dieser Klassen beruhen. Offensichtlich sind diese für ihre gemeinsame Wirkung verantwortlich.

Viele Halluzination erzeugende Drogen enthalten die Grundstruktur von Indol (Abbildung **18–19**). Die minimale Dosis verschiedener Halluzination erzeugender Drogen, die für einen gewissen Effekt beim Menschen erforderlich ist, variiert; z. B. 500 mg Mescalin, 20 mg Psilocybin und 0,1 mg LSD (Lysergsäurediäthylamid). Alle in Abbildung **18–19** aufgeführten Drogen, die Halluzination erzeugen,

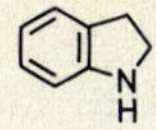

Indol

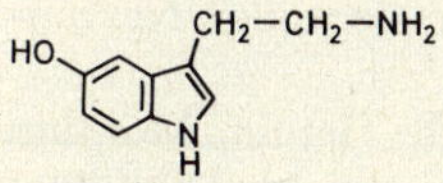

Serotonin

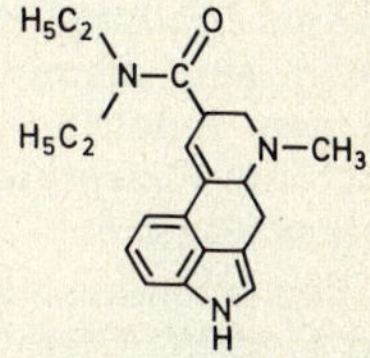

LSD

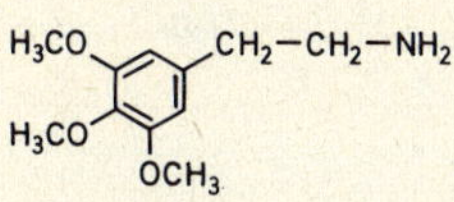

Mescalin

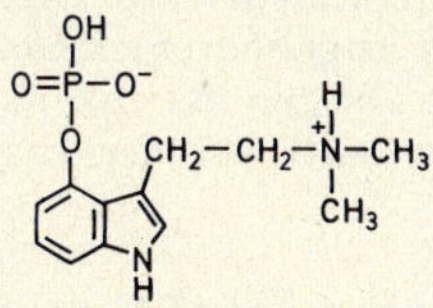

Psilocybin

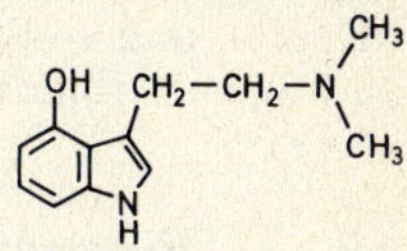

Psilocin

Abb. 18—19 Halluzination erzeugende Drogen, die einen Indolkern enthalten. Man sieht, daß Mescalin keinen Indolkern enthält, aber es täuscht einen Indolring vor. Zum Vergleich ist der Neurotransmitter Serotonin (keine Droge) abgebildet.

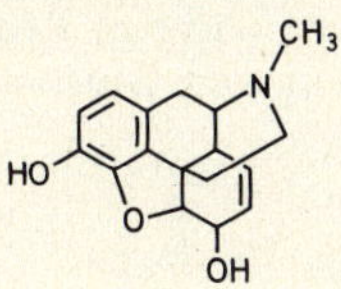

Morphin

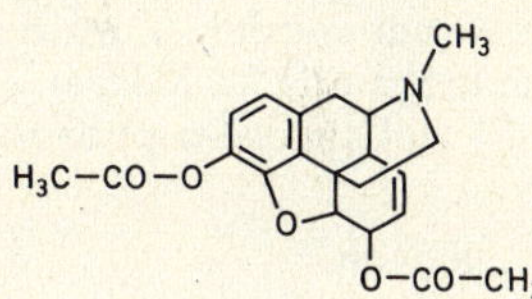

Heroin

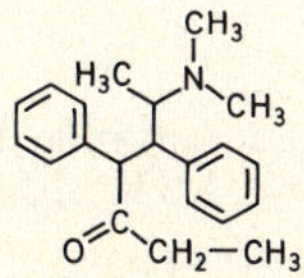

Methadon

Abb. 18—20 Strukturen einiger schmerzbetäubender Drogen. Codein unterscheidet sich von Morphin nur in der Substitution einer —OCH_3 Gruppe anstelle einer —OH Gruppe.

können aus natürlichen Quellen erhalten werden, wie z. B. aus Kakteen, Pilzen oder Schimmelpilzen. Einige können auch synthetisch dargestellt werden. Die genaue chemische Funktion, die diese Drogen haben, wird momentan sehr intensiv untersucht. Es ist bekannt, daß LSD als Inhibitor für Serotonin wirkt, welches im zentralen Nervensystem eine chemische Bedeutung hat. LSD und ähnliche Moleküle, die den Indolring (Abbildung **18—19**) enthalten, können mit den Serotonin Rezeptoren an den Enden der Nerven im zentralen Nervensystem reagieren.

Zu den schmerzbetäubenden Drogen gehören z. B. Heroin, Morphin und Codein. Diese ähneln sich in der Struktur, wie in Abbildung **18—20** gezeigt wird. Methadon, welches heutzutage als klinischer Heroinersatz benutzt wird, zeigt Ähnlichkeit mit Heroin, besitzt aber gewisse strukturelle Unterschiede. Der Mechanismus der Wirkungsweise ist wiederum von ungeheurem Interesse. Es ist bekannt, daß Morphin und verwandte Drogen die enzymatische Modifikation einer wichtigen Verbindung im zentralen Nervensystem inhibitieren.

18—F. Bioenergetische Reaktionen

Die grundlegenden Prinzipien der chemischen Thermodynamik, die wir in Kapitel **10** entwickelt haben, lassen sich natürlich auch auf biochemische Reaktionen anwenden. Da auch die meisten biochemischen Reaktionen reversibel sind, können die Betrachtungen des chemischen Gleichgewichts in Kapitel **13** auch auf biochemische Vorgänge angewandt werden. Zum Beispiel ist eine wichtige Reaktion im Glucosemetabolismus im Körper die Umsetzung von Glucose-1-phosphat (G-1-P) zu Glucose-6-phosphat (G-6-P)

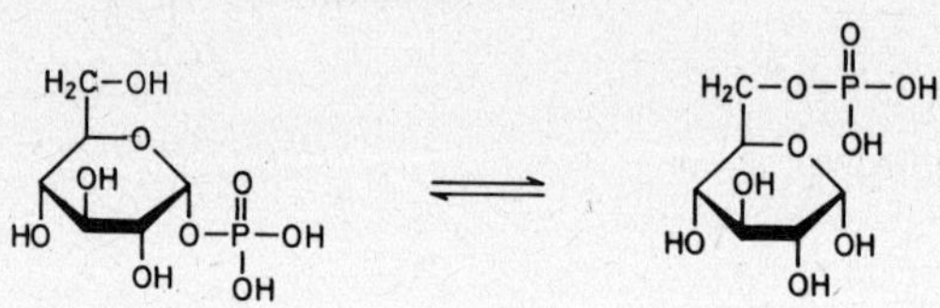

Unter Standard-Bedingungen verläuft die Reaktion mit einer Abnahme der freien Energie um —1,8 Kcal/Mol

$$\Delta G^{\circ} = \Delta G^{\circ}_{B,G\text{-}6\text{-}P} - \Delta G^{\circ}_{B,G\text{-}1\text{-}P} = -1{,}8 \text{ Kcal/Mol}$$

Die Gleichgewichtskonstante für die Reaktion wird mit Hilfe der Gleichung **13—3** $\Delta G^{\circ} = -RT \ln K$ berechnet und es wird ein Wert $K = 19$ gefunden. Wenn die Anfangskonzentration an Glucose-1-P 0,01 M ist, so wird im Gleichgewicht die Konzentration an Glucose-6-P 0,0095 M und von Glucose-1-P 0,0005 M betragen. Mit anderen Worten, 95 % der Glucose-1-P Konzentration würde zu Glucose-6-P umgesetzt sein. Offenbar ist die Position 6 für die Phosphatgruppe stabiler als die Position 1 und dieser geringe Stabilitätsunterschied ($\Delta G^\circ = -1{,}8$ Kcal/Mol) begünstigt die Reaktion, die Glucose-6-P bildet. Obwohl diese Reaktion durch die Abnahme der freien Energie thermodynamisch begünstigt ist, vollzieht sich die Reaktion ohne Katalyse durch das Enzym Phosphoglucomutase außerordentlich langsam. Der Mechanismus einer Enzymkatalyse ist in den Abschnitten **18–H** und **18–D** diskutiert worden. Die meisten biochemischen Reaktionen erfordern einen Katalysator (Enzym), der spezifisch für die gegebene Reaktion ist.

Viele biochemische Reaktionen haben positive ΔG Werte und sind daher vom thermodynamischen Standpunkt her nicht begünstigt. Mit anderen Worten, die Ausbeute an Endprodukt im Gleichgewicht sollte sehr gering sein; z. B. ist eine dieser Reaktionen am metabolischen Abbau von Zuckern beteiligt und zeigt eine Änderung der freien Energie von +5,73 Kcal/Mol.

$$\text{Fructose-1,6-diP} \rightleftharpoons \text{Glycerinaldehyd-3-P} + \text{Dihydroxy-aceton-P}$$

Fructose ist ein Zucker, der aus 6 Kohlenstoffatomen besteht, und Dihydroxy-aceton und Glycerinaldehyd sind Zucker mit 3 Kohlenstoffatomen. Um eine Reaktion wie diese zu einer bevorzugten Reaktion (Ausbeuteerhöhung) zu machen, kann man sich vorstellen, daß sie mit einer anderen Reaktion *gekoppelt* ist, welche sich unter Abnahme der freien Energie vollzieht. Falls der Gesamtwert für ΔG negativ ist, sagt man, daß die gekoppelte Reaktion die andere Reaktion voran treibt. Eine Reaktion, die gewöhnlich zur Kopplung benutzt wird, ist die Hydrolyse des Nucleotids Adenosintriphosphat (ATP), dessen Struktur in Abbildung **18–21** gezeigt wird. Die Hydrolyse einer Phosphatgruppe bewirkt eine Abnahme der freien Energie von 7 Kcal.

$$\text{ATP} + H_2O \longrightarrow \text{ADP} + H_3PO_4 \qquad \Delta G^\circ = -7 \text{ Kcal}$$

Die Spaltung der P—O Bindung ergibt ADP und ist ebenfalls in Abbildung **18–21** dargestellt. Der Nettobetrag der gekoppelten Reaktion ist dann einfach die Summe der zuvor nicht begünstigten Reaktion plus der Hydrolyse von ATP.

	ΔG°
Fructose-1,6-diP $\rightleftharpoons$ Glycerinaldehyd-3-P + Dihydroxy-aceton-P	5,7
ATP + H_2O $\rightleftharpoons$ ADP + H_3PO_4	−7,0
Fructose-1,6-diP + ATP $\rightleftharpoons$ Glycerinaldehyd-3-P + Dihydroxy-aceton-P + ADP + H_3PO_4	−1,3

Aus der Nettoreaktion geht klar hervor, daß die Hydrolyse von ATP zu ADP und Phosphorsäure die notwendige Abnahme der freien Energie liefert, um die Reaktion von links nach rechts zu treiben. Da die Hydrolyse von ATP zu ADP die Spaltung einer Phosphatbindung unter einer wesentlichen Abnahme der freien Energie mit sich bringt, werden die Phosphatbindungen in ATP häufig als *energiereiche Bindungen* bezeichnet. ATP wird als Lagerstätte für freie Energie betrachtet, die durch Hydrolyse dieser energiereichen Bindung in Freiheit gesetzt werden kann. Die in ATP gelagerte freie Energie entstand aus der Oxidation der Glucose, die 686 Kcal abgibt. Wenn die Oxidation von Glucose mit der Phosphorylierung von ADP ge-

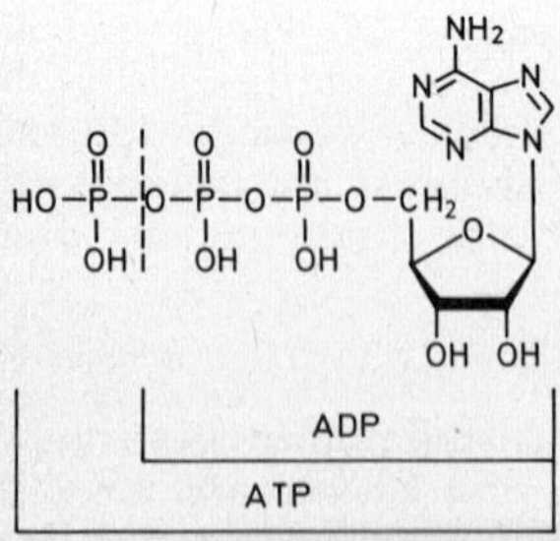

Abb. 18—21 Struktur von Adenosintriphosphat (ATP) und Adenosindiphosphat.

koppelt ist, können 38 Äquivalente ADP pro Mol Glucose zu ATP umgesetzt werden.

$$C_6H_{12}O_6 + 6\,O_2 + 38\,ADP + 38\,H_3PO_4 \longrightarrow 6\,CO_2 + 44\,H_2O + 38\,ATP$$

18—G. Dunkelreaktion bei Photosynthese

Unter Photosynthese versteht man die Umsetzung von Energie einer Lichtquelle — z. B. der Sonne — in chemische Energie eines lebenden Systems. Viele Pflanzen und Mikroorganismen nehmen an photosynthetischen Reaktionen teil. Höhere Organismen, wie beispielsweise der Mensch, hängen von der Energie-speichernden Kraft dieser photosynthetischen Organismen ab. Abbildung **18—22** illustriert schematisch den Energiezyklus. Die Gesamtreaktion der Photosynthese lautet

$$2nH_2O + nCO_2 \xrightarrow{\text{Licht}} \text{Zucker } (CH_2O)_n + nH_2O + nO_2$$

Eigentlich ist Wasser kein notwendiges Reagenz; andere Wasserstoffdonatoren wie z. B. Schwefelwasserstoff oder eine organische Ver-

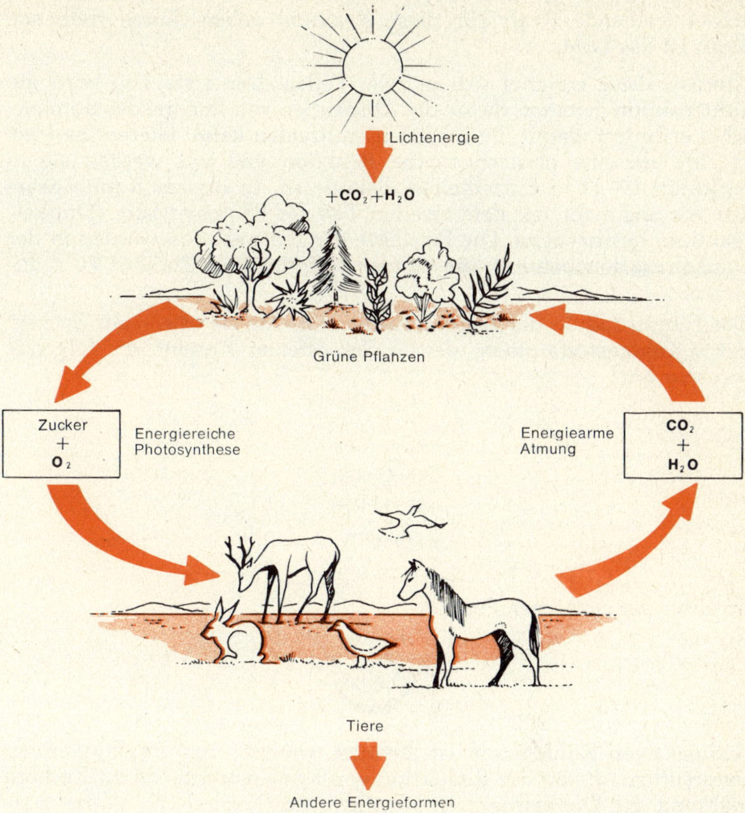

Abb. 18—22 Austausch der Sonnenenergie von Pflanzen zu Tieren.

bindung können als Ausgangsmaterial dienen. Alle photosynthetischen Reaktionen haben jedoch einige gemeinsame Charakteristika. Alle müssen einen Wasserstoffdonator und einen Wasserstoff- oder Elektronenakzeptor haben. In diesem Sinne können photosynthetische Reaktionen als Oxidations-Reduktionsreaktionen (siehe Kapitel **14**; II, S. 205) betrachtet werden.

Einer der wichtigsten Aspekte der Photosynthese ist, daß sich der Elektronenfluß vom Donator zum Akzeptor, *den nicht so einfach reduzierbaren Spezies,* bewegt. Dies ist die Umkehrung der Reaktionen, die wir zuvor in Kapitel **16** besprochen haben. Es muß also eine starke treibende Kraft für diese Reaktion geben. Diese treibende Kraft ist das Licht.

Photosynthese ereignet sich in zwei Teilen. Der erste Teil wird die Lichtreaktion genannt, da sie die Absorption von Energie des Sonnenlichts erfordert, damit die Reaktion stattfinden kann. Hierbei handelt es sich um eine photochemische Reaktion und wir werden sie in Abschnitt **19–D** in Einzelheiten diskutieren. In diesem Kapitel werden wir uns mehr mit dem zweiten Teil der Photosynthese (Dunkelreaktion) beschäftigen. Die Produkte der Lichtreaktion werden in der Dunkelreaktion benutzt, um Kohlenstoffdioxid zu Zuckern zu reduzieren.

Das Hauptprodukt der Dunkelreaktion ist eine Hexose – ein Zucker* mit 6 Kohlenstoffatomen, der in der offenen Kettenform folgende Struktur hat

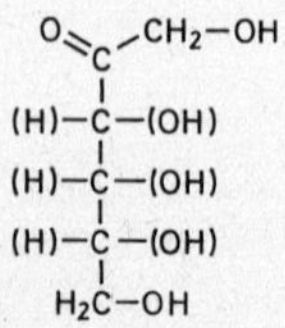

Struktur der cyclischen Form

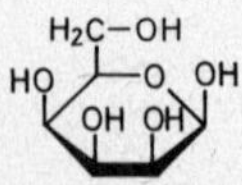

Radioaktiver Kohlenstoff ist benutzt worden, um Reaktionen zu untersuchen, die an der Reduktion von Kohlenstoffdioxid zu Zuckern während der Dunkelreaktion beteiligt sind (Kapitel **17**). Wenn markierter Kohlenstoff, in dem Indikator $^{14}CO_2$, als Ausgangsmaterial benutzt wird, und die Reaktion abgebrochen und nach verschiedenen Abschnitten analysiert wird, so ist das erste stabile Zwischenprodukt, in dem markierter Kohlenstoff gefunden werden kann, Phosphoglycerinsäure (an der Carboxyl-Gruppe):

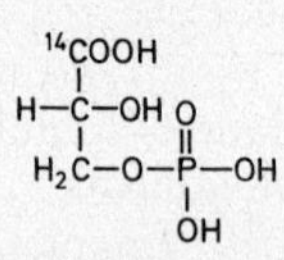

* Die Klammern zeigen an, daß, obwohl jedes Kohlenstoffatom ein Wasserstoffatom und eine Hydroxy-Gruppe trägt, jeder bestimmte Zuckertyp diese drei Gruppen in einer spezifischen Position hat.

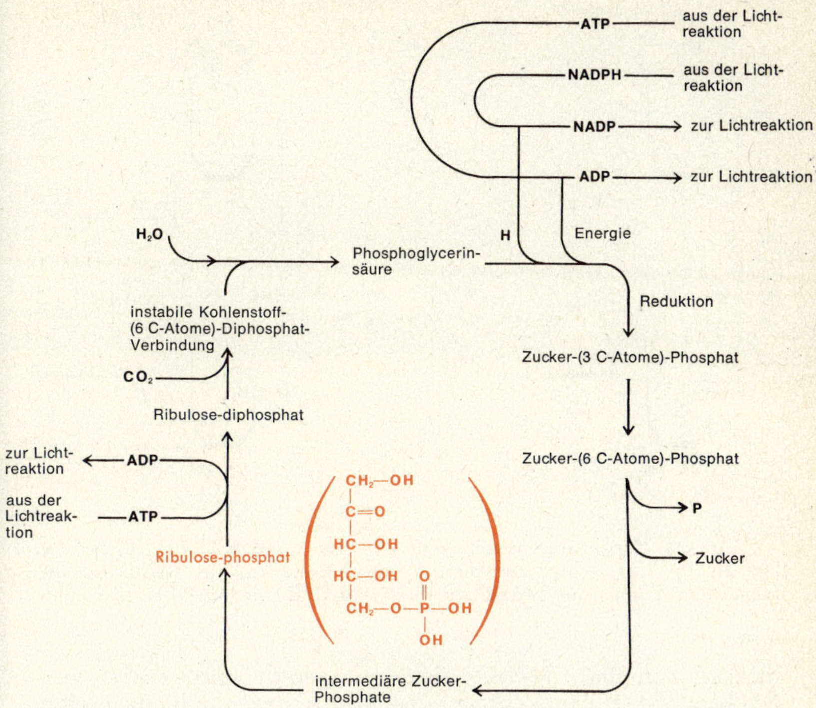

Abb. 18—23 Hauptschritte der Dunkelreaktion H = Wasserstoff; P = Phosphat; Ribulose (Zucker)-Phosphat stellt den Ausgangspunkt dar. NADP und NADPH und auch ATP und ADP sind im Text und in den Abbildungen **18—21** und **18—24** beschrieben.

Dies ist jedoch nur eine Stufe im Mechanismus der Dunkelreaktion. Eine Zelle, die nur mit CO_2 und einem Wasserstoffdonator beginnt, wird ein Molekül mit 6 Kohlenstoffatomen bilden. Wenn man die Reaktion mit markiertem $^{14}CO_2$ weitergehen läßt, so wird man eventuell markierten Kohlenstoff in allen 6 Kohlenstoffatomen der Hexose finden. Die laufende Forschung zeigt, daß nicht weniger als elf verschiedene Enzyme und fünfzehn Reaktionen an der Dunkelreaktion beteiligt sein können. Abbildung **18—23** gibt einige der wichtigsten Stufen der Dunkelreaktion an. Jede Reaktion muß genügend chemische Energie erhalten, um die Barriere der Aktivierungsenergie zu überschreiten. Jede Reaktion kann sowohl als Energie verbrauchend als auch als Energie freisetzend betrachtet werden, sodaß Energie

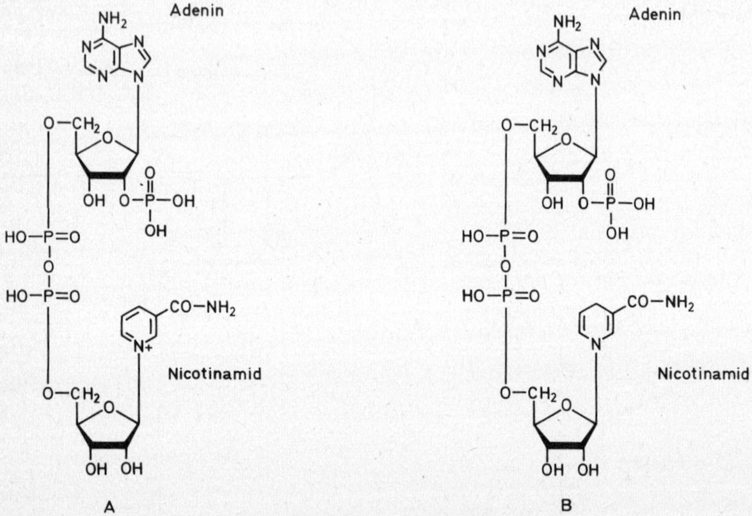

Abb. 18—24 Strukturen von NADP (A, links) und NADPH (B, rechts). Der einzige Unterschied zwischen A und B besteht in der Reduktion des Nicotinamid Teils aus NADP durch Wasserstoff, um NADPH zu bilden.

chemisch von einem Molekül zu einem anderen weitergegeben werden kann. Es sei daran erinnert, daß Verbindungen in biochemischen Reaktionen, die Energie von einer Reaktion zu einer anderen übertragen können, als energiereiche Verbindungen bezeichnet werden (Abschnitt **18—F**). Zwei solche Verbindungen sind Adenosintriphosphat (ATP) und reduziertes Nicotin-amid-adenin-dinucleotidphosphat (NADPH). Die Struktur von ATP ist in Abbildung **18—21** und die von NADPH in Abbildung **18—24** dargestellt. NADPH reagiert in der Dunkelreaktion als Reduktionsmittel und ist für die Umwandlung von CO_2 in Kohlenhydrate notwendig. Jedes Energie-übertragende Molekül muß berücksichtigt werden, wenn man die Gleichung für die gesamte Dunkelreaktion schreibt:

$$12\,H^+ + 6\,CO_2 + 18\,ATP + 12\,NADPH \longrightarrow$$
$$\text{Hexose} + 18\,ADP + 12\,NADP + 18\,H_3PO_4$$

Man sieht, daß das Diphosphat ADP gebildet wird; d. h. eine Phosphatgruppe ist aus ATP abgespalten und NADPH ist in dieser Reaktion oxidiert worden. Die Hydrolyse der 18 ATP Moleküle liefert die notwendige Energie, die die Reaktion stattfinden läßt.

KAPITEL 19

Photochemie

In diesem Kapitel werden wir uns mit verschiedenen Vorgängen beschäftigen, bei denen die Photochemie von Bedeutung ist. Hierzu gehört der Sehvorgang, die chemische Evolution, die Photosynthese, der Abbau von natürlichen und synthetischen Polymeren und die „Smogbildung". Bei all diesen Beispielen sind Moleküle und keine Atome beteiligt. Die „Lichtabsorptions- und Emissionsvorgänge" bei Molekülen sind komplexer als bei Atomen. Der einzige Anregungsvorgang, der in einem Atom stattfinden kann, ist die Anregung von Elektronen von einem Energieniveau auf ein anderes. In einem Molekül mit vielfach gebundenen Atomen können jedoch andere Anregungsvorgänge stattfinden. Die einzige Photoreaktion eines einzelnen Atoms ist die Ionisation eines Elektrons; bei einem Molekül sind jedoch viele photochemische Reaktionen möglich.

Da für photochemische Reaktionen die Anregung von Elektronen eine Voraussetzung ist, werden wir zuerst die Grundlagen der Spektroskopie molekularer Systeme betrachten.

19—A. Molekülspektroskopie

Anregung eines Elektrons von einem Atomorbital in ein anderes resultiert in einem angeregten Atomzustand, z. B. ergibt sich für Beryllium

19—1 $$\underset{\text{Grundzustand}}{1s^2\,2s^2} \xrightarrow[\text{anregung}]{\text{Elektronen-}} \underset{\text{angeregter Zustand}}{1s^2\,2s^1\,2p^1}$$

Das Atom in seinem niedrigsten Energiezustand wird als *Grundzustand* bezeichnet. Anregung in die ersten, zweiten und die folgenden energiereicheren Orbitale führt zur Ausbildung des ersten, zweiten und höher angeregten Zustands. Uns interessiert die relative Einstellung der Elektronenspins in den Grund- und angeregten Zuständen. Im Grundzustand sind alle Elektronen gepaart und daher wird jeder $+\frac{1}{2}$ Spin von einem $-\frac{1}{2}$ Spin ausgeglichen; daraus ergibt sich eine Resultante des Gesamtspins von Null. Für Beryllium (Gleichung **19—1**) gilt:

$$\text{Gesamtspin (Ms)} = 1\,s(+\tfrac{1}{2}) + 1s(-\tfrac{1}{2}) + 2s(+\tfrac{1}{2}) + 2s(-\tfrac{1}{2}) = 0$$

Man sieht, daß sich ein Gesamtspin von Null ergibt, wenn sich alle Elektronen in gefüllten Orbitalen eines Atoms befinden, da die Spins auf Grund des Pauli-Prinzips (Abschnitt **4—L**; I, S. 136) entgegengesetzte Richtungen haben. Im ersten oder niedrigsten angeregten Zustand des Berylliums wird der Beitrag der $1s^2$ Elektronen zum Gesamtspin ebenfalls Null betragen; aber die Elektronen in den $2s$ und $2p$ Orbitalen können sich antiparallel oder parallel einstellen.

$M_s = 2s(+\frac{1}{2}) + 2p(+\frac{1}{2}) = 1$ (parallel in den $2s$ und $2p$ Orbitalen)

oder

$M_s = 2s(+\frac{1}{2}) + 2p(-\frac{1}{2}) = 0$ (antiparallel in den $2s$ und $2p$ Orbitalen)

Daher sind zwei Typen des ersten angeregten Zustands möglich, diese hängen von der relativen Spineinstellung der Elektronen ab. Um zwischen diesen unterscheiden zu können, wird der Ausdruck Multiplizität *(M)* benutzt, der wie folgt definiert ist

$$2\,M_s + 1$$

Für den Fall $M_s = 0$ $\quad M = 2\,M_s + 1 = 1$ $\quad$ Singulett (S)

und für den Fall $M_s = 1$ $\quad M = 2\,M_s + 1 = 3$ $\quad$ Triplett (T)

Die niedrigsten Singulett- und Triplett-Zustände unterscheiden sich recht deutlich:

1. Der niedrigste Triplett-Zustand besitzt eine geringere absolute Energie als der niedrigste Singulett-Zustand.
2. Die Lebensdauer vor der Lichtemission ist beim Triplett-Zustand verglichen mit dem Singulett-Zustand bedeutend größer (ungefähr 1 Million mal).

In zwei- und mehratomigen Molekülen liegt eine vergleichbare Situation vor. Es ist üblich, daß jedes Molekülorbital mit zwei Elektronen gefüllt wird, sodaß $M_s = 0$ ist und der Grundzustand ein Singulett-Zustand wird. Beispielsweise gilt für Li_2

$$(1s\sigma)^2(1s\sigma^*)^2(2s\sigma)^2$$

Anregung eines Elektrons in ein nicht besetztes Molekülorbital führt zu einem angeregten Zustand. Das angeregte Elektron kann den Spin beibehalten oder die Richtung ändern; dadurch ergeben sich die Möglichkeiten $M_s = 0$ oder $M_s = 1$. Wenn $M_s = 0$ beträgt, dann ist der angeregte Zustand wiederum ein Singulett; für $M_s = 1$ ist er aber ein Triplett. Die Energie des angeregten Triplett-Zustands liegt immer niedriger als die des angeregten Singulett-Zustands. Für die Anregung eines Elektrons in Li_2 erhält man:

$$(1s\sigma)^2(1s\sigma^*)^2(2s\sigma)^2 \xrightarrow{\text{Licht}} (1s\sigma)^2(1s\sigma^*)^2(2s\sigma)^1(2s\sigma^*)^1$$

Grundzustand (S_0) — erster angeregter Zustand (S_1 oder T_1)

$$\xrightarrow{\text{Licht}} (1s\sigma)^2(1s\sigma^*)^2(2s\sigma)^1(2p\sigma)^1$$

zweiter angeregter Zustand (S_2 oder T_2)

Wenn das Elektron in dem $2s\sigma^*$ Orbital antiparallel zu dem in dem $2s\sigma$ Orbital verbleibenden ist, so entsteht ein angeregter Singulett-Zustand (S_1); hat das Elektron jedoch parallelen Spin, so ergibt sich ein angeregter Triplett-Zustand (T_1). Ein allgemeines Energiediagramm für ein mehratomiges Molekül ist in Abbildung **19–1** dargestellt.

Man sieht aus Abbildung **19–1**, daß ein angeregtes Molekül von einem S_n Zustand in den niedrigst angeregten Singulett-Zustand (S_1) und von S_1 zum niedrigst angeregten Triplett-Zustand T_1 ohne Lichtemission gehen kann. Nach diesen *strahlungslosen Übergängen* sind zwei lichtemittierende Übergänge oder Emissionen möglich; diese unterscheiden sich auf Grund der angeregten Zustände, von denen aus sie stattfinden. *Fluoreszenz* tritt von S_1 nach S_0 ein. Man findet sie bei kürzeren Wellenlängen und sie hat allgemein eine wesentlich kürzere Lebensdauer als die *Phosphoreszenz, die von T_1 nach S_0 stattfindet*. Die Lebensdauer der Fluoreszenz liegt bei 10^{-8} Sek.,

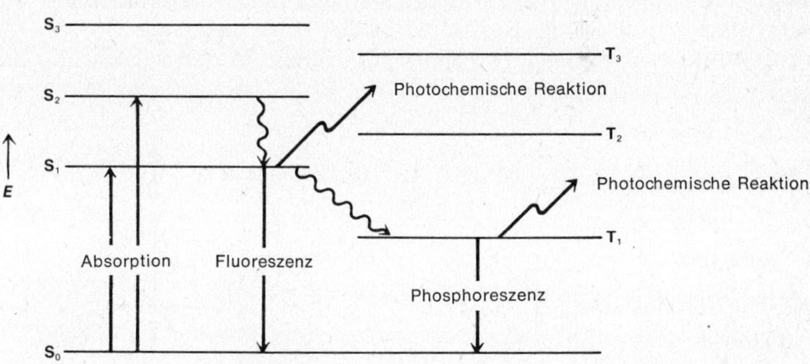

Abb. 19—1 Energieniveau-Diagramm für ein mehratomiges Molekül. S und T bedeuten Singulett- bzw. Triplett-Zustände. Die nach unten rechts gestellten Zahlen zeigen die Energieordnung an, wobei S_0 der Grundzustand ist. Eine geschlängelte Linie stellt einen strahlungslosen Übergang dar.

während die Phosphoreszenz 10^{-1} Sek. oder länger dauern kann. Falls eine Änderung der Multiplizität eines Zustands von Singulett nach Triplett oder von Triplett nach Singulett vorliegt, so ist die Lebensdauer viel länger, als wenn Anfangs- und Endzustände bei dem Übergang dieselbe Multiplizität beibehalten.

Der große Unterschied in der Lebensdauer ist für den Zustand wichtig aus dem photochemische Reaktionen, wie z. B. Aufspalten einer Bindung oder Dissoziation, am einfachsten eintreten können. Dies bedeutet, daß diese Reaktionen mit den Emissionsvorgängen konkurrieren müssen und je länger die Lebensdauer eines angeregten Zustands ist, desto größer ist die Wahrscheinlichkeit, daß eine photochemische Reaktion aus diesem Zustand eintritt. Da der Triplett-Zustand T_1 eine längere Lebensdauer als der Singulett-Zustand S_1 besitzt, finden viele photochemische Reaktionen aus diesem Zustand statt. Das Produkt oder die Produkte direkt nach der Lichtabsorption werden als Primärprodukte bezeichnet und sind das Ergebnis der ersten photochemischen Reaktion.

Unglücklicherweise ist die Situation bei Molekülen nicht so einfach, wie wir sie bisher beschrieben haben. Wie schon in der Einleitung zu Beginn dieses Kapitels erwähnt, begleiten andere Anregungen, zusätzlich zu den reinen Elektronenanregungen, die Absorptions- oder Emissionsprozesse in den Molekülen. Hierzu gehören die Schwingungs- und Rotationsvorgänge des Moleküls. Ein Molekül in irgendeinem elektronischen Zustand kann um sein Massenzentrum rotieren. Als Massenzentrum eines Objekts wird jene Position im Raum bezeichnet, in der man sich die Masse als konzentriert vorstellt (Punktmasse). Bei zweiatomigen Molekülen liegt das Massenzentrum auf einer Achse, die beide Kerne verbindet (internukleare Achse). In Abbildung **19–2** wird die internukleare Achse in der y Richtung an-

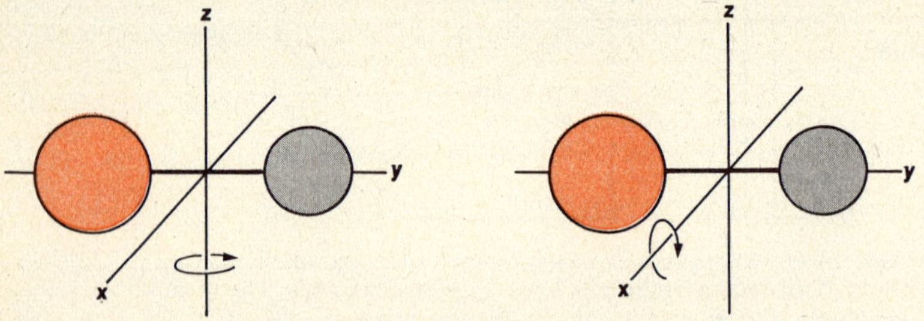

Abb. 19–2 Rotationsbewegungen für ein zweiatomiges Molekül.

genommen und die Rotation des Moleküls kann um die x bzw. z Achse stattfinden. Der Ursprung des rechtwinkligen Koordinatensystems liegt im Massenzentrum. Bei mehratomigen Molekülen, die nicht linear sind, gibt es drei Rotationsachsen x, y und z. Allgemein tritt jede dieser Rotationen mit gequantelten Energien auf; daher existiert eine Serie von Rotationsenergieniveaus.

Zusätzlich zur Rotationsbewegung kann ein Molekül auch schwingen; d. h. die Atome können sich verschieben (Abbildung **19—3**). Die Orientierung der Pfeile zeigt die relative Verschiebung, wobei die Pfeillänge proportional zur Größe der atomaren Verschiebung ist. Diese Schwingungen sind oscillierender oder periodischer Natur. Nachdem sich ein Molekül in seine äußerste Lage in Pfeilrichtung (Abbildung **19—3**) gestreckt hat, kehren alle Atome gleichzeitig die Richtung um, bis ein minimaler internuklearer Abstand erreicht wird. Dies kann wie folgt dargestellt werden

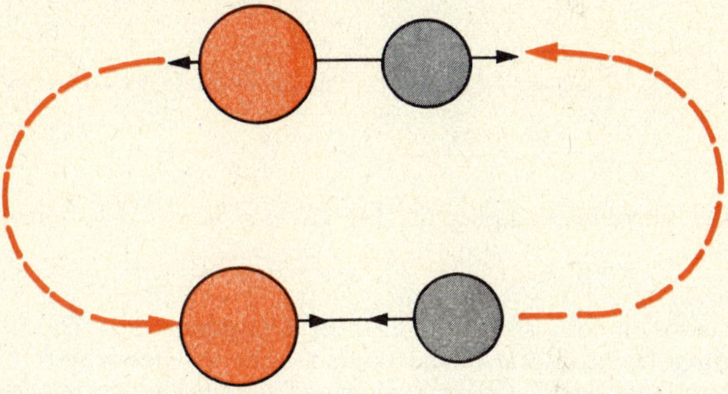

Je größer die Verschiebung der Atome in einer Schwingung ist, desto größer ist die erforderliche Energie, um die Verschiebung zu erreichen. Wie bei Rotationsbewegungen, so sind auch die Energieniveaus für Schwingungsbewegungen gequantelt und es gibt eine Serie von Schwingungsenergieniveaus für jeden Schwingungsvorgang. Es sollte erwähnt werden, daß sich sowohl bei Rotations- als auch bei Schwingungsvorgängen das Massenzentrum des Moleküls nicht im Raum fortbewegt, d. h. das Molekül als ganzes gesehen bewegt sich nicht. Die Wellenlängenbereiche für die Beobachtung verschiedener Absorptionsspektren betragen:

reine Rotation	1 000 000 Å und länger (Bereich: Mikrowellen)
reine Schwingung	20 000 Å—1 000 000 Å (Bereich: Infrarot)
reine Elektronenanregung	1000 Å—12 000 Å (Bereich: Ultraviolett — Sichtbar — Nahes Infrarot)

Da kürzere Wellenlängen größere Energien besitzen, ist es einleuchtend, daß Elektronenanregung eine höhere Energie erfordert als Schwingungs- und Rotationsanregungen.

Aufgabe 19—1

Nimm an, daß ein reiner Rotationsübergang bei einer Wellenlänge von 1 000 000 Å, ein reiner Schwingungsübergang bei 50 000 Å und ein reiner elektronischer Übergang bei 5000 Å stattfindet. Berechne den Energieunterschied in cm^{-1} und in Kcal/Mol zwischen den Rotations-, Schwingungs- und Elektronenanregungsniveaus. [Hinweis: Siehe Kapitel **4** (I, S. 101) und Anhang A (III, S. 132) für die notwendigen Formeln und Umrechnungsfaktoren.]

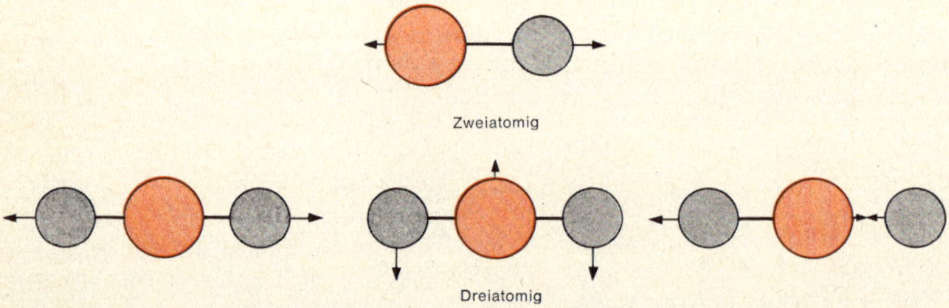

Abb. 19—3 Schwingungsbewegung bei linearen zwei- und dreiatomigen Molekülen.

Es wird sich lohnen, ein schematisches Diagramm mit Elektronen-, Schwingungs- und Rotationszuständen kurz zu betrachten (Abbildung **19—4**). Die Spektralbande, die einen reinen Elektronenübergang von $E_0 \rightarrow E_1$ in Abbildung **19—4** darstellt, ist verbreitert, da die Rotationsniveaus in E_1 energetisch so nahe liegen, daß sie gleichzeitig angeregt werden. Wird die Energie des anregenden Lichts etwas erhöht, dann tritt Elektronenübergang auf die $E_1 + v_1$ Niveaus ein und ergibt eine zweite Bande. Da wiederum die Rotationsniveaus energetisch sehr nahe liegen, werden sie gleichzeitig angeregt und ergeben eine Verbreiterung der zweiten Bande. Weitere Banden treten auf ähnliche Art und Weise auf. Die weiteren Elektronenübergänge und ihre Formen entstehen aus den Anregungen auf die Elektronenzustände E_2 und E_3 und enthalten die oben beschriebenen Komponenten. Es sei daran erinnert, daß reine Elektronenübergänge zwischen Niveaus mit verhältnismäßig hoher Energie auftreten und daher bei verhältnismäßig kurzen Wellenlängen (1000 Å—15 000 Å) liegen.

Selbst wenn man das Molekül in seinem elektronischen Grundzustand E_0 hält, besteht die Möglichkeit, es auf die verschiedenen

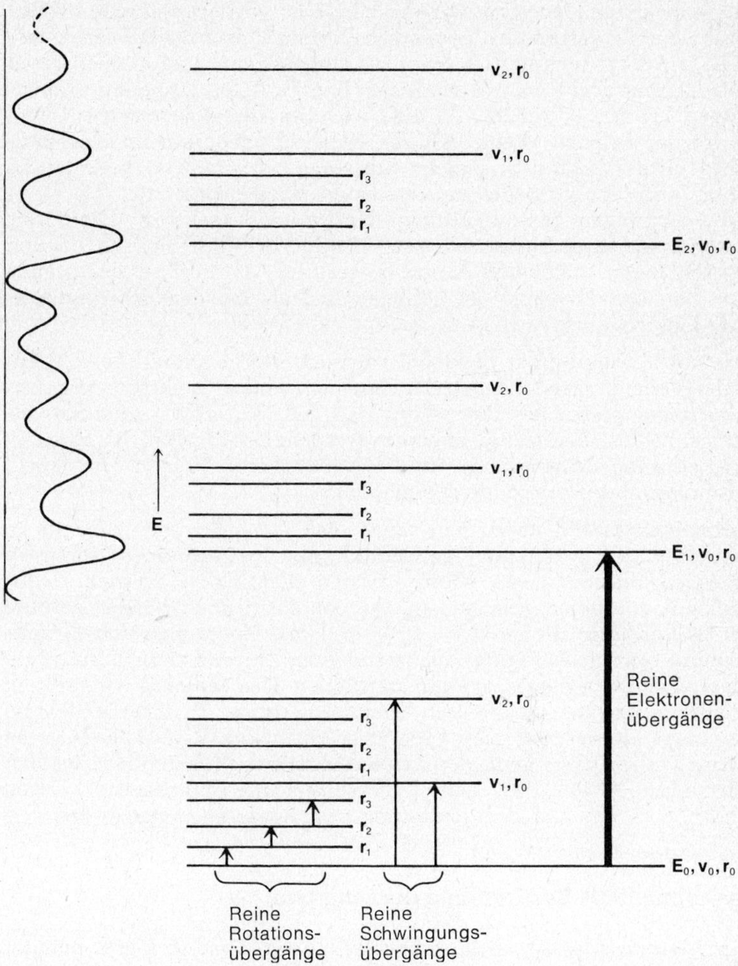

Abb. 19—4 Energieniveau-Diagramm mit Elektronen-, Schwingungs- und Rotationsniveaus. E = Elektronenzustand, v = Schwingungszustand, r = Rotationszustand. Die nach unten rechts gestellten Zahlen kennzeichnen die Reihenfolge der Energieniveaus; 0 = Grundzustand; die Energie erhöht sich, wenn die Zahlen zunehmen. Ein Absorptionsspektrum mit Elektronenanregung ist links dargestellt.

Schwingungsniveaus (v_1, v_2 usw.) anzuheben; man erhält ein Schwingungsspektrum. Jede Schwingungsbande ist wiederum durch die Rotationsanteile verbreitert. Es sei daran erinnert, daß die Schwingungsenergieniveaus energetisch eng zusammenliegen und daher treten Schwingungsspektren bei niedriger Energie oder längeren Wellenlängen (15 000—1 000 000 Å) auf, wie dies für elektronische Übergänge der Fall ist. Wenn sich das Molekül wiederum im elektronischen Grundzustand E_0 und im Schwingungszustand v_0 befindet, so ist es noch möglich, die verschiedenen Rotationsniveaus (r_1, r_2, r_3 usw.) anzuregen. Man erhält dann ein Rotationsspektrum. Die reinen Rotationsspektren treten, wie schon früher erwähnt, bei sehr langen Wellenlängen (1 000 000 Å und länger) auf, da die Energiezustände zwischen den Niveaus viel geringer sind als bei den Schwingungs- oder Elektronenniveaus.

Das zur Anregung der Elektronen benutzte Licht enthält gewöhnlich viele Wellenlängen und besteht daher aus einem Spektrum von Anregungsenergien. Dies führt dazu, daß viele Rotations- und Schwingungsniveaus gleichzeitig angeregt werden. Im Idealfall ist es möglich, einzelne Schwingungs- und Rotationskomponenten anzuregen, besonders aber Rotationskomponenten.

Zusammenfassend kann man sagen, daß die Elektronenzustände in mehratomigen Molekülen gewöhnlich nur in Form ihrer relativen Energien und relativen Multiplizitäten identifiziert werden. Jedes Molekül mit einer geraden Anzahl von Elektronen besitzt gefüllte Molekülorbitale, die zu $M_s = 0$, $M = 1$ und einem Singulett-Grundzustand führen. Anregung auf irgendeinen Zustand einer Serie angeregter Singulett-Zustände kann stattfinden. Das Molekül wird schnell in den niedrigsten angeregten Singulett-Zustand (S_1) zurückkehren, von dem Fluoreszenz oder eine photochemische Reaktion eintreten kann. Ferner kann auch der Triplett-Zustand (T_1) gebildet werden (Abbildung **19—1**). Aus dem Triplett-Zustand (T_1) heraus können Phosphoreszenz und auch photochemische Reaktionen stattfinden.

Experimentelle Bestimmung der Spektren

Zur Messung der Absorptionsspektren kann dasselbe Gerät benutzt werden, das zur Aufnahme der Emissionsspektren diente (Abbildung **19—5**). Als Lichtquellen werden gewöhnlich Lampen verwendet, die mit Gasen oder gasförmigen Substanzen, wie z. B. Quecksilber oder Xenon gefüllt sind. Diese Gase werden kontinuierlich elektrisch entladen, wodurch eine Anregung der Quecksilber- und Xenon-Atome erreicht wird. Das emittierte Licht der Lampe entsteht durch „Rücksprung" der angeregten Atome. Ein Monochromator ist ein Gerät, das ein schmales Band von Wellenlängen aus einem Kontinuum von Wellenlängen einer Lichtquelle herausfiltert. Das anregende Licht trifft dann auf eine Probe (Lösung, Gas oder Festkörper).

Das von der Probe emittierte Licht fällt auf einen zweiten Monochromator, der das gesamte emittierte Licht abtastet und der Detektor ermittelt die anwesenden Wellenlängen. Das Detektorsignal wird dann auf einen Schreiber gegeben.

Laser

Der Name Laser wurde nach den Anfangsbuchstaben von „Light Amplification by Stimulated Emission of Radiation" gebildet. Es gibt sowohl Gas- als auch Kristall-Laser. Der Laser gibt im Vergleich zu einer konventionellen Lichtquelle, wie z. B. Bogenlampe oder Glühlampe, Licht mit folgenden Eigenschaften a) kohärent oder koordiniertes Licht, b) monochromatisch (Emission einer einzelnen Wellenlänge) und c) gerichtet und intensiv. Die letzteren beiden Eigenschaften sind für unsere jetzige Betrachtung wichtig. Das Licht eines Lasers besteht aus einer Wellenlänge; es ist nicht divergierend und intensiv. Es ist beispielsweise möglich, Intensitäten von mehr als 100 Millionen Watt/cm^2 in einem Puls von ungefähr 20×10^{-9} Sek. zu erhalten. Kürzlich ist es gelungen, Pikosekunden (10^{-12} Sek.) Pulse mit einer Intensität von einer Trillion Watt zu erhalten. (Es ist erwähnenswert, daß im letzteren Fall das Licht des Lasers, das mit einem Deuteriumkern in LiD reagiert, eine Aussendung von Neutronen zur Folge hat.)

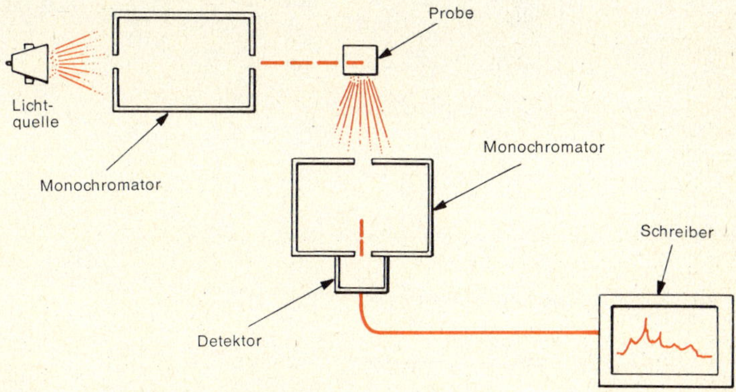

Abb. 19—5 Schematischer Apparateaufbau für Emissionsspektren.

Um die oben erwähnten Intensitäten zu erzielen, benutzt man Kristalle, wie z. B. Rubin als Quelle für den Laser. Es gibt auch Gas-Laser, mit einer kontinuierlichen Arbeitsleistung. Es ist beispielsweise möglich, 8800 Watt Leistung kontinuierlich aus einem CO_2 Laser zu erhalten. Dies reicht aus, dünnen Stahl zu durchdringen und er kann daher zum Schweißen verwendet werden. Es ist einzusehen, daß pulsierende und kontinuierliche Laser neue Lichtquellen in der Spektroskopie und Photochemie darstellen. Mit Lasern ist es möglich, sowohl spezifische Schwingungs- und Rotationsniveaus als auch Elektronenniveaus anzuregen.

Photochemie einfacher Moleküle

Bevor wir uns mit speziellen Problemen der Photochemie beschäftigen, wollen wir einige einfache Moleküle betrachten. Es sei darauf hingewiesen, daß manchmal mehr als eine Reaktion möglich ist; aber eine bestimmte Reaktion tritt bevorzugt ein. Oft hängt die Natur der bevorzugten Reaktion von der Wellenlänge des anregenden Lichts ab. In den folgenden Reaktionen sind die Wellenlängen angegeben, die das Ausgangsprodukt in einem angeregten Zustand bringt; dieser liefert dann in einer photochemischen Reaktion die angegebenen Produkte:

19—2 $$CH_4 \xrightarrow{1440\ \text{Å}} {:}CH_2 + H_2$$

19—3 $$NH_3 \xrightarrow{2130\ \text{Å}} \cdot NH_2 + H\cdot$$
$$NH_3 \xrightarrow{1550\ \text{Å}} {:}NH + H_2$$

19—4 $$H_2O \xrightarrow{2400\ \text{Å}} \cdot OH + \cdot H$$
$$H_2O \xrightarrow{1240\ \text{Å}} H_2 + O$$

19—5 $$H_2CO \xrightarrow{3200\ \text{Å}} HCO\cdot + H\cdot \quad \text{und} \quad H_2 + CO$$

19—6a $$(H_3C)_2C{=}O \xrightarrow{3100\ \text{Å}} (H_3C)_2C{=}O\ (\text{Singulett})$$

19—6b $$(H_3C)_2C{=}O\ (\text{Singulett}) \rightsquigarrow (H_3C)_2C{=}O\ (\text{Triplett})$$

19—6c $$(H_3C)_2C{=}O\ (\text{Triplett}) \longrightarrow H_3C{-}\dot{C}{=}O + \cdot CH_3$$
$$H_3C{-}\dot{C}{=}O \longrightarrow CO + \cdot CH_3$$
$$\cdot CH_3 + \cdot CH_3 \longrightarrow C_2H_6$$

Man sieht, daß in allen Reaktionen freie Radikale, wie z. B. $:CH_2$, CHO· und ·OH gebildet werden; diese stellen sehr reaktive chemische Spezies dar. Es ist aus den Gleichungen **19—2** bis **19—6** ersichtlich, daß die gebildeten Radikale durch Entfernen eines oder mehrerer Atome aus einem der beiden Bindungselektronen entstehen, wie z. B.

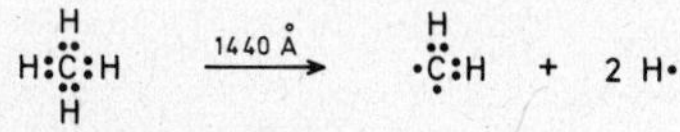

Die beiden 2H· bilden sofort H_2.

Die Bildung von HCl aus H_2 und Cl_2 vollzieht sich in einer Kettenreaktion, die durch eine photochemische Reaktion eingeleitet wird.

19—8a $$Cl_2 \xrightarrow{3300\,\text{Å}} Cl\cdot + Cl\cdot$$

19—8b $$Cl\cdot + H_2 \longrightarrow HCl + H\cdot$$

19—8c $$H\cdot + Cl_2 \longrightarrow HCl + Cl\cdot$$

Ein Kettenmechanismus entsteht durch die Reaktionen in Gleichung **19—8**, da das im ersten Schritt gebildete Cl· in der zweiten Stufe benutzt wird, um mit Wasserstoff zu reagieren usw. In den folgenden Abschnitten ist es oft nicht bekannt, ob die photochemische Reaktion aus angeregten S_1 oder T_1 (oder in beiden) stattfindet.

19—B. Sehvorgang

Die Sehpigmente befinden sich in den Stäbchen und Zäpfchen im Auge. Es gibt mehr Stäbchen als Zäpfchen in der menschlichen Retina (125×10^6 verglichen mit $6{,}5 \times 10^6$). Die Stäbchen beim Menschen enthalten gewöhnlich nur ein einzelnes Sehpigment, das *Rhodopsin,* welches bei Raumtemperatur ein Absorptionsmaximum bei 5000 Å besitzt (im grünen Bereich des sichtbaren Spektrums). Die meisten Untersuchungen in bezug auf die Chemie des Sehvorgangs haben sich mit Rhodopsin selbst oder entsprechenden Modellen beschäftigt.

Rhodopsin enthält ein Protein (Abschnitt **18—B**) und einen ungesättigten nicht proteinhaltigen Anteil, der chemisch an das Protein gebunden ist. Die Struktur der ungesättigten, nicht proteinhaltigen Pigmentgruppe ist ein langkettiges Polyen (Abschnitt **7—G**; I, S. 247). Man nimmt an, daß sich der langkettige Polyenaldehyd Retinal (Gleichung **19—9 a**) mit dem Protein Opsin zu Rhodopsin verbindet (Gleichung **19—9 b**). Die genaue Struktur des Proteins ist unbekannt. Bei niedriger Temperatur entsteht Prelumirhodopsin, das sich von Rhodopsin aus Metarhodopsin unterscheidet (in der Proteinform). Die Struktur von 11-*cis* Retinal, seine photochemische Reaktion und eine schematische Struktur für Rhodopsin und seine photochemische Reaktion sind in den Gleichungen **19–9** gegeben.

19–9a

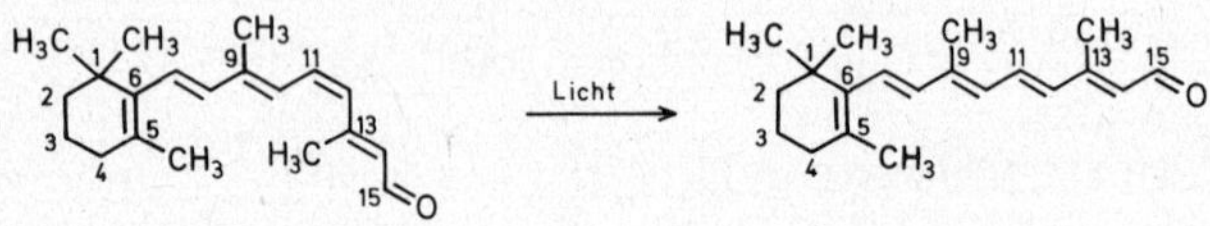

11-*cis* Retinal　　　*trans* Retinal

19–9b

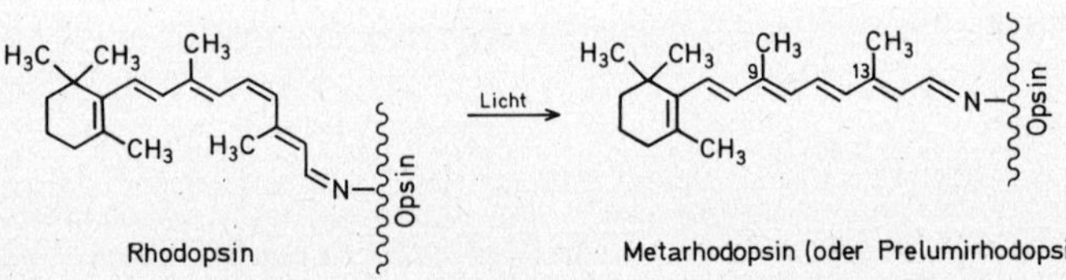

Rhodopsin　　　Metarhodopsin (oder Prelumirhodopsin)

cis Verbindung　　　*trans* Verbindung

Der Primärvorgang in dieser Reaktion besteht in einer inneren Rotation von 180 ° um eine Doppelbindung (Gleichung **19–9 b**; siehe auch Abschnitt **7–6**). Da Licht hierbei beteiligt ist, wird dieser Vorgang als Photoisomerisation bezeichnet.

Dem Primärvorgang folgt eine Serie thermischer Reaktionen, die andere Rhodopsinmoleküle geben; dabei treten wenigstens teilweise Konformationsänderungen des Proteins auf. Diese Folge wird wahrscheinlich durch einen Bruch einer Bindung beendet, wobei Opsin und *trans*-Retinal entstehen. Es ist unbekannt, in welcher Stufe und wie der Nervenimpuls einsetzt.

Daten aus Studien mit einem Prelumirhodopsinmodell legen die Vermutung nahe, daß eine gewisse Protonierung des Stickstoffatoms notwendig ist, damit die langwellige Bande bei 5000 Å in der natürlich vorkommenden *cis*-Verbindung (Rhodopsin) eintreten kann. In der Tat gibt das Modellmolekül mit HCl Gas bei niedriger Temperatur ein Absorptionsmaximum, das im wesentlichen identisch mit dem photochemisch dargestellten *trans*-Isomeren (Prelumirhodopsin) ist.

Es sei an Kapitel **7–G** (Abbildung **7–4**; I, S. 228) erinnert, daß die Drehung im Grundzustand um eine Doppelbindung erhebliche Energie erfordert. Theoretische Berechnungen sagen uns ganz deutlich, daß in den angeregten Zuständen S_1 und T_1 die Energiebarriere für eine

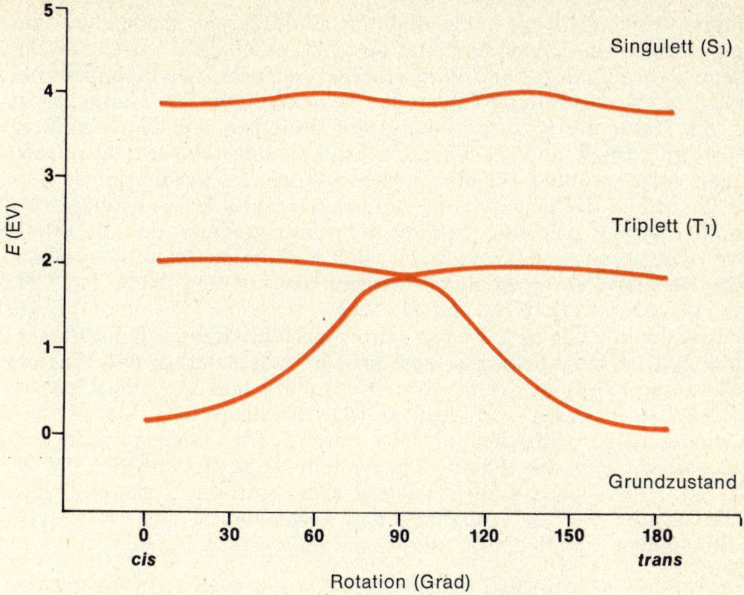

Abb. 19—6 Potentialenergiekurven für die Drehung um eine Doppelbindung im Grund- und angeregten Zustand (S_1 und T_1). Man sieht, daß bei 90 ° im Grundzustand sehr viel Energie erforderlich ist, um die Barriere zu überwinden. In den angeregten Zuständen liegen nur sehr geringe Barrieren vor (60 °).

Drehung außerordentlich gering ist (Abbildung **19—6**). Die Photoisomerisation findet wahrscheinlich sowohl im Singulett- als auch im Triplett-Zustand statt. Die Bedeutung der Lichtabsorption liegt darin, einen angeregten Zustand zu bilden, aus dem die Drehung um die Doppelbindung viel einfacher ist. Daher kann man sagen, daß der Sehvorgang Licht erfordert, damit die Primärreaktion, die Photoisomerisation, eintreten kann.

19—C. Chemische Evolution

Das Hauptziel der Chemie und Biologie im Weltall ist die Suche nach Verbindungen, die sowohl für das Leben wichtig sind, als auch die Suche nach Leben selbst. Beim Studium der präbiotischen Chemie und dem Beginn des Lebens auf der Erde werden Modelle von Vorgängen aufgestellt, die wahrscheinlich stattgefunden haben und immer wieder im Universum stattfinden werden. Die Theorien der chemischen Evolution haben zu erklären versucht, wie biologisch bedeutende Verbindungen entstanden sein könnten. Ein Hauptziel ist es, die Natur der für die Bildung von Proteinen und Nucleinsäuren (Abschnitt **18–B** und **18–C**) erforderlichen Bausteine zu enträtseln. Einen Anfangspunkt für die Chemie würden die Verbindungen darstellen, die in der primitiven Erdatmosphäre oder Uratmosphäre vorhanden waren. Allgemein stimmt man darin überein, daß die primitive Atmosphäre reduzierend war; d. h. Oxidationsreaktionen waren nicht möglich. Zwei mögliche Mischungen könnten NH_3, H_2, CH_4 und N_2 oder CH_4, NH_3 und H_2O gewesen sein. Die erste könnte wahrscheinlich bis zu 1 Billion Jahren existiert haben. Freier Sauerstoff könnte möglicherweise aus der Photodissoziation des Wassers (Gleichung **19–4**) in der oberen Atmosphäre und aus einem photochemischen Vorgang (Abschnitt **6–E**) entstanden sein. Der letztere Vorgang kann wahrscheinlich nur stattgefunden haben, wenn eine Ozonschicht, die das tödliche ultraviolette Licht herausfiltert, in der oberen Atmosphäre gebildet wurde (Abschnitt **6–E**). Es gibt auch einen Grund für die Annahme, daß Formaldehyd $H_2C = O$ verhältnismäßig früh in der Geschichte der Erde gebildet wurde.

Die Hauptenergiequellen für die Synthese organischer Moleküle waren anfänglich ultraviolettes Licht, ionische Strahlung (Kapitel **17**), elektrische Entladung und Wärme. Die Quellen hierfür sind: Sonne, radioaktive Substanzen auf der Erde, Blitze, Vulkane und sogar Meteorite. Die von ultraviolettem Licht zur Verfügung stehende Energie ist 100mal größer oder noch mehr als die von der nächst stärkeren Quelle. Ebenso ist geschätzt worden, daß der Fluß (Lichtmenge pro Zeiteinheit) ultravioletten Lichts verschiedener Wellenlängen in der Uratmosphäre sehr hoch gewesen ist. Moleküle, die im Weltraum gefunden wurden, sind:

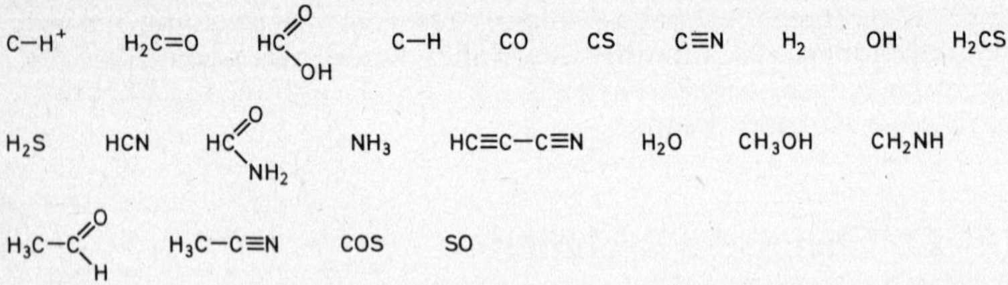

Es ist bemerkenswert, wie komplex einige sind; viele enthalten Kohlenstoff — die Grundlage unseres Lebens. Die meisten dieser Moleküle sind in den „Staubwolken" der Milchstraße gefunden worden.

Die Temperatur in diesen Wolken ist auf −243 ° bis −269 ° C geschätzt worden. Weiterhin hat man ermittelt, daß es nur 1 bis 10 Moleküle/ccm im Weltraum gibt, während auf der Erde eine durchschnittliche Dichte in der Atmosphäre von ungefähr 10^{16} Molekülen/ccm gefunden wird – ein nahezu perfektes Vakuum im Weltraum! Auf jeden Fall gibt es Moleküle im Weltraum, die eine Basis für eine chemische Evolution liefern könnten. Auf oder in der Nähe von Planeten existieren andere Molekülarten, und sie liegen in höheren Konzentrationen vor.

In der folgenden Diskussion werden wir uns hauptsächlich mit photochemischen Reaktionen beschäftigen. Wir werden aber von Zeit zu Zeit auch andere Reaktionstypen zum Vergleich besprechen. Sowohl Mischungen von CH_4, NH_3 und H_2O als auch von CH_2O, NH_3 und CO_2 wurden mit ultraviolettem Licht bestrahlt. Dabei sind einige Aminosäuren – die Bausteine für Proteine – gebildet worden (Glycin, Alanin und Valin; siehe Abschnitt **18–B**). Elektrische Entladung, ionisierende Strahlung und Erhitzen ähnlicher Mischungen haben ebenfalls zur Bildung von Aminosäuren geführt. Über den Bildungsmechanismus von Aminosäuren unter diesen Bedingungen ist wenig bekannt. Man vermutet, daß zuerst Aldehyde und HCN gebildet werden, die sich dann mit Ammoniak in wäßriger Lösung umsetzen.

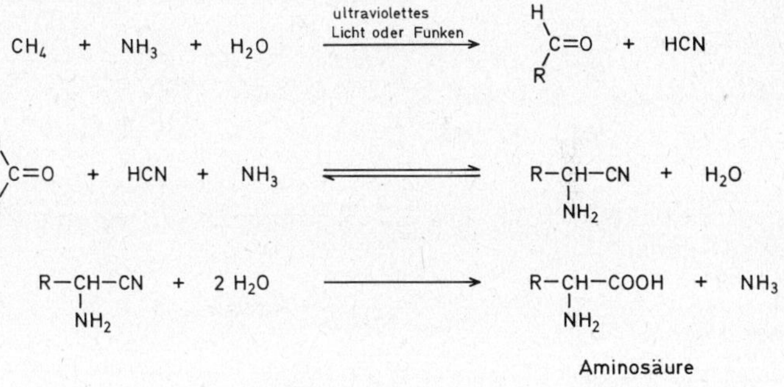

Purin- und Pyrimidinbasen (Abschnitt **18–C**) sind in CH_4, NH_3 und H_2O Mischungen und in HCN Lösungen durch ultraviolette und ionisierende Strahlung synthetisiert worden. Diese Basen sind die Bausteine für Nucleoside und Nucleotide, die wiederum die Grundeinheiten für Nucleinsäuren darstellen. Es ist ebenfalls wenig über den Bildungsmechanismus unter diesen Bedingungen bekannt. Jedoch sind offensichtlich HCN und die Produkte der HCN Polymerisation wichtige Zwischenstufen:

19—10a $CH_4 + NH_3 + H_2O \xrightarrow{\text{ultraviolettes Licht oder Funken}} HCN$ + andere Produkte

19—10b

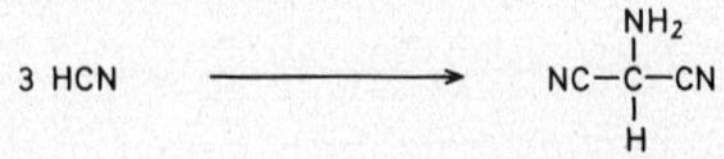

19—10c

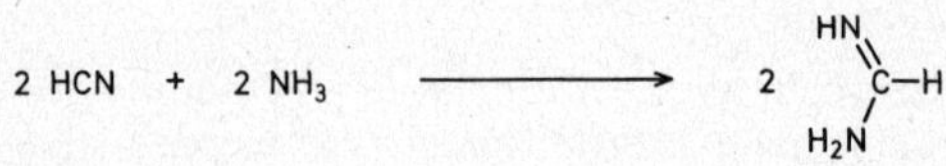

19—10d

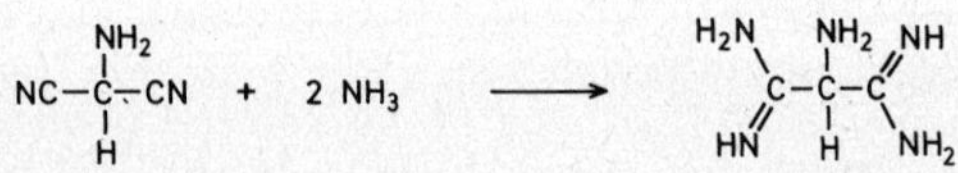

19—10e

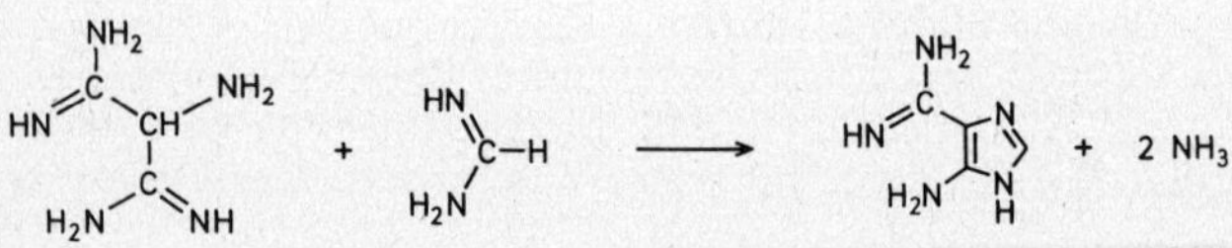

19—10f

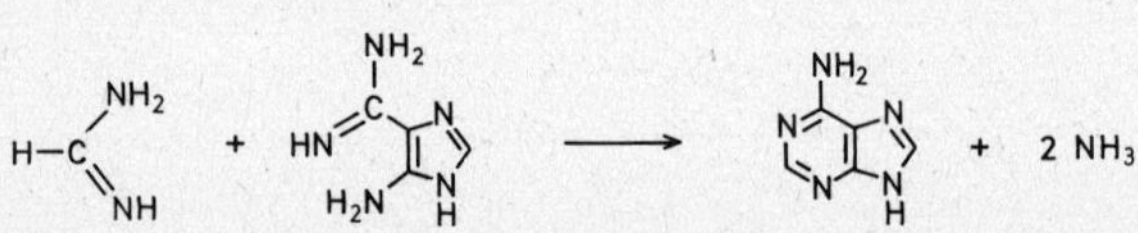

Die Gesamtreaktion kann wie in Gleichung **19—11** vereinfacht geschrieben werden

19—11

$$5\ HCN \xrightarrow[\text{von } NH_3]{\text{in Gegenwart}} \text{Adenin}$$

Ein HCN Tetrameres, entweder *cis* oder *trans*,

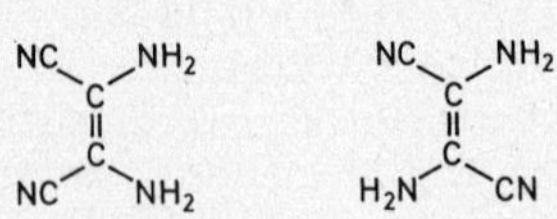

cis *trans*

ist ebenfalls ein möglicher Vorläufer. Es besteht die Möglichkeit, daß Photonen sowohl die Umwandlung zwischen den *cis* und *trans* Formen als auch die Bildung eines Zwischenproduktes (ein Imidazolderivat) bewirken können.

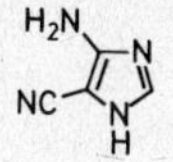

Das Imidazolderivat kann sich weiter zu Purinbasen umsetzen. Beginnend mit dem HCN Tetrameren verläuft die Reaktion wahrscheinlich wie folgt

19—12

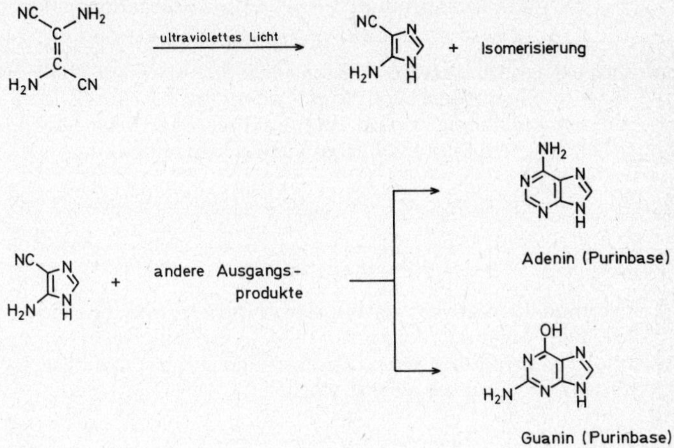

Besonders geht aus den Gleichungen **19—10** bis **19—12** die offenbare Bedeutung von HCN hervor. Es sei daran erinnert, daß dieses Molekül im Weltraum gefunden wird und auch im Kometenschweif vorzukommen scheint. Cyanid ist wegen der Kohlenstoff-Stickstoff-Dreifachbindung sehr stabil gegen chemische Zersetzung.

Die Kenntnisse über die Synthese von Monosacchariden (Zuckern) sind noch nicht soweit fortgeschritten wie die für Aminosäuren und Nucleoside. Neue Ergebnisse zeigen, daß die ultraviolette Bestrahlung von Formaldehyd in wäßriger Lösung, in Gegenwart eines Katalysators wie MgO, Monosaccharide (Pentosen und Hexosen) liefert.

$$CH_2O \text{ (wäßrige Lösung)} \xrightarrow[\text{Katalysator}]{\text{ultraviolettes Licht}} \text{Pentosen} + \text{Hexosen}$$

Erhitzen von Formaldehydlösungen in Gegenwart von Erdalkalihydroxiden ergaben ebenfalls eine Mischung von Zuckern. Der Mechanismus ist nicht bekannt; der folgende Weg wäre eine Möglichkeit

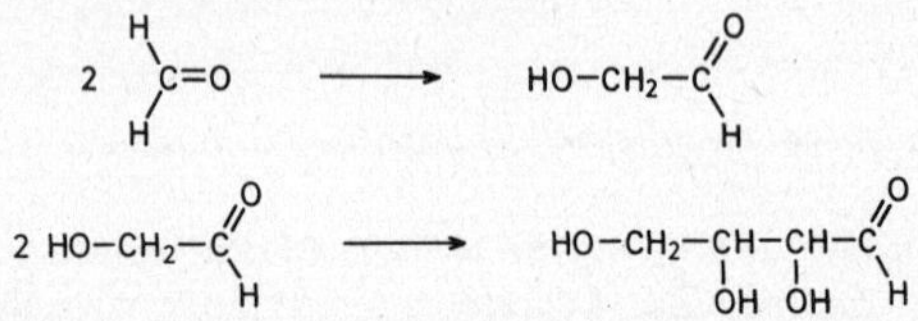

ein C_4-Zwischenprodukt

2 C_4-Zwischenprodukte ⟶ C_8-Zwischenprodukt

C_8-Zwischenprodukt ⟶ C_3- und C_5-Zucker

Kürzlich ist jedoch gezeigt worden, daß das Erhitzen von Formaldehyd-Gas in Gegenwart von MgO oder ZnO keine Zucker bildet. Stattdessen entstehen andere interessante organische Moleküle, die selbst für die chemische Evolution wichtig sein könnten

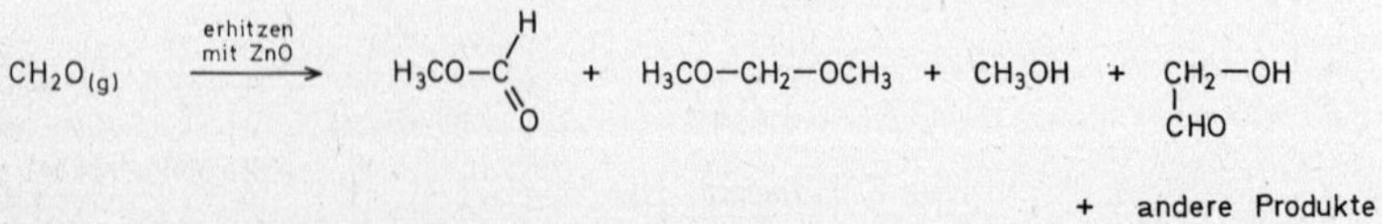

Nur geringe Erfolge hat es bei der Synthese von Nucleosiden und Nucleotiden gegeben (Abschnitt **18–C**). Ein Nucleosid ist durch die ultraviolette Strahlung eines Zuckers und einer Purinbase in wäßriger Phosphatlösung hergestellt worden.

19–13

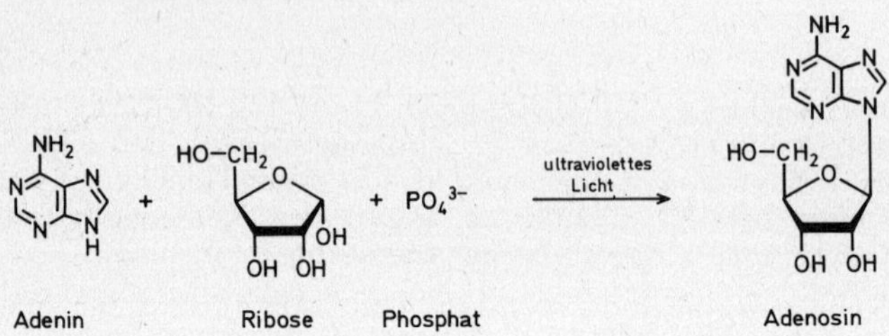

Ribose wird in Gleichung **19–13** in der cyclischen Form dargestellt, obwohl in Wasser ein Gleichgewicht mit einer geringen Menge der offenkettigen Form vorliegt:

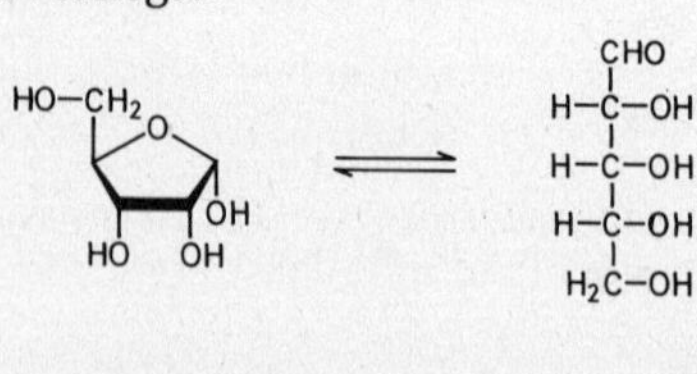

In den meisten Fällen scheinen die Bedingungen, die zur Bildung von Nucleosiden und Nucleotiden benutzt werden, nicht mit den Bedingungen der primitiven Erde vergleichbar zu sein.

Im Fall der Polypeptide wurden viele Versuche unter Beteiligung von Hitze als Energiequelle unternommen. Einige Erfolge konnten bei der Herstellung von Polymeren in Abwesenheit von Wasser durch Erhitzen der Aminosäuren erzielt werden. Kürzere Polypeptide sind durch elektrische Entladung und ionisierende Strahlung einiger Aminosäuren hergestellt worden. Durch ultraviolette Bestrahlung von Aminosäuren sind Di- und Tripeptide gebildet worden. Sowohl ionisierende und ultraviolette Strahlung als auch elektrische Entladung in Methan-Ammoniak-Wasser-Mischungen haben zur Bildung von Polypeptiden geführt. Die Mechanismen sind in den meisten Fällen unbekannt.

19—D. Photosynthese

Die Photosynthese findet in zwei Teilen statt: *Lichtreaktion* und *Dunkelreaktion.* Wir werden die Dunkelreaktion hier nicht besprechen, da sie schon in Abschnitt **18—6** diskutiert wurde. Zur Dunkelreaktion gehört die Bindung von CO_2, die letzten Endes zu Zuckern führt. Die Dunkelreaktion ist in Einzelheiten ausgearbeitet worden. Dagegen ist die Lichtreaktion, an der einige photochemische Reaktionen beteiligt sind, noch nicht vollständig aufgeklärt. Die wesentliche Reaktion ist die Absorption von Licht durch Chlorophyll. Die Lichtenergie wird in chemische Energie umgewandelt. Weiterhin gibt es offenbar zwei photochemische Systeme: in einem findet die Sauerstoffabgabe statt und im anderen eine Photoreduktion, die letztlich zur Bindung von CO_2 führt. Was über diese beiden Vorgänge bekannt ist, wird in Kürze besprochen. Die wichtige Gesamtreaktion lautet dann

19—14 $$6\,CO_2 + 12\,H_2{}^{18}O \xrightarrow[\text{Chlorophyll}]{\text{Licht und}} C_6H_{12}O_6 + 6\,{}^{18}O_2 + 6\,H_2$$

(Glucose und andere Zucker)

Gleichung **19—14** ist mit dem ^{18}O Sauerstoffisotop geschrieben worden, um zu zeigen, daß die O_2-Quelle Wasser und nicht CO_2 ist. Ein interessanter Punkt beim photochemischen Prozeß ist, daß das Verhältnis von entstandenem O_2 zu gebundenem CO_2 gleich eins beträgt. Die Photosynthese ist die Hauptquelle des Sauerstoffs, den wir einatmen. Die Verbrennungswärme (Kapitel **10**) von Glucose beträgt etwa 670 Kcal/Mol. Die Lichtenergie ist letzten Endes verbraucht und als chemische Energie in den Zuckern gelagert worden. Nur etwa 0,5 bis 3,5 % des Lichts, das auf ein Blatt trifft, findet

Verwendung bei der Photosynthese. Es sollte erwähnt werden, daß der Hauptanteil der Photosynthese auf der Erde von Algen und nicht von höheren Pflanzen vollzogen wird.

Das Pigment Chlorophyll ist ein Metallkomplex in dem ein Makromolekül oder Ligand (ein Porphyrinring) mit einem Magnesiumion koordiniert ist.

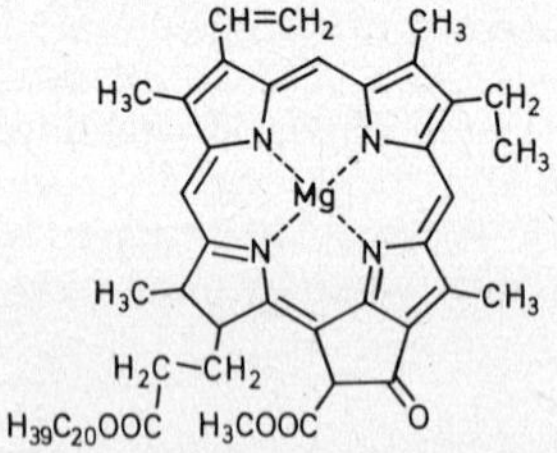

Es gibt zwei Chlorophyllarten, die sich hauptsächlich nur in der Substitution einer CHO durch eine CH_3 Gruppe unterscheiden. Chlorophyll hat eine grüne Farbe. Abbildung **19—7** zeigt die Absorptionsspektren von Chlorophyll-a und -b.

Es sei an unsere vorausgehenden Aussagen erinnert, daß zwei photochemische Systeme am Gesamtvorgang der Photosynthese beteiligt sind. Diese stehen durch Elektronenüberträger miteinander in Verbindung. Ein Schema mit den Hauptvorgängen ist in Abbildung **19—8** dargestellt.

Unsere Kenntnis der Reaktionen und Träger im System II ist besonders gering, obwohl einige Träger, die die Systeme I und II verbinden, bekannt sind. Ebenso ist der wahre Elektronenakzeptor (Träger) des Systems I nicht bekannt. Sowohl NADPH als auch ATP sind für die Bindung von CO_2 in der Dunkelreaktion erforderlich (Abschnitt **18—G**; III, S. 90).

19—E. Luftverschmutzung

In unserer Besprechung der Luftverschmutzung werden wir uns hauptsächlich mit den beteiligten photochemischen Reaktionen beschäftigen.

Es ist geschätzt worden, daß jährlich ungefähr 10^{12} Tonnen Substanzen jeglicher Art in die Erdatmosphäre eintreten. Nur etwa 0,05 % dieser Menge besteht aus den Aktivitäten der Menschen. In anderen Worten, etwa 99,95 % entstehen aus natürlichen Vorgängen.

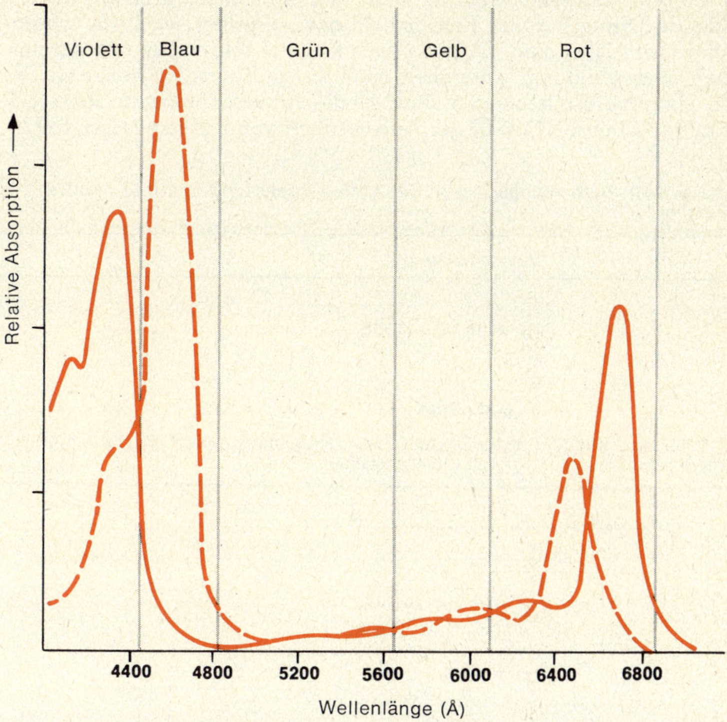

Abb. 19—7 Absorptionsspektrum von Chlorophyll-a (——) und Chlorophyll-b (- - -). Man sieht, daß die Hauptabsorption in den blauvioletten (4000—4800 Å) und den gelb-roten (5700—7000 Å) Bereichen liegt. Dies ergibt eine überwiegend grüne Farbe für Chlorophyll.

Jedoch sind die Substanzen menschlichen Ursprungs im allgemeinen in einem relativ kleinen geographischen Raum konzentriert. Allgemein handelt es sich bei den chemischen Verbindungen, die von der Menschheit in die Atmosphäre emittiert werden, um relativ einfache Verbindungen; aber die Reaktionen, an denen diese Verbindungen teilnehmen, können sehr komplex sein. Es gibt fünf Klassen von Verunreinigungen, die 90 % und mehr der Verschmutzung in der Atmosphäre ausmachen. In Tabelle **19—1** sind Daten für diese fünf Klassen angegeben: CO; Kohlenwasserstoffe; NO_x, hauptsächlich NO und NO_2; SO_x, hauptsächlich SO_2; und feste Partikel.

Es besteht Übereinstimmung, daß der sich über großen Städten bildende „Smog" durch Primärreaktionen gebildet wird, die photochemischer Natur sind. Obwohl wir nicht alle Stufen der photochemischen „Smogbildung" verstehen, sind einige Tatsachen bekannt. Die drei Hauptvoraussetzungen sind: ① die Anwesenheit von Stickstoffoxiden (NO und NO_2), ② die Anwesenheit von Kohlenwasserstoffen,

Tabelle 19–1 Verbindungsklassen der Luftverschmutzung und ihre relative Häufigkeit

Verschmutzung	%
CO	43,6
Kohlenwasserstoffe	13,5
NO_x	7,2
SO_x	13,4
feste Partikel	12,3

[1] Die Summe der fünf aufgeführten Verunreinigungen entspricht 90 % der Gesamtverschmutzung, die durch die Menschheit erfolgt.

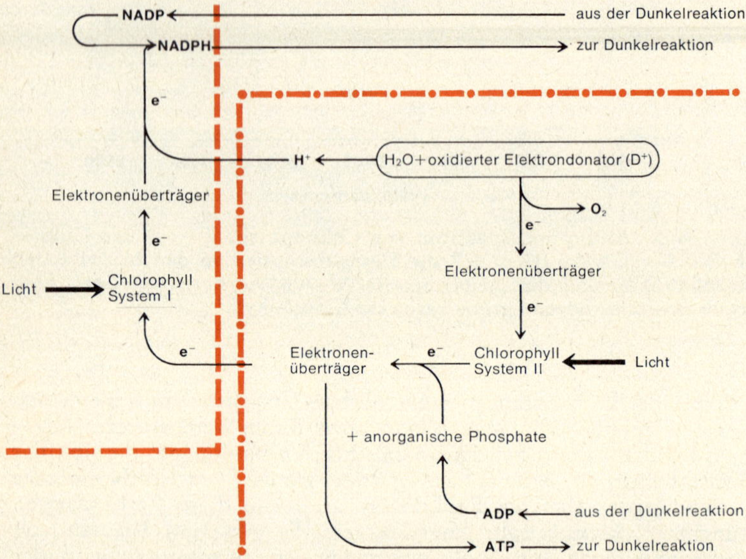

Abb. 19—8 Die Lichtreaktion der Photosynthese mit den beiden Photosystemen. System I (- - -); System II (- · - · -). ADP, ATP, NADP und NADPH sind in Abschnitten **18—F** und **18—G** diskutiert.

insbesondere aber von Olefinen auch Aldehyden, Ketonen und substituierten aromatischen Kohlenwasserstoffen (Kapitel 7) und ③ die Anwesenheit von Licht im Wellenlängenbereich zwischen 3000 und 4000 Å. Natürlich liefert die Sonne das Licht. Es ist vor kurzem gezeigt worden, daß CO die photochemischen Reaktionen der „Smogbildung" beschleunigt. Wir werden diesen Punkt später diskutieren.

Der bis heute beste Hinweis zeigt deutlich, daß an der ersten Reaktion in der Kette der Smogbildung eine photochemische Reaktion von NO_2 beteiligt ist,

19–15 $$NO_2 \xrightarrow{\text{Licht}} NO + O$$

Dieser folgen thermische Reaktionen (Gleichungen **19–16** und **19–17**)

19–16 $$O + O_2 \xrightarrow{\Delta} O_3$$

19–17
$$O_3 \text{ und } O + \text{Kohlenwasserstoffe} \xrightarrow{\Delta} \text{oxidierte Kohlenwasserstoffe}$$

Es sei daran erinnert, daß Ozon ein starkes Oxidationsmittel ist. Teilweise scheint es mit nach Gleichung **19–15** gebildetem NO zu reagieren, wobei mehr NO_2 entsteht.

19–18 $$O_3 + NO \longrightarrow NO_2 + O_2$$

Die O_3 Konzentration in stark verschmutzter Luft kann mehrere Zehntel ppm betragen. Abbildung **19–9** gibt die Ozon Konzentration der Luft über dem Großraum Los Angeles als Funktion der Tageszeit an. Man sieht, daß die Konzentration mit der Zeit zunimmt und dann abfällt. Dies stimmt damit überein, daß Ozon photochemischen Ursprungs ist. Vereint man Gleichungen **19–15, 19–16** und **19–18,** so erhält man Gleichung **19–19**

19–19 $$NO_2 + O_2 \underset{\Delta}{\overset{UV}{\rightleftharpoons}} NO + O_3$$

Dementsprechend ist nur eine geringe, aber stetige Konzentration von O_3 zu erwarten. Wenn jedoch NO zu NO_2 ohne Beteiligung von O_3 oxidiert werden kann, dann kann sich O_3 anreichern und an anderen Reaktionen, wie z. B. in Gleichung **19–17** teilnehmen. Oxidation von NO zu NO_2 kann auch ohne O_3 durch die Zwischenprodukte aus Reaktion **19–17** stattfinden; die Reaktionsfolge führt zu oxidierten Kohlenwasserstoffen. Sowohl die Reaktionen, die zur Bildung von NO_2 ohne Ozon führen, als auch die Reaktionen **19–15, 19–16** und **19–18** sind schematisch in Abbildung **19–10** dargestellt. Man sieht, daß NO an zwei Stellen reagieren kann, d. h. mit zwei verschiedenen Zwischenprodukten in der Oxidationsreaktion von Kohlenwasserstoffen unter NO_2 Bildung ohne O_3; daher kann sich O_3 ansammeln.

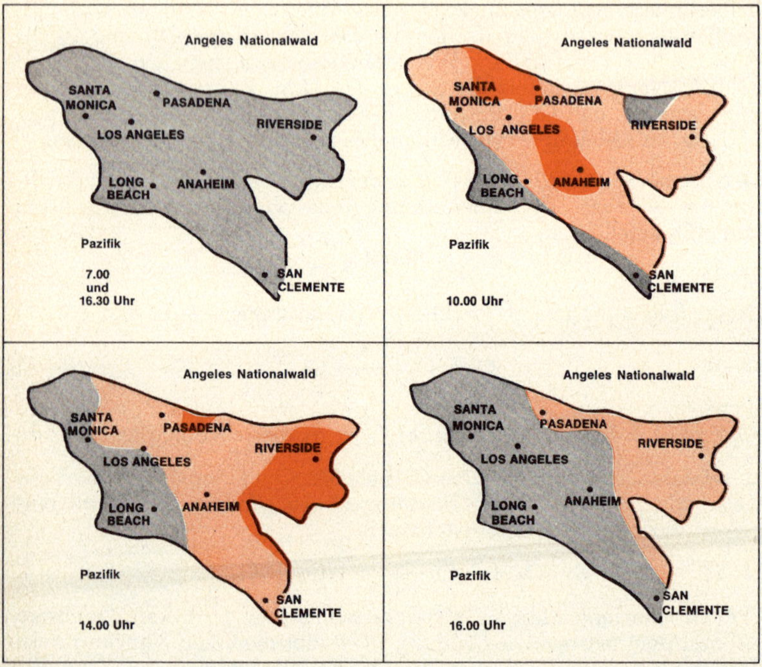

Abb. 19—9 Luftverschmutzung (Computerdarstellung) im Großraum Los Angeles. Grau: Ozongehalt kleiner als 0,08 ppm; schwach braun: Ozongehalt 0,08 bis 0,27 ppm; dunkelbraun: Ozongehalt größer als 0,27 ppm. (Übernommen aus Sunday Press-Enterprise vom 15. August 1971, Riverside, California).

Das so angereicherte O_3 kann mit Kohlenwasserstoffen reagieren. Zusätzlich kann O_3 mit anderen Verbindungen, wie z. B. Gummi reagieren, wodurch dieser brüchig wird. Ozon reagiert ferner als allgemeines Oxidationsmittel in Reaktionen, wie z. B. mit Anstrichen und stellt ein starkes Reizmittel für den Menschen dar. Entstehender Formaldehyd CH_2O ist ebenfalls ein Reizstoff; dieser kann weiterhin an photochemischen Reaktionen teilnehmen. Einige Radikale in der Kohlenwasserstoffsequenz (rechte Seite in Abbildung **19—10**) können mit SO_2 unter Bildung eines Aerosols (Abschnitt **12—J**) reagieren.

$$SO_2 \xrightarrow{\text{Kohlenwasserstoff-radikale}} SO_3 \xrightarrow{H_2O} H_2SO_4$$

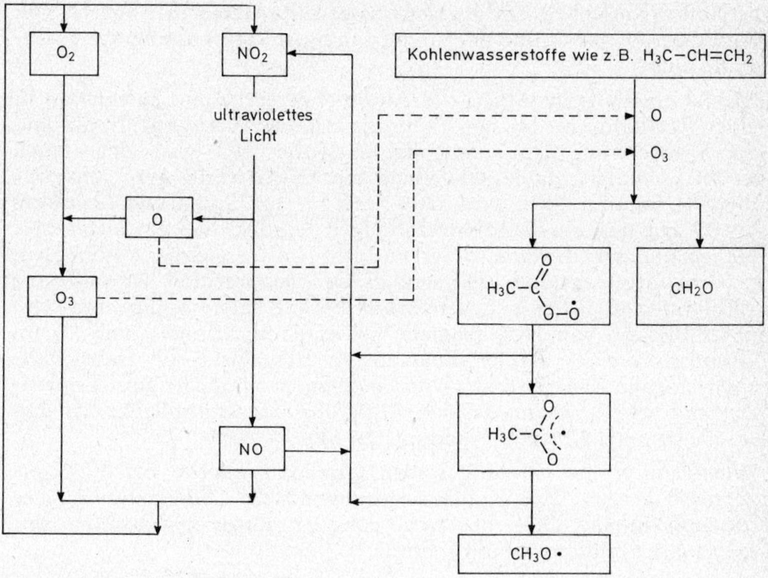

Abb. 19—10 Photochemische Reaktionen bei der „Smogbildung" (nicht alle möglichen Reaktionen in der Kohlenstoffsequenz sind dargestellt).

H_2SO_4 ist natürlich eine starke Säure, die Substanzen beschädigt und als Reizmittel auf die Menschen wirkt.

Schließlich wird noch die komplexe organische Verbindung Peroxyacetylnitrat (Substanz B in Gleichung **19—20**) im „Smog" gebildet.

19—20

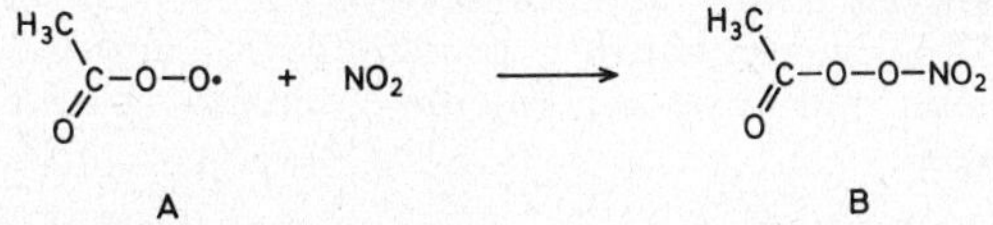

Diese Substanz zusammen mit anderen Peroxyacylnitraten, O_3, NO_x- und SO_x-Verbindungen sind hauptsächlich für die Entzündung von Augen, Nase und Hals verantwortlich. Weiterhin sind die Peroxyacylnitrate biologisch sehr reaktiv, sie können bei Konzentrationen im Bereich von 10 ppm zu Ernteschäden führen und Enzyme inaktivieren. Zu den Kohlenwasserstoffen, die die höchste Reaktivität bei der „Smogbildung" besitzen, einschließlich der Fähigkeit, Peroxyacylnitrate zu bilden, gehören Olefine und aromatische Kohlenwasserstoffe (Kapitel 7). Die Kohlenwasserstoffe treten in Abgasen von Automobilen auf Grund der unvollständigen Verbrennung des Treibstoffs auf.

NO ist ebenfalls im Abgas der Automobile enthalten. Es entsteht in einer Reaktion von N_2 mit O_2 unter erhöhter Temperatur während der Verbrennung des Treibstoffs im Motor. NO wird sehr schnell zu NO_2 oxidiert, das anschließend am Primärschritt der „Smogbildung" teilnimmt. NO_2 wird dann natürlich auf Grund von Gleichung **19—18** regeneriert. Es ist vorgeschlagen worden, daß ein angeregter Singulett-Zustand von O_2, der natürlich im Vergleich zu normalem sich im Grundzustand befindenden O_2 energiereicher ist und eine verhältnismäßig lange Lebensdauer besitzt, ursprünglich mit NO unter Bildung von NO_2 reagiert. Es sei daran erinnert, daß O_2 im Grundzustand ein Triplett-Zustand ist (Abschnitt **6—E**). Daher vollzieht sich die Reaktivierung vom angeregten Singulett zum Triplett-Zustand sehr langsam, da eine Änderung der Multiplizität der Zustände beteiligt ist (siehe Abschnitt **19—A**).

Wie schon früher erwähnt, haben kürzlich erhaltene Forschungsergebnisse gezeigt, daß Kohlenstoffmonoxid die „Smogbildung" beschleunigen kann. Diese Beschleunigung tritt durch eine Reaktion ein, die zu einer Bildung von NO_2 führt.

19—21 $$CO + O_2 + NO \longrightarrow CO_2 + NO_2$$

Sowohl die Reaktion in Gleichung **19—21** als auch die unter Beteiligung von O_2 im Singulett-Zustand liefern mehr NO_2, das wiederum auf Grund von Gleichung **19—15** die „Smogbildung" einleiten kann.

Es sind bereits Todesfälle verzeichnet worden, wenn die Atmosphäre einen ungewöhnlich hohen Verschmutzungsgrad zeigt. Es gibt laufend Beweise, daß Verschmutzungen zu chronischen Atembeschwerden, Herzkrankheiten und Lungenkrebs führen oder dazu beitragen können. Es ist daher sehr wichtig, daß einige ehrgeizige Wissenschaftler ihre Gedanken und Talente dieser Aufgabe — der weiteren Aufklärung der Reaktionen bei der „Smogbildung" und Luftverschmutzung — widmen und Lösungen für die Vermeidung solcher Reaktionen vorschlagen.

19—F. Strahlungsschäden einiger Biomoleküle

In diesem Abschnitt werden wir uns mit der Wirkung von ultravioletter und energiereicherer Strahlung, wie z. B. Röntgen- und γ-Strahlen, auf biologisch wichtige Moleküle beschäftigen.

Die Bestrahlung von DNS mit ultraviolettem Licht hat verschiedene photochemische Änderungen der DNS zur Folge, die, wie bekannt, biologische Wirkung haben. Hierzu gehören die Hydratationsprodukte von Basen, die Dimerisation der Pyrimidinbasen (Abschnitt **18—C**; III, S. 72), lokale Denaturierung (Konformationsänderung), Kettenbrüche und intermolekulare Vernetzung, wie z. B. bei Proteinmolekülen. Verschiedene Veränderungen in Proteinen und DNS sind schematisch in Abbildung **19—11** dargestellt. Die bedeutendsten Folgen sehr energiereicher Strahlen (Röntgen- und γ-Strahlen) sind Brüche der Wasserstoffbrückenbindungen, Kettenbrüche und Abbau der Basenbestandteile. Die Hauptfolgen solcher DNS-Schäden bestehen in der Schwächung der DNS-Replikation oder in der kontinuierlichen Replikation, jedoch mit einer sehr hohen Fehlersequenz in der Basenordnung. Daher besteht die Möglichkeit der Mutantenbildung, der Beeinträchtigung der Beweglichkeit (wie in Paramecia), der verspäteten oder modifizierten Zellteilung, des Angriffs auf den Zellenmetabolismus und der Zellabtötung. Es ist erwähnenswert, daß es auch möglich ist, Schäden in vivo (im lebenden System) zu reparieren. Manchmal können äußere Einflüsse, wie z. B. Bestrahlung mit anderen Wellenlängen als der, die den Schaden verursachte, zur Behebung der Beschädigung führen. RNS wird auch durch Bestrahlung beschädigt, z. B. können Hydratation, Dimerisierung und Proteinvernetzung eintreten. Diese Schäden haben eine Inaktivierung der RNS (oder eines Virus) zur Folge.

Bevor wir die Photochemie der Proteine diskutieren, werden wir kurz auf die photochemischen Reaktionen der Aminosäuren, die Bestandteile der Proteine, eingehen. Cystin mit einer Disulfidbindung zeigt eine photochemische Spaltung der S—S Bindung:

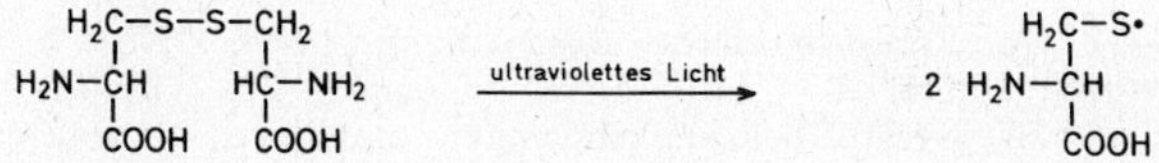

Cystin

Phenylalanin geht auch eine photochemische Veränderung ein; hier ist aber die Freisetzung von CO_2 die vorherrschende Reaktion. (Abspaltung der —COOH-Gruppe).

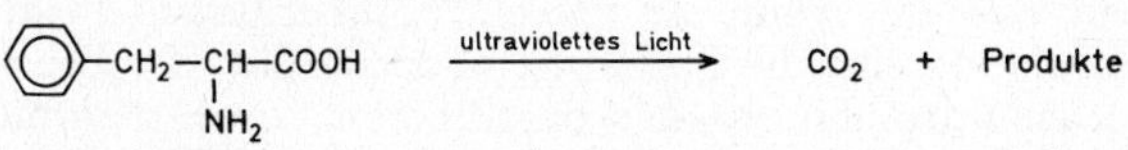

Phenylalanin

Andere Aminosäuren, wie z. B. Tryptophan, Tyrosin und Histidin gehen photochemische Reaktionen (Bestrahlung bei 2537 Å) ein, wobei der Effekt für Histidin besonders klein ist.

Wir können die Reaktionen, die durch Bestrahlung von Proteinen eintreten, in Gruppen einteilen: ① Depolymerisation (Kettenbrüche)

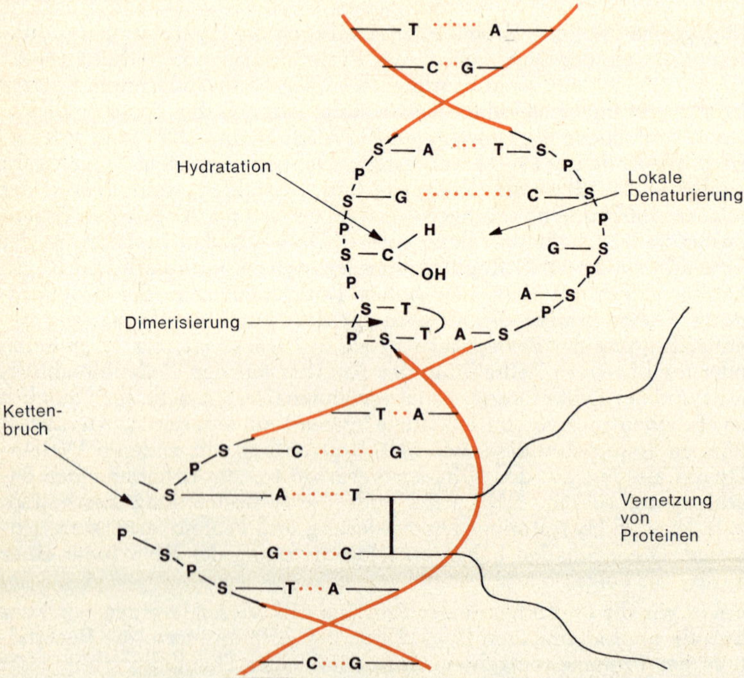

Abb. 19—11 A. Photochemische Beschädigung von DNS; S = Zucker, P = Phosphatgruppe, A = Adenin, G = Guanin, T = Thymin und C = Cytosin. Die Wasserstoffbrückenbindungen sind durch gepunktete Linien dargestellt.

und Polymerisation, ② Enzym Deaktivierung und ③ Denaturierung. Die Peptidbindung selbst kann ebenfalls durch Absorption von Licht gebrochen werden. Wenn ein Protein darüberhinaus Cystin enthält, führt die photochemische Spaltung, hauptsächlich der Bruch der S—S Bindung, zum größten Schaden des Proteins, wenn man mit Wellenlängen von ≥ 2537 Å bestrahlt. Der Grad der Inaktivierung eines cystinhaltigen Enzyms ist ungefähr der vorhandenen Cystinmenge proportional. Offensichtlich ist die Modifikation der Proteine von größerer Bedeutung bei der biologischen Inaktivierung als die von DNS.

Die Hauptwirkung sehr energiereicher Strahlung, wie z. B. Röntgen- und γ-Strahlen und auch α- und β-Teilchen, besteht zum größten Teil

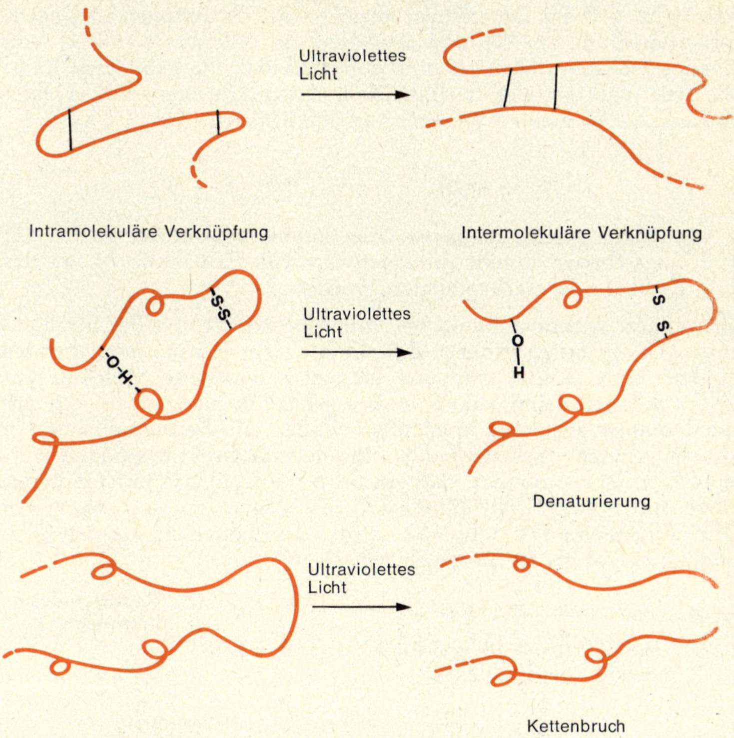

Abb. 19—11 B. Photochemische Schäden an Proteinen.

in der Ionisation als in der Bildung von angeregten Zuständen, wie bei der Bestrahlung mit Licht. Beim Ionisationsvorgang werden positive Ionen und Elektronen gebildet. Die ausgestoßenen Elektronen können weitere Ionisation verursachen oder eingefangen werden. Die gebildeten positiven und negativen Molekülionen, besonders aber die positiven, sind sehr reaktiv. Sehr oft entsteht der Strahlungsschaden nicht direkt am gelösten Stoff, sondern dadurch, daß ein Lösungsmittelmolekül zersetzt wird und dessen Fragmente dann das gelöste Molekül angreifen. Beispielsweise ergibt H_2O in Gegenwart ionisierender Strahlung die folgenden Reaktionen

19—22 $$H_2O + \text{ionisierende Strahlung} \longrightarrow H\cdot + \cdot OH$$

19—23 $$H_2O + O_2 + \text{ionisierende Strahlung} \longrightarrow HO_2\cdot + \cdot OH$$

Man sieht, daß ein Unterschied zwischen den Reaktionen in Gegenwart (Gleichung **19—23**) und Abwesenheit (Gleichung **19—22**) von Sauerstoff besteht. Man erkennt weiterhin, daß die gebildeten Radikale sehr reaktive Spezies sind. Die aus dem Lösungsmittel gebildeten Radikale können ein gelöstes Molekül RH angreifen

$$3\,RH + HO_2\cdot \longrightarrow 3\,R\cdot + 2\,H_2O$$

R· kann dann weiter reagieren. Die Empfindlichkeit der Zellen auf Strahlungsschäden nimmt in Gegenwart von Sauerstoff zu, da das $HO_2\cdot$ Radikal sehr stark oxidierend wirkt.

Ein weiterer wichtiger Punkt bei Strahlungsschäden ist der Strahlenschutz. Es sei daran erinnert, daß die aus dem Wasser entstehenden Radikale sehr reaktiv sind und biologisch wirksame Moleküle angreifen können. Sind jedoch andere Moleküle vorhanden, die mit den Radikalen reagieren können, so würden wir die Biomoleküle vor Schaden schützen. Selbst wenn ein Biomolekül direkt beschädigt worden ist, so ist es möglich, daß ein Schutzmolekül das entsprechende Atom zum beschädigten Biomolekül übertragen und so reaktivieren kann. Allgemeine Darstellungen solcher Reaktionen sind in den Gleichungen **19—14** bis **19—27** gegeben

19—24 $$\underset{\text{Biomolekül}}{RH} \xrightarrow[\text{(α-, β-, γ- und Röntgenstrahlen)}]{\text{energiereiche Strahlung}} \underset{\text{freie Radikale}}{R\cdot + H\cdot}$$ (Reaktion des Biomoleküls)

19—25 $$R\cdot \xrightarrow{+R\cdot} R{-}R \quad \text{(Vernetzung)}$$
$$R\cdot \xrightarrow{+O_2} RO_2\cdot \quad \text{(Oxidation)}$$

19—26 $$R\cdot + \underset{\text{Schutzmolekül}}{P{-}H} \longrightarrow R{-}H + P$$ (Restauration des Biomoleküls)

In Gleichung **19—26** schirmt das Schutzmolekül das Biomolekül vor Schäden durch Abgabe eines Wasserstoffatoms ab. Das direkt angegriffene Biomolekül, das anderweitige Abbaureaktionen eingehen kann (Gleichung **19—25**), wird wieder hergestellt. Es bestehen auch andere Möglichkeiten; beispielsweise kann das Schutzmolekül mit den freien Radikalen, wie z. B. dem ·OH aus dem Wasser, reagieren

19—27 $$\cdot OH + P{-}H \longrightarrow \cdot P(OH){-}H$$ stabiles inaktives freies Radikal

Die Reaktion in Gleichung **19—27** schützt Biomoleküle vor Schäden, die durch den direkten Einfluß der Strahlung stattfinden. Verschiedene Molekültypen dienen als Schutz, wie z. B.

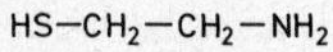

Cysteamin

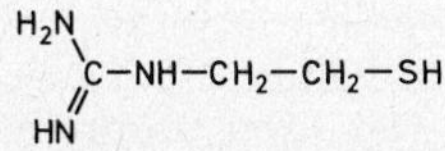

2-Mercaptoäthylguanidin

19—G. Strahlungsschäden bei synthetischen Polymeren

In Anbetracht der Diskussion über Biopolymere, ist es angebracht, kurz die Reaktionen von Licht und ionisierender Strahlung auf synthetische Polymere zu diskutieren. In Abschnitt **7—N** haben wir einige synthetische Polymere besprochen und deren Strukturen in Tabelle **7—6** (I, S. 266) angegeben.

Die Polymere in Tabelle **7—6** werden auf Grund ihrer individuellen Struktur unterschiedlich von Licht des Bereichs 3000—3800 Å angegriffen. Dies ist wichtig, da Sonnenlicht diese Wellenlängen enthält; Polymere wie Polyäthylen, Polypropylen und Polyvinylchlorid sind Alkan-ähnliche Verbindungen und sollten kein Licht im Bereich von 3000—3800 Å absorbieren, sondern Absorption sollte bei viel kürzeren Wellenlängen stattfinden. Wir werden dies in Kürze diskutieren.

Ultraviolette und ionisierende Strahlung kann zu Kettenbrüchen, Eliminierung von kleinen Molekülen, Bildung von ungesättigten Stellen in der Polymerkette, Depolymerisation, erhöhter Polymerisation und Oxidation des Polymeren in Gegenwart von O_2 führen. Viele dieser Reaktionen treten auch bei natürlichen Polymeren wie DNS und Proteinen auf (Abschnitt **19—F**). In den meisten Fällen, in denen kein Licht vom Polymeren absorbiert werden sollte, ist es ziemlich sichergestellt, daß Verunreinigungen anwesend sind. Oft sind diese Verunreinigungen nur geringfügig modifizierte Polymere, wie z. B.

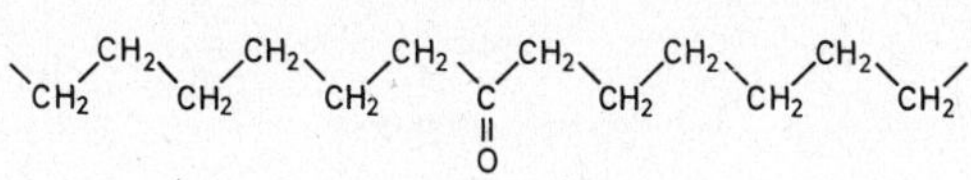

verunreinigtes Polyäthylen

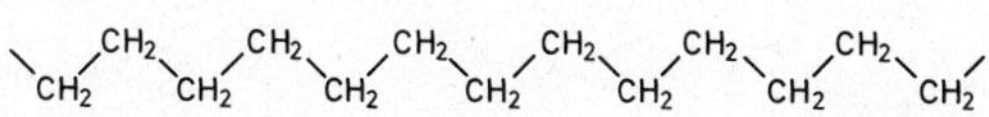

Polyäthylen

Die Verunreinigungen werden durch Licht im Bereich von 3000–3800 Å angeregt und greifen dann die Polymerketten an.

Genau wie bei den natürlichen Polymeren besteht die Möglichkeit, synthetische Polymere vor Licht (und thermischem) Abbau zu schützen. In vielen Fällen ist es wünschenswert, die Polymere durchsichtig und farblos zu halten. Schutzverbindungen werden beigemischt, die nur ultraviolettes Licht absorbieren (und daher nicht gefärbt sind). Eine solche Verbindung ist:

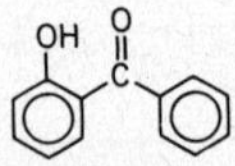

Allgemein besitzen diese Schutzmoleküle (auch Stabilisatoren genannt) eine doppelte Funktion. Sie absorbieren ultraviolettes Licht und wirken daher als eine Schutzschicht für die Polymere und erniedrigen die Lichtmenge, die von den schädlichen Verunreinigungen absorbiert wird. Stabilisatoren können auch Energie von einem angeregten Polymermolekül oder einer angeregten Verunreinigung übernehmen; die Energie wird vom Polymermolekül oder von der Verunreinigung auf den Stabilisator übertragen und der Abbau des Polymeren wird vermieden. In beiden Fällen muß das Schutzmolekül die Fähigkeit besitzen, die Anregungsenergie zu zerstreuen, sodaß es selbst nicht zerstört wird. Falls Abbau eines Polymeren zu Radikalen entweder durch Licht oder Hitze (Gleichung **19–29**) stattfindet, müssen andere Schutzmoleküle vorhanden sein; diese reagieren mit den Radikalen und geben somit den anderen Polymolekülen einen Schutz (Gleichung **19–19**).

19–28

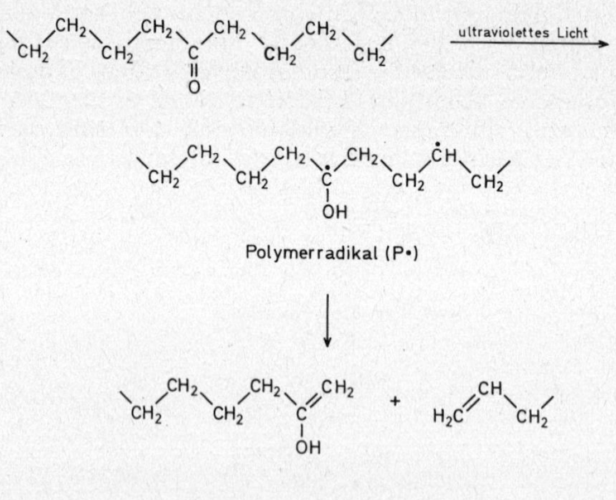

19—29

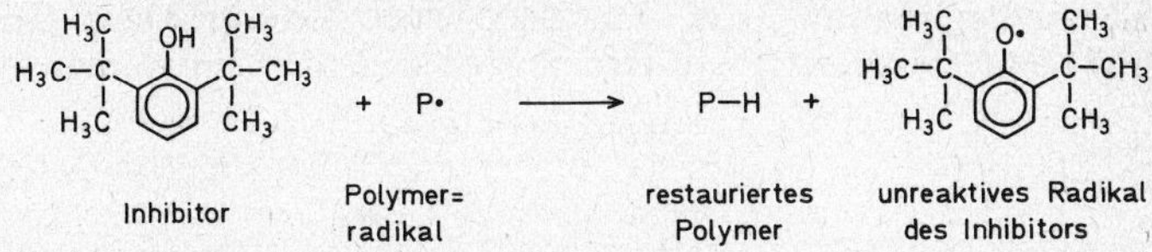

Dies ist ein ähnliches Konzept wie beim Schutzmechanismus für Biopolymere.

Da so viele Artikel, wie z. B. Teppiche im Freien, aus synthetischen Polymeren hergestellt werden, ist es von großer Bedeutung, Methoden zur Vermeidung der Zerstörung durch Sonnenlicht zu finden.

19—H. Phytochrom und Kontrolle des Pflanzenwachstums

Phytochrom ist ein blaues Photopigment, das aus einem Chromophor (Farbanteil) und Protein besteht. Die genaue Struktur von Phytochrom ist noch nicht bekannt. Zwei Formen dieses Pigments scheinen vorherrschend zu sein — eine absorbiert hauptsächlich bei 6600 Å und die andere bei 7300 Å. Die bei 6600 Å absorbierende kann in die 7300 Å Form mit rotem Licht umgewandelt werden. Ebenso kann die 7300 Å Form in die 6600 Å Form mit entferntem rotem Licht oder durch Wärme in Abwesenheit von Licht verwandelt werden.

19—30
$$P_{6600} \underset{\text{Licht (7000—8000 Å) oder Wärme}}{\overset{\text{Licht (5800—7000 Å)}}{\rightleftharpoons}} P_{7300}$$

P_{6600} und P_{7300} in Gleichung **19—30** stellen Phytochrome mit den Hauptabsorptionen bei 6600 Å und 7300 Å dar. Bestimmte Mengenverhältnisse dieser Phytochromformen bestimmen oder lösen die Keim-, Knospen- und Blütenbildung und andere Phänomena von biologischer Bedeutung aus. Wenn die Tage lang sind, überwiegt die 7300 Å Form. Sind die Tage kurz und die Nächte lang, so läßt die erhöhte Dunkelzeit die 6600 Å Form vorherrschen. Natürlich entsprechen diese Situationen in ihren Extremen dem Sommer und Winter. Eine Pflanze kann daher die Jahreszeit und deren Änderungen durch die relativen Mengen von P_{6600} und P_{7300} erkennen. Sie antwortet entsprechend durch Knospen und Blüten im Sommer.

Wie schon erwähnt, wird Keimbildung durch Phytochrome kontrolliert. Wird Salatsamen in der Dunkelheit aufbewahrt, so werden nur wenige Keime gebildet ($< 5\,\%$). Bestrahlt man sie jedoch mit Licht (5800—7000 Å), so werden fast 100 % keimen. Wenn man auf der anderen Seite die Samen mit Licht (7000—8000 Å) vor der Keimung bestrahlt, so werden nur sehr wenige ausschlagen. Wenn man auch die zu Beginn mit Licht von 5800—7000 Å bestrahlten Licht von 7000—8000 Å aussetzt, so werden wiederum nur sehr wenige keimen.

19—31

$$\text{Samen (dunkel, keine Keimbildung)} \xrightarrow[\text{gibt hauptsächlich } P_{7300}]{5800\text{—}7000\text{ Å Licht}} \text{Samen (100 \% Keime)}$$

$$\downarrow 7000\text{—}8000\text{ Å}$$

$$\text{Samen (dunkel, keine Keimbildung)} \xrightarrow[\text{gibt hauptsächlich } P_{6600}]{7000\text{—}8000\text{ Å Licht}} \text{Samen (keine Keimung)}$$

Man sieht aus diesen Experimenten (siehe Zusammenfassung in Gleichung **19—31**), daß die 7300 Å Form für die Auslösung des Keimvorgangs verantwortlich ist.

19-I. Photochromie und Thermochromie

Bei der *Photochromie* handelt es sich um eine reversible photochemische Umwandlung eines farblosen Moleküls in ein gefärbtes.

19—32

$$\text{farbloses Molekül} \underset{\substack{\text{Licht}_2 \\ \text{oder Wärme}}}{\overset{\text{Licht}}{\rightleftharpoons}} \text{farbiges Molekül}$$

Man sieht, daß die Rückreaktion **19—32** Licht einer verschiedenen Wellenlänge erfordert, aber auch thermisch ausgeführt werden kann. Der Vorgang der *Thermochromie* verläuft ähnlich; man benutzt jedoch für die Hinreaktion Wärme anstelle von Licht.

19—33

$$\text{farbloses Molekül} \underset{-\Delta}{\overset{+\Delta}{\rightleftharpoons}} \text{farbiges Molekül}$$

Sowohl in Gleichung **19—32** als auch in Gleichung **19—33** besteht die Möglichkeit, daß die Ausgangs- und die Endprodukte farbig sein können, aber mit unterschiedlichen Farben (wie die beiden Formen des Phytochroms in Gleichung **19—30**).

In den letzten Jahren sind bemerkenswerte Fortschritte bezüglich der Molekülarten, die Photo- oder Thermochromie zeigen, bezüglich des Mechanismus und bezüglich der Beschaffenheit der farbigen Produkte gemacht worden. Der Prozeß hat viele mögliche Anwendungen, einschließlich Photographie, Mikro-Abbildungen, automatischer Lichtschwächung (wie z. B. bei automatischen Sonnenbrillen) und Informationsspeicherung (wie im Computer). Es sei daran erinnert, daß die Vorgänge der Photo- und Thermochromie auf molekularem Niveau stattfinden, während die konventionelle Photographie unter Beteiligung von Silberhalogeniden von begrenzter Korngröße stattfindet. Daher kann die Auflösung oder Schärfe eines photographischen

Films möglicherweise in die Größenordnung der molekularen Dimensionen (10 Å) gebracht werden.

Die Farbintensität beim Vorgang der Photochromie hängt von der Zahl der umgewandelten Moleküle ab und daher von der Intensität des Lichts, das auf das photochrome Material fällt. Es besteht daher die Möglichkeit, Gläser zu produzieren, die die Farbe entsprechend der Lichtintensität ändern – automatische Sonnenbrillen würden im Hause fast durchsichtig sein, aber im Sonnenlicht würden sie eine dunkle Farbe annehmen. Für den photochromen Prozeß ist gewöhnlich ultraviolettes Licht erforderlich.

$$\text{farblos} \xrightleftharpoons{\text{ultraviolettes Licht}} \text{farbig}$$

Daher würden Gläser mit photochromem Material spezifisch die schädliche ultraviolette Strahlung der Sonne (oder andere Quellen) abschirmen. Ultraviolette Strahlung kann zu Schäden der Retina und

Tabelle 19–2 Einige photochrome Moleküle

Photochrome Moleküle	Gefärbtes Produkt	Farbe
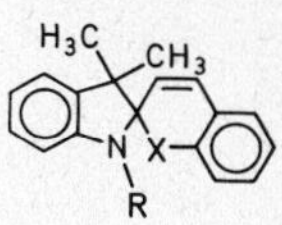 X = O,S	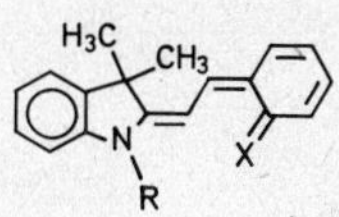	rot, blau, grün
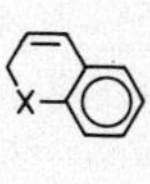 X = O,S,NH	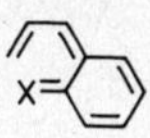	gelb, rot, grün, violett
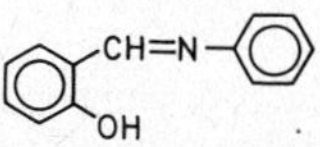	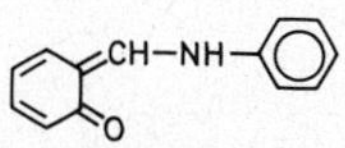	orange
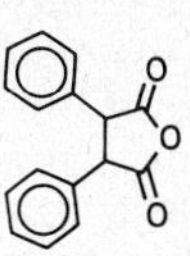	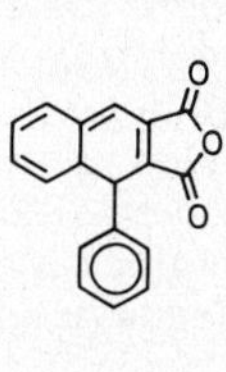	rot, orange

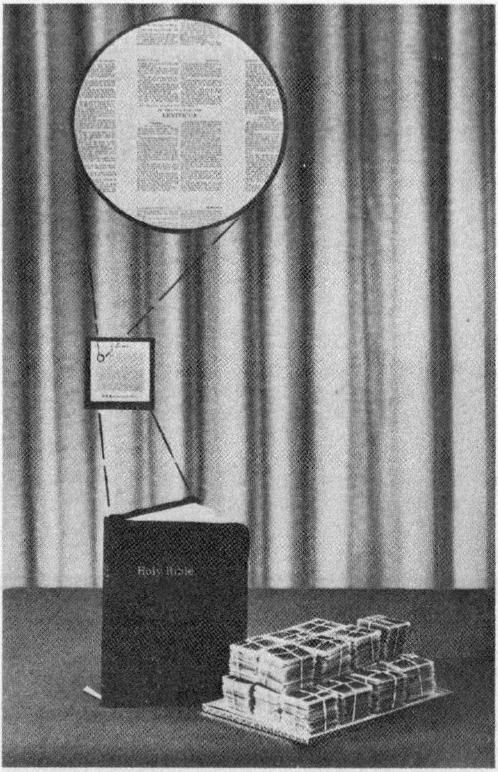

Abb. 19—12 Photochromisches Mikrobildverfahren; Reproduktion einer gesamten Bibel auf einem Stück Film von 12,5 cm^2. Die Anhäufung der Filmstreifen stellt 1900 Bücher dar. (Mit freundlicher Genehmigung der „Electronics Division, National Cash Register Company".)

möglicher Blindheit führen. Da natürlich die Gläser farbig werden, vermindert sich ebenfalls die Intensität des sichtbaren Lichts, das das Auge erreicht. Daher hat das photochrome Material letzten Endes eine doppelte Funktion. Der Gebrauch von Photochromismus und Thermochromismus für die Informationsspeicherung in einem Computer würde teilweise auf der schnellen und reversiblen Farbänderung basieren, die mit photochromen und thermochromen Materialien erhalten wird. Die Farbänderung ergibt eine „bit" Information wie magnetisiertes Eisen in einem Magnetband. Da der thermo- oder photochrome Vorgang ein molekulares Phänomen darstellt, könnten möglicherweise große Informationsmengen auf sehr kleinem Raum gespeichert werden. Abbildung **19–12** zeigt die Aufzeichnung einer gesamten Bibel (1245 Seiten) auf einem Film von nur etwa 12,5 cm^2. Wenn z. B. ein Wassermolekül photochrom wäre, dann bestünde die Möglichkeit, in 18 g Wasser (ungefähr 1 Eßlöffel voll) 6×10^{23} „bits" zu speichern.

Tabelle **19–2** gibt einige Moleküle und ihre substituierten Derivate, die Photochromie zeigen; ferner sind auch die Strukturen des gefärbten Produkts und die entsprechende Farbe aufgeführt. Einige

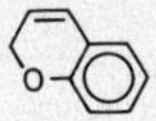

Chromenderivate kommen in der Natur, einschließlich in Blättern, vor. Es wird angenommen, daß solche Verbindungen bei verschiedenen biologischen Vorgängen eine Rolle spielen.

Anhang

A. Maßsystem

Die Grundeinheiten für Masse, Länge und Volumen im metrischen System sind Gramm (g), Meter (m) und Liter (l). Vielfache oder Bruchteile dieser Grundeinheiten werden durch vorangestellte Zahlwörter gekennzeichnet. Daher erhalten wir folgende Einheiten für Gewicht, Länge und Volumen.

Dezimal-äquivalent	Ab-kürzung	Volumen	Entfernung	Masse
$10^{-6} = 0{,}000001$	Micro- (μ)	Microliter (μl)	—	Microgramm (μg)
$10^{-3} = 0{,}001$	Milli- (m)	Milliliter (ml)	Millimeter (mm)	Milligramm (mg)
$10^{-2} = 0{,}01$	Centi- (c)	—	Centimeter (cm)	Centigramm (cg)
$10^{-1} = 0{,}1$	Deci- (d)	—	Decimeter (dm)	—
1		Liter (l)	Meter (m)	Gramm (g)
$10^{3} = 1000$	Kilo- (k)	—	Kilometer (km)	Kilogramm (kg)

Eine weitere gebräuchliche Volumeneinheit ist der Kubikcentimeter (cm^3 oder cc). Ein Kubikcentimeter ist das Volumen eines Würfels mit der Kantenlänge 1 cm. Ein Kubikcentimeter entspricht

$$1\ \text{ml} = 1\ \text{cc} = 1\ \text{cm}^3$$

Diese Einheiten werden häufig miteinander ausgetauscht.

Es gibt viele verschiedene Einheiten, in denen die Energie bequem ausgedrückt werden kann. Häufig ist es notwendig, eine Energieeinheit in eine andere umzurechnen. Aus diesem Grunde ist die folgende Tabelle mit Umrechnungsfaktoren aufgestellt worden. Der Gebrauch der Tabelle kann an Hand des folgenden Beispiels verstanden werden. Um den Umrechnungsfaktor von Liter-Atm/Mol in Kcal/Mol zu finden, suchen wir in der linken Spalte 1 Liter-Atm/Mol. Den Umrechnungsfaktor 0,024218 findet man in dieser Spalte unter Kcal/Mol.

$$1\ \text{Liter-Atm/Mol} = 0{,}024218\ \text{Kcal/Mol}$$

	Liter-Atm/Mol	Kcal/Mol	erg/Mol	eV/Molekül
1 Liter-Atm/Mol	1	0,024218	$1{,}013 \times 10^{9}$	$1{,}050 \times 10^{-3}$
1 Kcal/Mol	41,29	1	$4{,}184 \times 10^{10}$	$4{,}338 \times 10^{-2}$
1 erg/Mol	$9{,}869 \times 10^{-10}$	$2{,}390 \times 10^{-11}$	1	$1{,}036 \times 10^{-12}$
1 eV/Molekül	952,2	23,05	$9{,}648 \times 10^{11}$	1

B. Dimensionsanalyse und Umrechnungsfaktoren

Wahrscheinlich liegt der bedeutendste Unterschied in der Bearbeitung von Problemen in der Mathematik und anderen Naturwissenschaften, wie z. B. in der Chemie, in den Einheiten und Dimensionen, die mit den meisten Zahlen verbunden sind. Löst man eine algebraische Gleichung in der Mathematik, so arbeitet man mit reinen Zahlen, und das Ergebnis ist eine dimensionslose Zahl. Auf der anderen Seite stammen in den anderen Naturwissenschaften die meisten Zahlen aus experimentellen Messungen; jede Messung wird im allgemeinen in Einheiten gemacht. Mißt man z. B. die Geschwindigkeit, so können die Einheiten Meter/Sekunde oder Centimeter/Sekunde betragen.

Wenn man eine algebraische Gleichung für ein chemisches Problem löst, so ist es erforderlich, daß man die Einheiten für jeden Ausdruck in der Gleichung mitschreibt. Man kann Einheiten kürzen oder Einheiten miteinander verbinden, ähnlich, wie man normale Zahlen in der Mathematik behandelt. So lautet z. B. die Gleichung für die kinetische Energie eines Objekts mit der Masse m, das sich mit der Geschwindigkeit v bewegt,

$$KE = \tfrac{1}{2}mv^2$$

Nimmt man an, daß sich ein Objekt von 5 g Masse mit einer Geschwindigkeit von 300 cm/Sek. bewegt, dann beträgt die kinetische Energie dieses Objekts

$$KE = \tfrac{1}{2}(5\text{ g})(300\text{ cm/Sek})^2$$

Quadriert man 300, so muß auch die Einheit der Geschwindigkeit quadriert werden, wobei cm^2/Sek^2 erhalten wird

$$KE = \frac{5 \times 300^2}{2}\,\frac{\text{g cm}^2}{\text{Sek}^2}$$

$$KE = 225\,000\,\frac{\text{g cm}^2}{\text{Sek}^2} \text{ oder } 225\,000\text{ g cm}^2\text{ Sek}^{-2}$$

Man sieht, daß Sek^2 im Nenner und im Zähler mit der Hochzahl −2 geschrieben werden kann

$$\frac{1}{\text{Sek}^2} = \text{Sek}^{-2}$$

Die Kombination der Einheiten $\text{g cm}^2/\text{Sek}^2$ wird als ein erg bezeichnet.

$$1\text{ erg} = \frac{\text{g cm}^2}{\text{Sek}^2}$$

Die kinetische Energie des Objekts beträgt

$$KE = 225\,000 \text{ erg}$$

Wenn auf der anderen Seite die Energie und die Masse des sich bewegenden Objekts gegeben ist, können wir die Geschwindigkeit v berechnen. Die Einheit für v wird von den Einheiten von m und KE abhängen. Nimmt man an, daß die kinetische Energie 500 erg und die Masse 10 g beträgt, so ergibt die Berechnung von v und die Dimensionsanalyse folgendes:

$$KE = \tfrac{1}{2}\, mv^2$$

$$500 \text{ erg} = (\tfrac{1}{2})(10 \text{ g})v^2$$

$$v^2 = \frac{2(500)}{10}\,\frac{\text{erg}}{\text{g}} = \frac{2(500)}{10}\,\frac{\text{g cm}^2/\text{Sek}^2}{\text{g}}$$

$$v^2 = 100\,\frac{\text{cm}^2}{\text{Sek}^2}$$

$$v = 10\,\frac{\text{cm}}{\text{Sek}}$$

C. Hochzahlen

Hochzahlen werden benutzt, um sehr große oder sehr kleine Zahlen auszudrücken. Es ist z. B. sehr umständlich, die Zahl 100 000 000 000 000 zu schreiben und die 14 Nullen zwischen dem Dezimalpunkt und der Eins zu zählen. Eine kürzere Ausdrucksweise für diese Zahl ist die Exponentialform

$$\underset{\text{14 Stellen}}{100\,000\,000\,000\,000} = 1 \times 10^{14}$$

Der Exponent 14 wird durch Abzählen der Stellen erhalten, wenn man den Dezimalpunkt nach links bewegt, bis er direkt hinter der Eins steht. Üblicherweise werden Zahlen mit einer Hochzahl in der *Normalform* geschrieben, d. h. der Dezimalpunkt wird rechts von der ersten Zahl gesetzt, die keine Null ist (X,XXX). So wird z. B. die folgende Zahl in *Normalform* geschrieben

$$56\,800\,000 = 5{,}68 \times 10^7$$

wobei der Dezimalpunkt um sieben Stellen nach links gerückt wurde. Um Bruchteile mit einem Exponenten zu schreiben, wird derselbe Vorgang benutzt, mit Ausnahme, daß der Dezimalpunkt nach rechts gerückt wird, und der Exponent negativ wird. So ist z. B.

$$0{,}000000367 = 3{,}67 \times 10^{-7}$$

wobei der Dezimalpunkt um 7 Stellen nach rechts gerückt wurde.

Man wird auch die Gelegenheit haben, algebraische Gleichungen zu lösen, die Zahlen mit Exponenten zeigen. Um dieses Problem zu lösen, muß man gewisse Grundkenntnisse der Multiplikation und Division kennen, die in den folgenden allgemeinen Gleichungen zusammengestellt sind.

$$\frac{1}{10^a} = 10^{-a}$$

$$10^a \times 10^b = 10^{a+b}$$

$$\frac{10^a}{10^b} = 10^{a-b}$$

Einige Beispiele, in denen diese allgemeinen Gleichungen benutzt werden, folgen

$$\frac{1}{2{,}5 \times 10^3} = \left(\frac{1}{2{,}5}\right) \times 10^{-3} = 0{,}4 \times 10^{-3} = 4{,}0 \times 10^{-4}$$

$$(5 \times 10^5) \times (8{,}4 \times 10^2) = 42 \times 10^7 = 4{,}2 \times 10^8$$

$$\frac{12{,}2 \times 10^3}{2{,}0 \times 10^{14}} = \frac{12{,}2}{2{,}0} \times 10^{(3-14)} = 6{,}1 \times 10^{-11}$$

D. Logarithmen

Der Logarithmus wird in der Chemie benutzt, bestimmte Gleichungen zu vereinfachen. Um diese Vereinfachungen vorzunehmen, ist es notwendig, die Eigenschaften der Logarithmen zu kennen und die Logarithmen der Zahlen zu finden. Es gibt zwei Typen von Logarithmen: dekadischer Logarithmus (log oder $\log_{10}$) auf der Basis 10 und natürlicher Logarithmus (ln), der auf e = 2,718 · · · basiert. Ein Logarithmus einer Zahl x ist einfach der Exponent auf den die gekennzeichnete Basis (10 oder e) gehoben werden muß, um der entsprechenden Zahl gleichzukommen.

$X = 10^{\log x}$ — dekadischer Logarithmus

$X = e^{\ln x}$ — natürlicher Logarithmus

Die Logarithmen einiger Zahlen sind

$\log 1 = 0;\ 1 = 10^0$

$\log 5 = 0{,}699;\ 5 = 10^{0{,}699}$

$\log 10 = 1{,}0;\ 10 = 10^1$

$\log 50 = 1{,}699;\ 50 = 10^{1{,}699}$

$\log 100 = 2{,}0;\ 100 = 10^2$

$\log 1000 = 3{,}0;\ 1000 = 10^3$

$\ln 1 = 0;\ 1 = e^0$

$\ln 2{,}718 \cdots = 1;\ 2{,}718 \cdots = e^1$

$\ln 5 = 1{,}609;\ 5 = e^{1{,}609}$

$\ln 50 = 3{,}913;\ 50 = e^{3{,}93}$

Der natürliche Logarithmus steht mit dem dekadischen Logarithmus in folgender Beziehung

$$\ln x = 2{,}303 \log x$$

Da Tabellen mit natürlichen Logarithmen nicht so gut zugänglich sind wie die mit dekadischen, bestimmt man diese, indem man die dekadischen Logarithmen in einer Tabelle sucht und sie mit Hilfe der vorausgehenden Gleichung umrechnet.

Da Logarithmen Hochzahlen sind, entspricht der Logarithmus des Produkts zweier Zahlen der Summe der Logarithmen der Zahlen.

D–1 $$\log xy = \log x + \log y$$

D–2 $$\ln xy = \ln x + \ln y$$

Aus den obigen Beispielen sieht man, daß $\log 50 = 1{,}699$ ist.
Aus Gleichung **D–1** folgt dann

$$\log 50 = \log (5 \times 10) = \log 5 + \log 10$$
$$= 0{,}699 + 1{,}00 = 1{,}699$$

Der Vorgang, den natürlichen Logarithmus einer Zahl zu bestimmen ist folgender: ① Bringe die Zahl in ihre normale Form (Anhang C) – eine Zahl X XXX mal einer Hochzahl –. ② Suche den Logarithmus dieses Produkts. Eine Tabelle mit dekadischen Logarithmen für den Bereich 0 bis 10 ist im Anhang S gegeben. Nimm an, wir suchen z. B. den Logarithmus von 56 800 000

$$\log (56\,800\,000) = \log (5{,}68 \times 10^7) = \log 5{,}68 + \log 10^7$$

Der Logarithmus von 5,68 wird in der Tabelle nachgeschlagen und beträgt 0,7543. Dann gilt

$$\log (56\,800\,000) = 0{,}7543 + 7{,}00 = 7{,}7543$$

Ist die Zahl kleiner als Eins, so ist der Logarithmus negativ; jedoch ist der Vorgang, den Logarithmus zu finden, derselbe. Wir bestimmen z. B. den Logarithmus von 0,000000367.

$$\log (0{,}000000367) = \log (3{,}67 \times 10^{-7}) = \log 3{,}67 + \log 10^{-7}$$
$$= (0{,}5647) - 7{,}00$$
$$= -6{,}4353$$

Der umgekehrte Vorgang, eine Zahl zu finden, wenn der Logarithmus bekannt ist, wird als „Nehmen der Antilogarithmen" bezeichnet. In diesem Fall ist der Vorgang folgender: man zerlegt den Logarithmus in zwei Teile; ein Teil muß eine positive Zahl kleiner als Eins in Form der Dezimalschreibweise sein, und die zweite muß entweder ganzzahlig positiv oder negativ sein. Der Antilogarithmus wird dann gefunden, wenn man den Antilogarithmus der beiden Teile nimmt.

Das Produkt dieser Teile gibt dann die gewünschte Antwort. Wir werden dies dadurch illustrieren, daß wir den Logarithmus benutzen, den wir vorher erhalten haben. Zum Beispiel

$$\log x = 7{,}7543$$

Dies kann in die Summe einer ganzen Zahl und des Dezimalanteils 0,7543 zerlegt werden.

$$\log x = 0{,}7543 + 7{,}00$$

Nimmt man den Antilogarithmus der beiden Zahlen und multipliziert, so erhält man

$$x = \text{antilog}\,(0{,}7543) + \text{antilog}\,(7{,}000)$$
$$x = 5{,}68 \times 10^7$$

Ähnlich erhält man für den negativen Logarithmus –6,4353

$$\log x = -6{,}4353$$

Wir zerlegen dies in eine Summe der nächsthöchsten, negativen ganzen Zahl (–7,0) und eine positive Zahl 0,5647.

$$\log x = 0{,}5647 - 7{,}0$$
$$x = \text{antilog}\,(0{,}5647) \times \text{antilog}\,(-7{,}0)$$
$$x = 5{,}67 \times 10^{-7}$$

Andere Beispiele für Antilogarithmen sind:

$$\log x = -2{,}370 = +0{,}630 - 3{,}00$$
$$x = 4{,}27 \times 10^{-3}$$
$$\log x = -0{,}757 = +0{,}243 - 1{,}00$$
$$x = 1{,}75 \times 10^{-1} = 0{,}175$$
$$\log x = 0{,}917 \text{ (bereits in der richtigen Form)}$$
$$x = 8{,}26$$
$$\log x = 5{,}917 = 0{,}917 + 5{,}0$$
$$x = 8{,}26 \times 10^5$$

E. Fehler und signifikante Stellen

Alle experimentellen Messungen sind mit Fehlern behaftet, die auf die benutzten Instrumente zurückzuführen sind, mit denen die Messungen gemacht wurden. Der Fehler wird allgemein als ein (±) Wert angegeben, der dem aktuellen Wert der Messung hinzugefügt wird. Wir messen z. B. die Länge eines Glasrohres und finden 31,28 cm mit einem Fehler von ±0,2 cm. Wir würden die Zahl als 31,28 ± 0,2 cm schreiben. Da sich der Fehler in der Zehntel-Einheit befindet, hat die 8 in der Hundertstel-Stelle keine wirkliche Bedeutung und wir runden die Zahl auf 31,3 auf. Die so geschriebene Zahl legt die Vermutung nahe, daß die letzte Stelle mit einem Fehler behaftet ist. Da drei Stellen in der Zahl 31,3 vorhanden sind, sagen wir die Zahl enthält drei signifikante Stellen.

Die Zahl 0,0042 ist mit einem Fehler in der vierten Stelle nach dem Dezimalpunkt behaftet; wir können sagen, daß die Zahl zwei signifikante Stellen hat. Wenn die letzte Stelle der Zahl rechts vom Dezimalpunkt eine Null ist, wird diese als eine signifikante Stelle betrachtet; z. B. die Zahl 0,004200 hat vier signifikante Stellen. Die beiden letzten Nullen in dieser Zahl sind nicht notwendig, um die Größenordnung der Zahl anzugeben; sie sollen nur zeigen, daß der Fehler in der sechsten Stelle hinter dem Dezimalpunkt auftritt. Wenn die letzte Stelle in einer Zahl links vom Dezimalpunkt eine Null ist, so kann man nicht sicher sein, daß diese Null eine signifikante Stelle darstellt; z. B. die Zahl 550 kann einen Fehler in der dritten oder zweiten Stelle haben und wir wissen nicht, ob zwei oder drei signifikante Stellen vorhanden sind. Schreiben wir jedoch die Zahl in der Normalform, so können wir die richtige Anzahl der signifikanten Stellen angeben

zwei signifikante Stellen $5{,}5 \times 10^2$

drei signifikante Stellen $5{,}50 \times 10^2$

Führt man Multiplikationen oder Divisionen aus, so ist es wichtig, das Ergebnis mit der richtigen Anzahl der signifikanten Stellen zu schreiben. Es gilt die Regel: Auf- oder Abrunden des Ergebnisses aus der Multiplikation oder Division, um die signifikanten Stellen zu erhalten, die dem Ausdruck entsprechen, der die geringste Anzahl der signifikanten Stellen hatte; z. B. das Produkt $5{,}5 \times 10^2$ mal 0,004200 sollte nur zwei signifikante Stellen enthalten, da $5{,}5 \times 10^2$ nur zwei signifikante Stellen hat.

$$(5{,}5 \times 10^2)\,(0{,}004200) = 2{,}3$$

Auf ähnliche Weise enthält der Quotient dieser Zahlen nur zwei signifikante Stellen.

$$\frac{5{,}5 \times 10^2}{0{,}004200} = 1{,}3 \times 10^5$$

Die Regel bei Addition oder Subtraktion lautet: Das Ergebnis aus Addition oder Subtraktion soll die gleiche Stellenzahl haben wie die am wenigsten verläßliche Zahl. Wir addieren z. B. die folgenden Zahlen

$$\begin{array}{r} 36{,}8 \\ 4{,}420 \\ +7{,}89 \\ \hline 49{,}110 \end{array}$$

Die am wenigsten verläßliche Zahl ist 36,8 mit einem Fehler in der Zehntel-Einheit; daher sollte das Ergebnis auf eine Zehntel-Einheit 49,1 auf- oder abgerundet werden. Ähnlich verfährt man bei Subtraktionen

$$\begin{array}{r} 54{,}873 \\ -3{,}40 \\ \hline 51{,}473 \end{array}$$

Die am wenigsten verläßliche Zahl ist 3,40 und das Ergebnis sollte auf die Hundertstel-Einheit 51,47 abgerundet werden.

F. Methoden zur graphischen Darstellung — Auswertung der linearen Funktion

Häufig möchte man in der Chemie experimentelle Daten graphisch darstellen, um zu sehen, ob die Daten eine Gleichung erfüllen oder um eine bestimmte Konstante in der Gleichung zu berechnen. Die Gleichung kann auf der Basis einer Theorie entwickelt worden sein und wir möchten z. B. ihre Gültigkeit prüfen. Bei den Daten kann es sich z. B. um experimentelle Dampfdruckwerte p, gemessen bei verschiedenen absoluten Temperaturwerten T, handeln. Eine Gleichung kann abgeleitet werden, die diese Veränderlichen in eine Beziehung setzt,

F—1 $$p = Ae^{-\Delta H/RT}$$

wobei A, ΔH und $R = 1{,}987 \times 10^{-3}$ Kcal/Grad-Mol konstante Werte sind. Falls die experimentellen p und T Werte diese Gleichung erfüllen, so ist der nächste Schritt, eine oder mehrere Konstanten, wie z. B. A und ΔH, zu berechnen.

Um zu sehen, ob die Daten die Gleichung erfüllen und um einige Konstanten in der Gleichung zu berechnen, versuchen wir, die Gleichung in eine lineare Form (gerade Linie) zu bringen. Die allgemeine Gleichung für eine lineare Funktion lautet,

F—2 $$y = ax + b$$

wobei a = Steigung und $b = y$ (Abschnitt auf der x-Achse für $x = 0$) ist. Die Gleichung **F—1**, die z. B. p und T miteinander verbindet, kann in eine lineare Form gebracht werden, indem man den natürlichen Logarithmus beider Seiten der Gleichung nimmt.

$$\ln p = \ln A + \ln e^{-\Delta H/RT}$$

$$\ln p = \frac{-\Delta H}{RT} + \ln A$$

Da es bequemer ist, mit Logarithmen der Basis 10 zu arbeiten, benutzen wir den Umrechnungsfaktor x = 2,303 logx, und erhalten die Gleichung

$$2{,}303 \log p = -\frac{\Delta H}{RT} + 2{,}303 \log A$$

Durch Umschreiben erhalten wir eine lineare Funktion mit den Variablen $y = \log p$ und $x = 1/T$

F—3
$$\underbrace{\log p}_{y} = \underbrace{-\frac{2{,}303\, R}{\Delta H}}_{a}\underbrace{\frac{1}{T}}_{x} + \underbrace{\log A}_{b}$$

Die Steigung und der Abschnitt auf der x-Achse betragen

F—4
$$a = -\frac{\Delta H}{2{,}303\, R}$$

F—5
$$b = \log A$$

Die Konstanten ΔH und A können dann aus der Steigung a und dem Abschnitt auf der x-Achse b berechnet werden.

Eine graphische Darstellung wird so angelegt, daß man zuerst aus den experimentellen Daten die y und x Werte berechnet, die aufgetragen werden. Aus den experimentellen Daten des Dampfdrucks p und der absoluten Temperatur T berechnen wir $\log p$ und $1/T$ wie in folgender Tabelle gezeigt wird:

T(°K)	$x = 1/T$(Grad^{-1})	p(Torr)	$y = \log p$
269,3	$3{,}73 \times 10^{-3}$	1,00	0,00
306,1	$3{,}266 \times 10^{-3}$	10,0	1,00
333,9	$2{,}994 \times 10^{-3}$	40,0	1,60
356,3	$2{,}806 \times 10^{-3}$	100,0	2,00
397,1	$2{,}518 \times 10^{-3}$	400,0	2,60
419,0	$2{,}386 \times 10^{-3}$	760,0	2,88

Wir werten jetzt die Daten aus, um den Bereich der x- und y-Werte zu erfassen. Man sieht, daß y von 0 bis 2,88 geht (ein Bereich von 2,88 Einheiten) und x von $2{,}386 \times 10^{-3}$ bis $3{,}713 \times 10^{-3}$ (ein Bereich von $1{,}327 \times 10^{-3}$). Die zeichnerische Darstellung von $\log p$ gegen $1/T$ wird wie folgt sein:

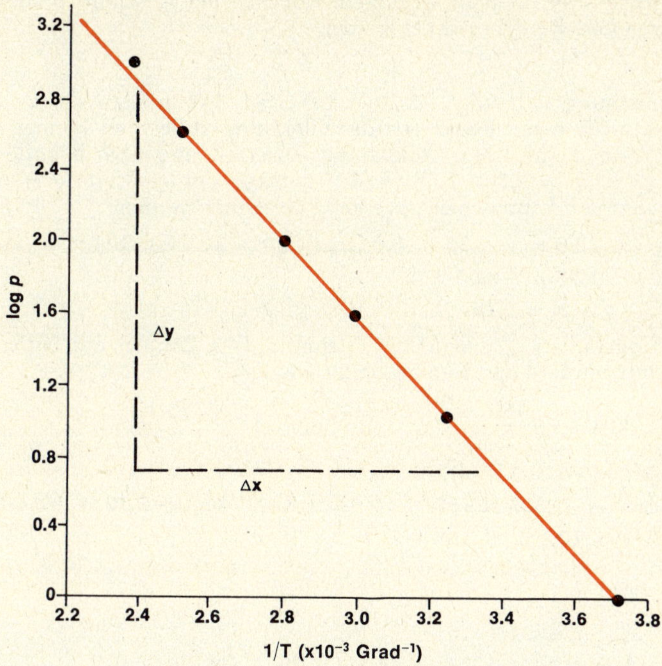

Die Steigung einer Geraden entspricht dem Verhältnis aus der Änderung (Δy) auf der y-Achse und der entsprechenden Änderung (Δx) auf der x-Achse. In unserer Darstellung z. B. entspricht Δx einer Änderung von $2{,}4 \times 10^{-3}$ Grad^{-1} bis $3{,}4 \times 10^{-3}$ Grad^{-1} oder

$$\Delta x = (3{,}4 - 2{,}4) \times 10^{-3}\ \text{Grad}^{-1} = 1{,}0 \times 10^{-3}\ \text{Grad}^{-1}$$

Die entsprechenden y-Werte betragen 2,89 und 0,69 und die Änderung beträgt

$$\Delta y = 0{,}69 - 2{,}89 = -2{,}20$$

Die Steigung beträgt dann

$$\text{Steigung} = \frac{\Delta y}{\Delta x} = \frac{-2{,}20}{1{,}0 \times 10^{-3}\ \text{Grad}^{-1}} = -2{,}20 \times 10^{3}\ \text{Grad}$$

Wenn die x-Achse bis Null in der Zeichnung läuft, so kann der Abschnitt auf der x-Achse aus dem y-Wert bei $x = 0$ gefunden werden. In unserer Darstellung (log p aufgetragen gegen $1/T$) geht die Achse nicht bis Null. In diesem Fall muß der Abschnitt b aus der linearen Gleichung berechnet werden

$$y = ax + b$$

Die Steigung a beträgt $-2{,}20 \times 10^3$ Grad. Wenn man die x- und y-Werte für einen Punkt aus der Gleichung abliest, so können wir die Werte in die lineare Gleichung einsetzen und nach b auflösen. Bei $x = 1/T = 3{,}0 \times 10^{-3}$ Grad^{-1} beträgt der y-Wert $y = \log p = 1{,}58$ und b kann dementsprechend berechnet werden.

$$1{,}58 = (-2{,}20 \times 10^3 \text{ Grad})(3{,}0 \times 10^{-3} \text{ Grad}^{-1}) + b$$
$$1{,}58 = -6{,}60 + b$$
$$b = 8{,}18$$

Die Konstanten A und ΔH in Gleichung **F–1** können mit Hilfe der Gleichungen **F–4** und **F–5** bestimmt werden.

$$a = -\frac{\Delta H}{2{,}303\, R}$$
$$\Delta H = -2{,}303\, \text{R}\, (a)$$
$$\Delta H = -2{,}303\, (1{,}987 \times 10^{-3} \text{ Kcal/Grad-Mol})(-2{,}20 \times 10^3 \text{ Grad})$$
$$\Delta H = 10{,}1 \text{ Kcal/Mol}$$

und

$$b = \log A$$
$$A = \text{antilog } b$$
$$\boldsymbol{A} = \text{antilog } 8{,}18 = (\text{antilog } 0{,}18) \times (\text{antilog } 8{,}0)$$
$$A = 1{,}51 \times 10^8$$

G. Elektronenkonfigurationen der Elemente

In der folgenden Tabelle zeigt ein Fragezeichen an, daß die angegebene Elektronenkonfiguration nicht als gesichert gilt.

Z	Element	1	2		3			4				5				6				7
		s	*s*	*p*	*s*	*p*	*d*	*s*	*p*	*d*	*f*	*s*	*p*	*d*	*f*	*s*	*p*	*d*	*f*	*s*
1	H	1																		
2	He	2																		
3	Li	2	1																	
4	Be	2	2																	
5	B	2	2	1																
6	C	2	2	2																
7	N	2	2	3																
8	O	2	2	4																
9	F	2	2	5																
10	Ne	2	2	6																
11	Na	2	2	6	1															
12	Mg	2	2	6	2															
13	Al	2	2	6	2	1														
14	Si	2	2	6	2	2														
15	P	2	2	6	2	3														
16	S	2	2	6	2	4														
17	Cl	2	2	6	2	5														
18	Ar	2	2	6	2	6														
19	K	2	2	6	2	6		1												
20	Ca	2	2	6	2	6		2												
21	Sc	2	2	6	2	6	1	2												
22	Ti	2	2	6	2	6	2	2												

Fortsetzung

Z	Element	1	2		3			4				5				6				7
		s	*s*	*p*	*s*	*p*	*d*	*s*	*p*	*d*	*f*	*s*	*p*	*d*	*f*	*s*	*p*	*d*	*f*	*s*
23	V	2	2	6	2	6	3	2												
24	Cr	2	2	6	2	6	5	1												
25	Mn	2	2	6	2	6	5	2												
26	Fe	2	2	6	2	6	6	2												
27	Co	2	2	6	2	6	7	2												
28	Ni	2	2	6	2	6	8	2												
29	Cu	2	2	6	2	6	10	1												
30	Zn	2	2	6	2	6	10	2												
31	Ga	2	2	6	2	6	10	2	1											
32	Ge	2	2	6	2	6	10	2	2											
33	As	2	2	6	2	6	10	2	3											
34	Se	2	2	6	2	6	10	2	4											
35	Br	2	2	6	2	6	10	2	5											
36	Kr	2	2	6	2	6	10	2	6											
37	Rb	2	2	6	2	6	10	2	6			1								
38	Sr	2	2	6	2	6	10	2	6			2								
39	Y	2	2	6	2	6	10	2	6	1		2								
40	Zr	2	2	6	2	6	10	2	6	2		2								
41	Nb	2	2	6	2	6	10	2	6	4		1								
42	Mo	2	2	6	2	6	10	2	6	5		1								
43	Tc	2	2	6	2	6	10	2	6	6		1?								
44	Ru	2	2	6	2	6	10	2	6	7		1								
45	Rh	2	2	6	2	6	10	2	6	8		1								
46	Pd	2	2	6	2	6	10	2	6	10										
47	Ag	2	2	6	2	6	10	2	6	10		1								

48	Cd	2	2	6	2	6	10	2	6	10		2			
49	In	2	2	6	2	6	10	2	6	10		2	1		
50	Sn	2	2	6	2	6	10	2	6	10		2	2		
51	Sb	2	2	6	2	6	10	2	6	10		2	3		
52	Te	2	2	6	2	6	10	2	6	10		2	4		
53	J	2	2	6	2	6	10	2	6	10		2	5		
54	Xe	2	2	6	2	6	10	2	6	10		2	6		
55	Cs	2	2	6	2	6	10	2	6	10		2	6		1
56	Ba	2	2	6	2	6	10	2	6	10		2	6		2
57	La	2	2	6	2	6	10	2	6	10		2	6	1	2
58	Ce	2	2	6	2	6	10	2	6	10	2	2	6		2?
59	Pr	2	2	6	2	6	10	2	6	10	3	2	6		2?
60	Nd	2	2	6	2	6	10	2	6	10	4	2	6		2
61	Pm	2	2	6	2	6	10	2	6	10	5	2	6		2?
62	Sm	2	2	6	2	6	10	2	6	10	6	2	6		2
63	Eu	2	2	6	2	6	10	2	6	10	7	2	6		2
64	Gd	2	2	6	2	6	10	2	6	10	7	2	6	1	2
65	Tb	2	2	6	2	6	10	2	6	10	9	2	6		2?
66	Dy	2	2	6	2	6	10	2	6	10	10	2	6		2?
67	Ho	2	2	6	2	6	10	2	6	10	11	2	6		2?
68	Er	2	2	6	2	6	10	2	6	10	12	2	6		2?
69	Tm	2	2	6	2	6	10	2	6	10	13	2	6		2
70	Yb	2	2	6	2	6	10	2	6	10	14	2	6		2
71	Lu	2	2	6	2	6	10	2	6	10	14	2	6	1	2
72	Hf	2	2	6	2	6	10	2	6	10	14	2	6	2	2
73	Ta	2	2	6	2	6	10	2	6	10	14	2	6	3	2
74	W	2	2	6	2	6	10	2	6	10	14	2	6	4	2
75	Re	2	2	6	2	6	10	2	6	10	14	2	6	5	2
76	Os	2	2	6	2	6	10	2	6	10	14	2	6	6	2
77	Ir	2	2	6	2	6	10	2	6	10	14	2	6	7	2
78	Pt	2	2	6	2	6	10	2	6	10	14	2	6	9	

Fortsetzung

Z	Element	1	2		3			4				5				6				7
		s	*s*	*p*	*s*	*p*	*d*	*s*	*p*	*d*	*f*	*s*	*p*	*d*	*f*	*s*	*p*	*d*	*f*	*s*
79	Au	2	2	6	2	6	10	2	6	10	14	2	6	10		1				
80	Hg	2	2	6	2	6	10	2	6	10	14	2	6	10		2				
81	Tl	2	2	6	2	6	10	2	6	10	14	2	6	10		2	1			
82	Pb	2	2	6	2	6	10	2	6	10	14	2	6	10		2	2			
83	Bi	2	2	6	2	6	10	2	6	10	14	2	6	10		2	3			
84	Po	2	2	6	2	6	10	2	6	10	14	2	6	10		2	4?			
85	At	2	2	6	2	6	10	2	6	10	14	2	6	10		2	5?			
86	Rn	2	2	6	2	6	10	2	6	10	14	2	6	10		2	6			
87	Fr	2	2	6	2	6	10	2	6	10	14	2	6	10		2	6			1
88	Ra	2	2	6	2	6	10	2	6	10	14	2	6	10		2	6			2
89	Ac	2	2	6	2	6	10	2	6	10	14	2	6	10		2	6	1		2?
90	Th	2	2	6	2	6	10	2	6	10	14	2	6	10		2	6	2		2
91	Pa	2	2	6	2	6	10	2	6	10	14	2	6	10	2	2	6	1		2?
92	U	2	2	6	2	6	10	2	6	10	14	2	6	10	3	2	6	1		2
93	Np	2	2	6	2	6	10	2	6	10	14	2	6	10	4	2	6	1		2?
94	Pu	2	2	6	2	6	10	2	6	10	14	2	6	10	6	2	6			2?
95	Am	2	2	6	2	6	10	2	6	10	14	2	6	10	7	2	6			2?
96	Cm	2	2	6	2	6	10	2	6	10	14	2	6	10	7	2	6	1		2?
97	Bk	2	2	6	2	6	10	2	6	10	14	2	6	10	8	2	6	1		2?
98	Cf	2	2	6	2	6	10	2	6	10	14	2	6	10	10	2	6			2?
99	Es	2	2	6	2	6	10	2	6	10	14	2	6	10	11	2	6			2?
100	Fm	2	2	6	2	6	10	2	6	10	14	2	6	10	12	2	6			2?
101	Md	2	2	6	2	6	10	2	6	10	14	2	6	10	13	2	6			2?
102	No	2	2	6	2	6	10	2	6	10	14	2	6	10	14	2	6			2?
103	Lr	2	2	6	2	6	10	2	6	10	14	2	6	10	14	2	6	1		2?

H. Coulomb'sches Gesetz

Die Coulomb'sche potentielle Anziehungsenergie zwischen einfach geladenen Ionen in einem Ionenpaar-Molekül beträgt

H—1 $$\text{Coulomb-Energie} = -\frac{(e)(e)}{r}$$

wobei e die Ladung des Elektrons $4{,}80 \times 10^{-10}$ ESE beträgt und r der Abstand in cm ist. Da folgende Beziehung gilt,

H—2 $$\text{ESE} = \text{g}^{1/2}\,\text{cm}^{3/2}\,\text{Sek}^{-1}$$

die Einheit für die Coulomb-Energie beträgt

$$\begin{matrix}\text{Coulomb-Energie}\\ \text{pro Ionenpaar}\end{matrix} = \frac{(\text{g}^{1/2}\,\text{cm}^{3/2}\,\text{Sek}^{-1})^2}{\text{cm}} = \frac{\text{g cm}^3\,\text{Sek}^{-2}}{\text{cm}}$$

H—3 $$\begin{matrix}\text{Coulomb-Energie}\\ \text{pro Ionenpaar}\end{matrix} = \frac{\text{g cm}^2}{\text{Sek}^2} = \text{erg}$$

Um die Coulomb-Energie für 1 Mol Ionenpaar-Moleküle zu berechnen, müssen wir die rechte Seite der Gleichung **H—1** mit der Loschmidt'schen Zahl N_L ($N_L = 6{,}02 \times 10^{23}$ Moleküle pro Mol) multiplizieren. Weiterhin müssen wir für Ionen beliebiger Ladung (n_+ und n_-) die Ladung des Elektrons (e) mit dieser Ladung multiplizieren, wobei man den folgenden Ausdruck erhält

6—2 $$\text{Coulomb-Energie (erg/Mol)} = N_L\,\frac{(n_+e)(n_-e)}{r}$$

I. Expansions- und Kompressionsarbeit

Wir können uns Expansions- und Kompressionsarbeit dadurch klar machen, daß wir ein Gas in einem Zylinder mit Kolben betrachten.

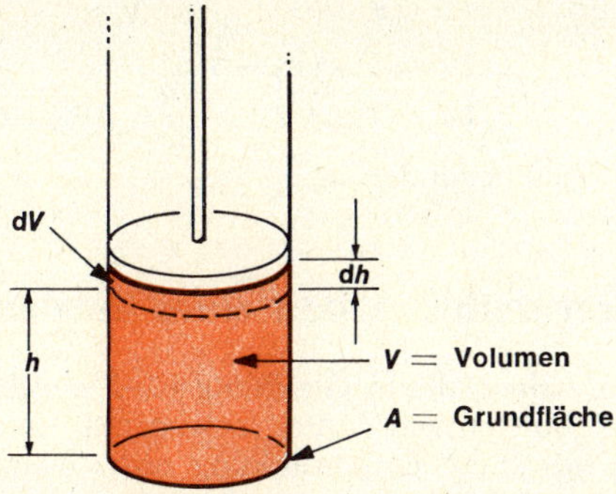

Die Grundfläche des Zylinders ist durch A gegeben und das Volumen des Gases ist dann das Produkt aus Zylinderhöhe h multipliziert mit A.

$$V = Ah$$

Wird das Gas durch Heben des Kolbens um eine geringe Höhe $\mathrm{d}h$ expandiert, so ist die Volumenänderung $\mathrm{d}V$ gegeben durch:

$$\mathrm{d}V = A\,\mathrm{d}h$$

oder

$$\mathrm{d}h = \mathrm{d}V/A$$

Auf Grund einer Definition ist Druck gleich Kraft pro Flächeneinheit; daher entspricht der vom Kolben (äußerer Druck) ausgeübte Druck der Kraft f geteilt durch die Fläche A

$$P_{\mathrm{ex}} = f/A$$

oder

$$f = P_{\mathrm{ex}}\,A$$

Da die Änderung der mechanischen Arbeit dem Produkt aus Fläche und Volumenänderung entspricht, erhält man

$$\mathrm{d}W = f\,\mathrm{d}h$$

Setzen wir unsere obigen Ausdrücke für f und $\mathrm{d}h$ in die Gleichung für $\mathrm{d}W$ ein, so erhalten wir

$$\mathrm{d}W = (P_{ex}\,A)(dV/A)$$

$$\mathrm{d}W = P_{ex}\,\mathrm{d}V$$

Wird der äußere Druck während der Expansion konstant gehalten, so kann die differentielle Expansionsarbeit vom Anfangsvolumen V_1 bis zum Endvolumen V_2 integriert werden.

$$\int \mathrm{d}W = \int_{V_1}^{V_2} P_{ex}\,\mathrm{d}V = P_{ex}\int_{V_1}^{V_2} \mathrm{d}V$$

$$W = P_{ex}\,(V_2 - V_1)$$

10—3 $$W = P_{ex}\,\Delta V \qquad (P_{ex} = \text{konstant})$$

$\Delta V = V_2 - V_1 =$ Volumenänderung.

J. Isotherme, reversible Arbeit eines idealen Gases

Die Beziehung für Arbeit, die in Gleichung **10—3** gegeben wurde, ist auf Vorgänge bei konstantem Druck beschränkt. In der nächsten Ableitung wollen wir diese Einschränkung nicht mehr beibehalten.

Wir beginnen mit der allgemeinen Definition der Arbeit in differentieller Form

$$dW = P_{ex}\,dV$$

Für einen reversiblen Vorgang ist der äußere Druck immer gleich dem Gasdruck. Es gilt

$$P_{ex} = P_g = P$$

und

$$dW = P\,dV$$

Da ideales Verhalten des Gases angenommen wird, gilt nach der idealen Gasgleichung

$$PV = nRT$$

$$P = \frac{nRT}{V}$$

und

$$dW = \frac{nRT}{V}\,dV$$

Zur Bestimmung der Arbeit W integrieren wir den Ausdruck von V_1 bis V_2

$$\int dW = \int_{V_1}^{V_2} \frac{nRT}{V}\,dV$$

Wenn die Temperatur konstant gehalten wird (isotherm), kann T zusammen mit den Konstanten n und R aus dem Integral herausgezogen werden. Daher ergibt sich

$$\int dW = nRT \int_{V_1}^{V_2} \frac{dV}{V}$$

10—4 $$W = nRT \ln \frac{V_2}{V_1}$$

K. Beziehung zwischen freier Energie und Druck

Aus der Diskussion der chemischen Thermodynamik in Kapitel **10** können wir eine sehr bekannte Beziehung zwischen freier Energie und Druck eines idealen Gases ableiten.

Aus Kapitel **11** wissen wir, daß die freie Energie einer Flüssigkeit der freien Energie eines Gases entspricht, wenn es im Gleichgewicht mit der Flüssigkeit ist. Hieraus können wir eine Beziehung zwischen freier Energie und Dampfdruck aufstellen. Wir betrachten die reversible Expansion oder Kompression eines idealen Gases bei konstanter Temperatur. Daher beträgt die Änderung der freien Energie

10—23 $$\Delta G = \Delta H - T\Delta S$$

Bei einem idealen Gas hängt die Enthalpie (H) nur von der Temperatur ab und nicht vom Druck. (Dies ist in Beispiel **10–4**; II, S. 18 illustriert worden.) Sowohl ΔH_{ADB} in Beispiel **10–4** als auch ΔH_{AEB} in Aufgabe **10–7** (II, S. 19) sind Null; in beiden Fällen entspricht die Anfangstemperatur der Endtemperatur. Da der Vorgang isotherm ausgeführt wird, wird ΔH gleich Null sein und es gilt

$$\Delta G = -T\Delta S$$

Ein Ausdruck für ΔS bei einer reversiblen isothermen Expansion eines idealen Gases war schon im Abschnitt **10–G** abgeleitet worden. Wir bezeichnen das Endvolumen $(V_1 + V_2)$ mit V_E und das Anfangsvolumen V_1 mit V_A. Es ergibt sich

$$\Delta S = \frac{Q_{rev}}{T} = nR \ln \frac{V_E}{V_A}$$

Die Änderung der freien Energie für diesen Vorgang beträgt dann

K–1 $$\Delta G = -T\Delta S = -n\,RT \ln \frac{V_E}{V_A}$$

Normalerweise möchte man diese Gleichung in Druckeinheiten ausdrücken. Da der Vorgang isotherm ist (T = konstant), ergibt sich aus der idealen Gasgleichung

$$P_A V_A = n\,RT = P_E V_E$$

oder

$$\frac{V_E}{V_A} = \frac{P_A}{P_E}$$

Setzt man diesen Ausdruck in Gleichung **K–1** ein, so erhält man

K–2 $$\Delta G = -n\,RT \ln \frac{P_A}{P_E}$$

Ferner gilt folgende Beziehung

$$-ln\, x = \ln \frac{1}{x}$$

und man erhält mit Hilfe von Gleichung **K–2**

K–3 $$\Delta G = G_E - G_A = n\,RT \ln \frac{P_E}{P_A}$$

wobei G_E und G_A die freien Energien des Anfangszustands bzw. des Endzustands sind.

Gleichung **K–3** gibt die Änderung der freien Energie eines Gases bei einer Druckänderung von P_A nach P_E an. Wenn wir eine Beziehung für die freie Bildungsenergie für ein Mol des idealen Gases beim Druck P_E ableiten wollen, müssen wir als Bezugspunkt die freie

Energie des idealen Gases unter Standardbedingungen benutzen. Aus Kapitel **10** geht hervor, daß die Standardbedingung für ein ideales Gas eine Atmosphäre Druck ist. Der Druck des Endzustands sei einfach durch P dargestellt. Die Änderung vom Anfangszustand (A) zum Endzustand (E) ist dann

$$P_E = 1\ \text{Atm} \qquad P_E = P$$

$$G_A = \Delta G^{\circ}_{B} \qquad G_E = \Delta G_B$$

Für ein Mol eines idealen Gases geht Gleichung **K—3** über in

$$\Delta G_B - \Delta G^{\circ}_{B} = RT \ln \frac{P}{1\ \text{Atm}}$$

Die freie Bildungsenergie eines idealen Gases beim Druck P beträgt

$$\Delta G_B = \Delta G^{\circ}_{B} + RT \ln P$$

wobei P in Atmosphären ausgedrückt werden muß, damit 1 Atm im Nenner gekürzt werden kann. Der logarithmische Ausdruck ist dann dimensionslos. Haben wir eine ideale Gasmischung (jedes Gas bei einem Partialdruck Pi), so beträgt die molare freie Energie jedes Gases in der Mischung

12—27 $$\Delta G_{B,i} = \Delta G^{\circ}_{B,i} + RT \ln P_i$$

Man sieht, daß der Ausdruck $RT \ln P_i$ in Gleichung **12—27** als Korrekturfaktor betrachtet werden kann, um die freie Energie unter Standardbedingungen ($\Delta G^{\circ}_{B,i}$ bei $P_i = 1$ Atm) auf die freie Energie ΔG_{Bi}, beim Druck P_i umzurechnen.

L. Freie Energie und Konzentration eines gelösten Stoffs — Aktivität

Für unsere Betrachtungen der Löslichkeit von Festkörpern in einer Flüssigkeit und der chemischen Gleichgewichte in Lösung benötigen wir einen Ausdruck, der die freie Energie und die Konzentration eines gelösten Stoffs korreliert. Für Dampf im Gleichgewicht mit seiner Flüssigkeit gilt die Beziehung

$$\Delta G_{B,fl} = \Delta G_{B,g}$$

Auf ähnliche Weise erhält man für jede Komponente, die mit ihrem Dampf im Gleichgewicht steht

12—7 $$\Delta G_{B,i_{(Lösung)}} = \Delta G_{B,i_{(Dampf)}}$$

Benutzt man Gleichung **12—27**, die wir im Anhang K abgeleitet haben, so können wir die freie Energie einer jeden Komponente in der Gasphase ausdrücken als

L—1 $$\Delta G_{B,i_{(Dampf)}} = \Delta G_{B,i_{(Dampf)}} + RT \ln p_i$$

wobei p_i der Dampfdruck der Komponente i ist. Setzt man Gleichung **L—1** in Gleichung **12—7** ein, so können wir die freie Energie jeder gelösten Komponente mit ihrem Dampfdruck in eine Beziehung setzen

L—2 $$\Delta G_{B,i_{(Lösung)}} = \Delta G_{B,i_{(Dampf)}} + RT \ln p_i$$

Um die freie Energie in Lösung mit der Konzentration zu korrelieren, müssen wir den Dampfdruck p_i in Konzentrationseinheiten ausdrücken.

Verdünnte Lösungen

Bei niedrigen Konzentrationen eines gelösten Stoffs B gehorcht der Dampfdruck des gelösten Stoffs dem Henry'schen Gesetz, wie in Gleichung **12—9** beschrieben ist.

12—9 $$p_B = K_B{}^H \chi_B$$

Bei niedriger Konzentration des gelösten Stoffs können wir den Molenbruch des gelösten Stoffs der Molarität gleichsetzen und das Volumen der Lösung entspricht dem Volumen des Lösungsmittels. Die Molzahl des Lösungsmittels n_A beträgt dann

L—3 $$n_A = \frac{(1000\ \text{ml})(p_A)}{MG_A}$$

wobei p_A = Dichte des Lösungsmittels und MG_A = Molekulargewicht des Lösungsmittels ist. Nehmen wir einen Liter Lösung an, so entspricht die Molzahl des gelösten Stoffs der Molarität [B] (des gelösten Stoffs). Der Molenbruch des gelösten Stoffs beträgt dann

L—4 $$\chi_B = \frac{n_B}{n_A + n_B} = \frac{[B]}{\frac{(1000\ \text{ml})(p_A)}{MG_A} + [B]}$$

Bei niedriger Konzentration ist die Molzahl des Lösungsmittels n viel größer als die Molzahl des gelösten Stoffs.

$$n_A = \frac{(1000\ \text{ml})p_A}{MG_A} >> [B]$$

und Gleichung **L—4** vereinfacht sich zu

$$\chi_B = \frac{MG_A}{(1000\ \text{ml})p_A}[B]$$

Setzt man diesen Ausdruck in Gleichung **12—9** (Henry'sches Gesetz) ein, so erhält man

L—5
$$p_{\mathrm{B}} = \frac{K_{\mathrm{B}}^{\mathrm{H}}\ MG_{\mathrm{A}}}{(1000\ \mathrm{ml})p_{\mathrm{A}}}[\mathrm{B}]$$

Die Beziehung zwischen freier Energie und der Konzentration des gelösten Stoffs erhält man, wenn man Gleichung **L—5** in **L—2** einsetzt.

$$\Delta G_{B,B_{(Lösung)}} = \Delta G^{\circ}_{B,B_{(Dampf)}} + RT \ln\left(\frac{K_{\mathrm{B}}^{\mathrm{H}}\ MG_{\mathrm{A}}}{(1000\ \mathrm{ml})p_{\mathrm{A}}}\right)[\mathrm{B}]$$

$$\Delta G_{B,B_{(Lösung)}} = \underbrace{\Delta G_{B,B_{(Dampf)}} + RT \ln\left(\frac{K_{\mathrm{B}}^{\mathrm{H}}\ MG_{\mathrm{A}}}{(1000\ \mathrm{ml})p_{\mathrm{A}}}\right)}_{\Delta G^{\circ}_{B,B_{(Lösung)}}} + RT \ln [\mathrm{B}]$$

Die ersten beiden Ausdrücke auf der rechten Seite bestehen aus Konstanten (bei konstanter Temperatur) und der Einfachheit halber bezeichnen wir die Summe dieser Ausdrücke als die *freie Standard-Energie des gelösten Stoffs in der Lösung.*

Der Einfachheit halber werden wir den Ausdruck (Lösung) vernachlässigen. Man sollte aber verstehen, daß die Gleichung nur für einen gelösten Stoff in einer verdünnten Lösung gilt. Unsere Gleichung, die die freie Energie des gelösten Stoffs mit ihrer molaren Konzentration in verdünnten Lösungen in Verbindung setzt, lautet dann

$$\Delta G_{A,B} = \Delta G^{\circ}_{B,B} + RT \ln [\mathrm{B}]$$

Für irgendeinen gelösten Stoff i gilt

L—6
$$\Delta G_{B,i} = \Delta G^{\circ}_{B,i} + RT \ln [i]$$
(gelöster Stoff in verdünnter Lösung)

Aktivität

Beachte die Ähnlichkeit der Form zwischen den Gleichungen, die die freie Energie eines idealen Gases mit dem Druck korreliert, (Gleichung **12—27**, Anhang K), und derjenigen Gleichung, die die freie Energie eines gelösten Stoffs mit der Konzentration in eine Beziehung setzt (Gleichung **L—6**). Beide Ausdrücke enthalten ein Glied für die freie Standard-Energie $\Delta G^{\circ}_{B,i}$ und ein (RT ln) Glied. Wie wir im Anhang N sehen werden, führen diese Gleichungen zu einem sehr einfachen Ausdruck, der zur Berechnung von Konzentrationen benutzt werden kann, wenn sich eine chemische Reaktion im Gleichgewicht befindet.

Da die Form der Gleichungen **12—27** und **L—6** bequem ist, möchten wir auch einen ähnlichen Ausdruck für die freie Energie eines gelösten

Stoffs in irgendeiner Lösung haben, die nicht nur auf niedrige Konzentrationen beschränkt ist. Um dies zu erreichen, definieren wir den Ausdruck der Aktivität a_i. Die Beziehung zwischen Aktivität und freier Energie eines gelösten Stoffs lautet

12–26 $$\Delta G = \Delta G^{\circ}_{B,i} + RT \ln a_i$$

wobei die Aktivität in folgender Beziehung zur molaren Konzentration steht

$$a_i = \gamma_i[i]$$

γ_i wird der *Aktivitätskoeffizient* genannt. Man sieht, daß sich Gleichungen **12–26** und **L–6** nur dadurch unterscheiden, daß die molare Konzentration durch den Aktivitätskoeffizienten ersetzt ist. Bei niedrigen Konzentrationen des gelösten Stoffs geht Gleichung **12–26** in Gleichung **L–6** über, und die Aktivität des gelösten Stoffs wird der molaren Konzentration in verdünnten Lösungen (im Bereich in dem das Henry'sche Gesetz gilt) entsprechen. Daraus folgt notwendigerweise, daß der Aktivitätskoeffizient γ_i in verdünnten Lösungen gleich eins ist.

Aus der vorausgehenden Diskussion ist ersichtlich, daß die Aktivität eines gelösten Stoffs in die molare Konzentration übergeht, wenn der gelöste Stoff dieselben Eigenschaften oder dieselbe Wirksamkeit hat, wie in verdünnter Lösung. Jedoch haben gelöste Stoffe bei höheren Konzentrationen gewöhnlich nicht dieselben Eigenschaften wie in verdünnter Lösung. Um diesen Unterschied zu erfassen, haben wir den Faktor γ_i, den Aktivitätskoeffizienten, zur Korrektur der vorhandenen molaren Konzentration eingeführt, um die *wirksame Konzentration,* die Aktivität, zu erhalten. Aus diesem Grund wird die Aktivität eines gelösten Stoffs häufig als die effektive Konzentration des gelösten Stoffs bezeichnet.

M. Ableitung der Gleichgewichtsbeziehung

Wenn wir Gleichung **13-2** in **13-1** einsetzen, erhalten wir

$$c(\Delta G^{\circ}_{B,C_{(aq)}} + RT \ln a_C) = b(\Delta G^{\circ}_{B,B_{(aq)}} + RT \ln a_B)$$

M–1 $$c\Delta G^{\circ}_{B,C_{(aq)}} - b\Delta G^{\circ}_{B,B_{(aq)}} = -(c\,RT \ln a_C - b\,RT \ln a_B)$$

Die Änderung der freien Standard-Energie (ΔG°) einer Reaktion ist die freie Energie der Endprodukte minus die freie Energie der Ausgangsprodukte,

M–2 $$\Delta G^{\circ} = c\Delta G^{\circ}_{B,C_{(aq)}} - b\Delta G^{\circ}_{B,B_{(aq)}}$$

da $$a \ln x = \ln x^a$$

und $$\ln x - \ln y = \ln \frac{x}{y}$$

ist, erhält man

$$c\,RT \ln a_C - bRT \ln a_B = RT \ln a_C{}^c - RT \ln a_B{}^b$$
$$= RT\,(\ln a_C{}^c - \ln a_B{}^b)$$

M–3 $$cRT \ln a_C - bRT \ln a_B = RT \ln \frac{(a_C)^c}{(a_B)^b}$$

Setzt man die Gleichungen **M-2** und **M-3** in **M-1** ein, so erhält man

M–4 $$\Delta G^\circ = -RT \ln \frac{(a_C)^c}{(a_B)^b}$$

Für eine gegebene Reaktion bei konstanter Temperatur T, hat ΔG° einen bestimmten Wert. Daher muß die rechte Seite der Gleichung **M-4** eine Konstante sein. Da ferner R und T konstant sind, muß $\ln (a_C)^c/(a_B)^b$ konstant sein und es gilt

$$\frac{(a_C)^c}{(a_B)^b} = \text{konstant} = K$$

wobei K die Gleichgewichtskonstante ist. Aus diesem Grund kann Gleichung **M-4** umgeschrieben werden

13–3 $$\Delta G^\circ = -RT \ln K$$

wobei

13–4 $$K = \frac{(a_C)^c}{(a_B)^b} \quad \text{ist.}$$

N. Ableitung des Löslichkeitsprodukts

Der Ausdruck für das Löslichkeitsprodukt von festem $Mg\,(OH)_2$ kann durch Einsetzen der Gleichung **10-30** in Gleichung **13-29** erhalten werden

$$O = \Delta G^\circ_{B,Mg^{2+}} + RT \ln [Mg^{2+}] + 2\Delta G^\circ_{B,OH^-} + 2\,RT \ln [OH^-] - \Delta G^\circ_{B,Mg(OH)_{2(f)}}$$

$$\Delta G^\circ_{B,Mg^{2+}} + 2\Delta G^\circ_{B,OH^-} - \Delta G^\circ_{B,Mg(OH)_{2(f)}} = RT \ln [Mg^{2+}] + RT \ln [OH^-]^2$$

Faßt man die logarithmischen Glieder auf der rechten Seite zusammen und sieht ferner, daß die linke Seite der Gleichung die Änderung der freien Standard-Energie ΔG° für den Vorgang ist, so gilt

M–1 $$\Delta G^\circ = -RT \ln [Mg^{2+}]\,[OH^-]^2$$

Da ΔG° eine Konstante für den Vorgang bei konstanter Temperatur ist, so muß die rechte Seite der Gleichung **M-1** auch eine Konstante sein. Da ferner R und T konstant sind, muß das Produkt der Konzentrationen auch konstant sein. Wir bezeichnen es als K_{Lp}. Daher wird aus Gleichung **M-1**

13—31 $$\Delta G^\circ = -RT \ln K_{Lp}$$

wobei

13—32 $$K_{Lp} = [Mg^{2+}]\,[OH^-]^2$$

O. Ableitung der Beziehung zwischen ε und Konzentration — Nernst'sche Gleichung

Um die Gleichung abzuleiten, die das Potential einer Zelle mit den Konzentrationen der Spezies in Lösung in eine Beziehung bringt, müssen wir zuerst eine Beziehung zwischen ΔG und den Konzentrationen finden. Benutzt man dann die Beziehung $\Delta G = -nF\varepsilon$, so können wir die Nernst'sche Gleichung ableiten, die ε mit den Konzentrationen verbindet.

Wir nehmen an, die Reaktion in der Zelle soll folgenden Vorgang beschreiben

$$b\mathrm{B} \rightleftharpoons c\mathrm{C}$$

Die Änderung der freien Energie für diesen Vorgang (nicht unbedingt im Gleichgewicht) beträgt

$$\Delta G = c\Delta G_{B,C} - b\Delta G_{B,B}$$

Falls sich die Reaktion im Gleichgewicht befindet, ist ΔG gleich Null. Jedoch kurz vor dem Gleichgewichtszustand ist ΔG ungleich Null und dieser Nicht-Gleichgewichtszustand interessiert uns. Setzt man in die Ausdrücke für $\Delta G_{B,B}$ und $\Delta G_{B,C}$ wie durch Gleichung **12-26** gegeben ein und nimmt an, daß $\gamma_\mathrm{B} = \gamma_\mathrm{C} = 1$ ist, so gilt

$$\Delta G = c\Delta G^\circ_{B,C} + cRT\ln[\mathrm{C}] - b\Delta G^\circ_{B,B} - bRT\ln[\mathrm{B}]$$

O—1 $$\Delta G = c\Delta G^\circ_{B,C} - b\Delta G^\circ_{B,B} + RT\ln[\mathrm{C}]^c - RT\ln[\mathrm{B}]^b$$

Die Änderung der freien Standard-Energie für den Vorgang ist

$$\Delta G^\circ = c\Delta G^\circ_{B,C} - b\Delta G^\circ_{B,B}$$

Setzt man diesen Ausdruck für ΔG° in Gleichung **O-1** ein und vereinigt die logarithmischen Glieder, so erhält man

O—2 $$\Delta G = \Delta G^\circ + RT\ln\frac{[\mathrm{C}]^c}{[\mathrm{B}]^b}$$

Gleichung **O-2** ist der Ausdruck der Änderung der freien Standard-Energie für eine Reaktion von b Mol der Konzentration [B] unter Bildung von c Mol der Konzentration [C].

Benutzt man die Gleichung **14-6** und **14-7**, die ΔG und ΔG° mit dem Potential einer Zelle verknüpfen, so gilt

$$\Delta G = -nF\varepsilon$$

$$\Delta G^\circ = -nF\varepsilon^\circ$$

Wir können in Gleichung **O-2** einsetzen, und erhalten

$$-nF\varepsilon = -nF\varepsilon^\circ + RT \ln \frac{[\mathrm{C}]^c}{[\mathrm{B}]^b}$$

und nach ε auflösen

14—12
$$\varepsilon = \varepsilon^\circ - \frac{RT}{nF} \ln \frac{[\mathrm{C}]^c}{[\mathrm{B}]^b}$$

Gleichung **14—12** wird die Nernst'sche Gleichung genannt, die das Potential einer Zelle beschreibt, wenn C eine Konzentration von [C] und B eine Konzentration von [B] hat.

P. Ableitung der Geschwindigkeitsbeziehung für bimolekulare Reaktionen

Betrachten wir eine elementare Reaktion zwischen zwei Ausgangsstoffen, A und B, die eine bimolekulare Kollision zwischen einem Molekül A und einem Molekül B ausüben.

$$\mathrm{A} + \mathrm{B} \longrightarrow \text{Produkte}$$

Wir wollen die Kollision eines einzelnen Moleküls A mit einem Molekül B in einem gegebenen Volumen betrachten. Abgesehen davon, daß die Mischung in der flüssigen oder gasförmigen Phase existiert, werden sich die vorhandenen Moleküle ziellos bewegen und sie werden daher homogen im System verteilt sein. Verfolgen wir ein Molekül A, so wird es in einer gegebenen Zeit eine gewisse Anzahl von Kollisionen eingehen. Teilt man die Gesamtzahl der Kollisionen durch die Zeit, so würde man eine durchschnittliche Kollisionsgeschwindigkeit (Zusammenstöße pro Sekunde) eines einzelnen Moleküls A erhalten. Verdoppelt oder verdreifacht man die Gesamtzahl der Moleküle B ohne das Volumen des Systems zu ändern, so wird die durchschnittliche Kollisionsgeschwindigkeit eines einzelnen Moleküls A ebenfalls verdoppelt oder verdreifacht. Verdoppelt oder verdreifacht man jedoch das Volumen des Systems und gleichzeitig die Zahl der Moleküle B, so bleibt die durchschnittliche Kollisionsgeschwindigkeit eines einzelnen Moleküls A unverändert. Dieses Argument legt die Vermutung nahe, daß die durchschnittliche Kollisionsgeschwindigkeit eines einzelnen Moleküls A mit einem Molekül B proportional der *Konzentration* von B ist.

P—1 Kollisionsgeschwindigkeit (einzelnes Molekül A) $\sim$ B

Wir nehmen an, daß anstelle eines einzelnen Moleküls A zwei oder drei Moleküle A dem System zugeführt werden, und betrachten die bimolekularen Kollisionen mit den Molekülen B kollektiv. Wenn die durchschnittliche Kollisionsgeschwindigkeit zwischen den Molekülen A und den Molekülen B wiederum durch Zählen der Zusammenstöße aller anwesenden Moleküle bestimmt wird, so wird sich die Zahl, im Falle von zwei Molekülen A verdoppelt, oder im Falle von drei Molekülen A verdreifacht haben. Für *N* Moleküle A wird die durchschnittliche Kollisionsgeschwindigkeit zwischen den Molekülen A und B *N*mal so groß sein wie die durchschnittliche Kollisionsgeschwindigkeit für ein einzelnes Molekül A. Daraus kann geschlossen werden, daß die Gesamtzahl der Zusammenstöße zwischen den Molekülen A und B auch proportional der Zahl der Moleküle N_A im System ist.

P—2 Kollisionsgeschwindigkeit (*N* Moleküle A) $\sim N_A$

Vereinigt man die Gleichungen **P—1** und **P—2** so erhält man die folgende Proportionalitätsbeziehung

P—3 Kollisionsgeschwindigkeit (*N* Moleküle A) $N_A \sim$ [B]

Wir möchten jedoch die durchschnittliche Zahl der Zusammenstöße pro Sekunde und pro Volumeneinheit wissen. Teilt man beide Seiten der Gleichung **P—3** durch das Gesamtvolumen des Systems und berücksichtigt man ferner die Tatsache, daß die Zahl der Moleküle pro Volumeneinheit proportional der Molzahl pro Liter ist, so erhalten wir

$$\text{Kollisionsgeschwindigkeit}\left(\frac{N\ \text{Moleküle A}}{V}\right) \sim \left(\frac{N_A}{V}\right)[\text{B}] \sim [\text{A}]\,[\text{B}]$$

oder

$$\text{Reaktionsgeschwindigkeit} \sim [\text{A}]\,[\text{B}]$$

P—4

$$\text{Reaktionsgeschwindigkeit} = k[\text{A}]\,[\text{B}]$$

Ein ähnliches Argument kann im Falle anderer Elementarreaktionsvorgänge herangezogen werden. So kann ein homogener, bimolekularer Kollisionsprozeß durch folgende Gleichung dargestellt werden

$$\text{A} + \text{A} \longrightarrow \text{Produkte}$$

In diesem Falle findet man, daß die Reaktionsgeschwindigkeit proportional dem Quadrat der Konzentration der Ausgangsprodukte ist.

oder

$$\text{Reaktionsgeschwindigkeit} \sim [\text{A}]^2$$

P—5

$$\text{Reaktionsgeschwindigkeit} = k[\text{A}]^2$$

Q. Ableitung der integrierten Geschwindigkeitsbeziehung für Reaktionen erster Ordnung

Für die Reaktion $A \longrightarrow P$

lautet die Geschwindigkeitsbeziehung erster Ordnung, mit der A umgesetzt wird,

Q–1 $$\text{Reaktionsgeschwindigkeit} = -\frac{d[A]}{dt} = k[A]$$

Gleichung **Q–1** kann in einen Differentialausdruck umgewandelt werden

$$d[A] = \frac{d[A]}{dt}\,dt$$

$$d[A] = -k[A]dt$$

Trennt man die Variablen [A] und t durch Division mit [A], so erhält man

Q–2 $$\frac{d[A]}{[A]} = -kdt$$

Die Integration der Gleichung **Q–2** wird von der Anfangszeit $t = 0$ ausgeführt, bei der $[A] = [A]_0$ ist

$$\int_{[A]_0}^{[A]} \frac{d[A]}{[A]} = \int_0^t -kdt$$

Q–3 $$\ln [A] - \ln [A]_0 = -kt$$

oder

15–29 $$\ln \frac{[A]}{[A]_0} = -kt$$

Gleichung **15–29** kann umgeschrieben werden und ergibt

$$\ln \frac{[A]_0}{[A]} = kt$$

Der natürliche Logarithmus kann durch den dekadischen Logarithmus ersetzt werden

$$2{,}303 \log \frac{[A]_0}{[A]} = kt$$

oder

Q–4 $$\log \frac{[A]_0}{[A]} = \frac{k}{2{,}303}\,t$$

Der Ausdruck für die Geschwindigkeitsbeziehung, der in Gleichung **Q–1** angegeben ist, kann auch in Form der Molzahl oder der Zahl der Moleküle A angegeben werden. Wenn N die Zahl der Moleküle A ist, so gibt Gleichung **Q–5** die Geschwindigkeit der Abnahme von A in Form von Molekülen pro Zeiteinheit an

Q–5 $$\text{Geschwindigkeit} = -\frac{dN}{dt} = kN$$

Die Integration von Gleichung **Q–5** geschieht auf dieselbe Weise wie für Gleichung **Q–1**. Der integrierte Ausdruck entsprechend Gleichung **Q–4** ist

17–4 $$\log \frac{N_0}{N} = \frac{k}{2{,}303} t$$

wobei N_0 die Zahl der Moleküle A zur Zeit $t = 0$ ist.

R. Ableitung von $K^{\ddagger}$ in Form von $\Delta H^{\ddagger}$, $\Delta S^{\ddagger}$ und $\Delta G^{\ddagger}$

Entsprechend der Theorie des Übergangszustandes lautet die Geschwindigkeitsbeziehung für eine bimolekulare Reaktion

15–39 $$\text{Geschwindigkeit} = k^{\ddagger}\ K^{\ddagger}\,[\mathrm{A}]\,[\mathrm{B}]$$

Da K eine Gleichgewichtskonstante ist, kann der thermodynamische Ausdruck (Gleichung **13–3**) in modifizierter Form benutzt werden

14–40 $$\Delta G^{\ddagger} = -RT\ln K^{\ddagger}$$

wobei $\Delta G^{\ddagger}$ die Änderung der freien Standard-Energie ist, wenn man von A + B nach $AB^{\ddagger}$ geht. In diesem Fall entsprechen die Standardbedingungen der Konzentration Mol pro Liter. Die Änderung der freien Energie bei konstanter Temperatur steht in folgender Beziehung zu ΔH und ΔS

10–23 $$\Delta G = \Delta H - T\Delta S$$

Für den Vorgang A + B nach $AB^{\ddagger}$ erhalten wir

15–41 $$\Delta G^{\ddagger} = \Delta H^{\ddagger} - T\Delta S^{\ddagger}$$

Setzt man die Gleichungen **15–39** und **15–40** gleich, so erhält man

R–1 $$-RT\ln K^{\ddagger} = \Delta H^{\ddagger} - T\Delta S^{\ddagger}$$

da $$H = E + PV$$

ist, ergibt sich

15–42 $$\Delta H^{\ddagger} = \Delta E^{\ddagger} + \Delta(PV)$$

Bekanntlich ist jedoch $\Delta(PV)$ für die meisten Reaktionen klein und wir können für die Betrachtung annehmen, daß folgendes gilt

$$\Delta H^{\ddagger} = \Delta E^{\ddagger}$$

daraus ergibt sich

$$-RT\ln K^{\ddagger} = \Delta E^{\ddagger} - T\Delta S^{\ddagger}$$

Man löst nach $K^{\ddagger}$ auf

$$\ln K^{\ddagger} = \frac{\Delta S^{\ddagger}}{R} - \frac{\Delta E^{\ddagger}}{RT}$$

$$K^{\ddagger} = e^{\left(\frac{\Delta S^{\ddagger}}{R} - \frac{\Delta E^{\ddagger}}{RT}\right)}$$

Da ferner gilt $e^a e^b = e^{a+b}$

können wir den Exponentialausdruck in zwei Teile zerlegen

R–2 $$K^{\ddagger} = \left(e^{\frac{\Delta S^{\ddagger}}{R}}\right)\left(e^{\frac{-\Delta E^{\ddagger}}{RT}}\right)$$

Setzt man Gleichung **R-2** in Gleichung **15-38**, so ergibt sich

$$\text{Reaktionsgeschwindigkeit} = K^{\ddagger}\left(e^{\frac{\Delta S^{\ddagger}}{R}}\right)\left(e^{\frac{-\Delta E^{\ddagger}}{RT}}\right)[A][B]$$

S. Tabelle mit Konstanten und Daten

Tabelle S–1 Physikalische Konstanten

Symbol	Name	
c	Lichtgeschwindigkeit	$2{,}998 \times 10^{10}$ cm Sek^{-1}
h	Planck'sche Konstante	$6{,}626 \times 10^{-27}$ erg Sek
N_L	Loschmidt'sche Zahl	$6{,}023 \times 10^{23}$ Moleküle/Mol, Atom/g-Atom, Einheiten/Mol
F	Faraday'sche Konstante	$2{,}8926 \times 10^{14}$ ESE Mol^{-1a}
		$9{,}648 \times 10^{4}$ C Mol^{-1a}
		$2{,}306 \times 10^{4}$ Cal V^{-1} Mol^{-1a}
V_o	Molvolumen eines Gases bei STP	22,4136 Liter Mol^{-1}
P_o	Standard Druck	1,000 Atm
		760 mmHg (Torr)
k	Boltzmann'sche Konstante	$1{,}3806 \times 10^{-16}$ erg $°K^{-1}$ $Molekül^{-1}$
e	Ladung des Elektrons	$4{,}803 \times 10^{-10}$ ESE
		$1{,}602 \times 10^{-19}$ C
m_e	Ruhemasse des Elektrons	$9{,}109 \times 10^{-28}$ g
		$5{,}4859 \times 10^{-4}$ AME
AME	Atomare Masseneinheit	$1{,}660 \times 10^{-24}$ g
m_P	Ruhemasse des Protons	$1{,}6726 \times 10^{-24}$ g
		1,00727 AME
m_n	Ruhemasse des Neutrons	$1{,}6749 \times 10^{-24}$ g
		1,00866 AME
R	Gaskonstante	0,082056 Liter Atm $°K^{-1}$ Mol^{-1}
		8,3143 J $°K^{-1}$ Mol^{-1a}
		1,9872 Cal $°K^{-1}$ Mol^{-1}
EV	Elektronenvolt	$1{,}602 \times 10^{-12}$ erg $Molekül^{-1}$
		$2{,}3061 \times 10^{4}$ Cal Mol^{-1}
P_{Luft}	Dichte der Luft bei STP	1,2929 g $Liter^{-1}$
P_{H_2O}	Dichte von Wasser bei STP	0,99987 g cm^{-3}

[a] ESE = Elektrostatische Einheiten; C = Coulomb; V = Volt; J = Joule.

* *Handbook of Chemistry and Physics*, Fünfzigste Auflage. The Chemical Rubber Co., Cleveland, Ohio, 1969.

Tabelle S–2 Dipolmomente

Verbindung	Dipolmoment × 10^{-18} ESE
CsCl	10,5
HF	1,82
HCl	1,09
HBr	0,79
HJ	0,38
H_2O	1,87
H_2S	1,10
NH_3	1,30
N_2H_4	1,84
NO	0,16
NO_2	0,29
CO	0,10
FCl	0,83
FBr	1,29
ClBr	0,57
ClJ	0,65

Tabelle S–3

$\Delta H°_B$ = Standard-Bildungswärmen einer gegebenen Substanz aus ihren Elementen bei 25 ° C in Kcal/Mol

$\Delta G°_B$ = freie Standard-Energie einer gegebenen Substanz aus ihren Elementen bei 25 ° C in Kcal/Mol

$\Delta S°$ = Entropie einer gegebenen Substanz aus ihren Elementen bei 25 ° C in cal/Mol

k = kristallin; in bestimmten Fällen, in denen eine Substanz in mehr als einer kristallinen Form existiert, wird angegeben, um welche Form es sich handelt

g = gasförmig

am = amorph

aq = wäßrige Lösung; wenn nicht anders angegeben, wird die wäßrige Lösung als hypothetischer idealer Zustand der Einheitsmolalität angegeben

gls = Glas

fl = flüssig

Substanz	Zustand	$\Delta H°_B$	$\Delta G°_B$	$S°$
Ammonium				
NH_3	*g*	—11,04	—3,976	46,01
	aq	—19,32	—6,36	26,3
	aq ∞	—19,32	—	—
NH_4^+	*aq*	—31,74	—19,00	26,97
NH_4OH	*aq*	—87,64	—	—
NH_4Cl	*k*	—75,38	—48,73	22,6
NH_4NO_2	*k*	—63,10	—	—
NH_4NO_3	*k*	—87,27	—	—
Brom				
Br_2	*g*	7,34	0,75	58,64
	fl	0,00	0,00	36,4
	aq	—1,10	—	—
BrCl	*g*	3,51	—0,21	57,34
HBr	*g*	—8,66	—12,72	47,44
Calcium				
Ca	*g*	46,04	37,98	36,99
	k	0,00	0,00	9,95
$Ca(OH)_2$	*k*	—235,80	—214,33	18,2
	aq	—239,68	—207,37	—18,2
Kohlenstoff				
C	*g*	171,70	160,85	37,76
C (Diamant)	*k*	0,45	0,96	0,58
C (Graphit)	*k*	0,00	0,00	1,36
CO_2	*g*	—94,05	—94,26	51,06
	aq	—98,69	—92,31	29,0
CO	*g*	—26,42	—32,81	47,30

* Diese Daten wurden dem „*Handbook of Chemistry and Physics*", Fünfzigste Auflage, The Chemical Rubber Co., Cleveland, Ohio, 1969 entnommen.

Tabelle S–3 Fortsetzung

Substanz	Zustand	ΔH°_B	ΔG°_B	S°
Chlor				
Cl_2	*g*	0,00	0,00	53,29
Cl^-	*aq*	—40,023	—31,350	13,17
ClF	*g*	—13,3	—13,6	52,05
HCl	*g*	—22,06	—22,77	44,62
Kupfer				
Cu	*g*	81,52	72,04	39,74
	k	0,00	0,00	7,96
Cu^+	*aq*	12,4	12,0	—6,3
Cu^{2+}	*aq*	15,39	15,53	—23,6
CuJ	*g*	62,0	50,0	61,06
	k	—16,2	—16,62	23,1
Wasserstoff				
H_2	*g*	0,00	0,00	31,21
H^+	*aq*	0,00	0,00	0,00
H	*g*	52,09	48,58	27,39
H_2O	*g*	—57,80	—54,64	45,11
	fl	—68,32	—56,69	16,72
H_2O_2	*g*	—31,83	—	—
	fl	—44,84	—28,2	—
	aq	—45,68	—31,47	
Jod				
J_2	*g*	14,88	4,63	62,28
	k	0,00	0,00	27,9
J^-	*aq*	—13,37	—12,35	26,14
JBr	*g*	9,75	0,91	61,80
JCl	*g*	4,20	—1,32	59,12
HJ	*g*	6,20	0,31	49,31
	aq	—13,37	—12,35	26,14
Eisen				
Fe	*g*	96,68	85,76	43,11
	k	0,00	0,00	6,49
Fe^{2+}	*aq*	—21,0	—20,30	—27,1
Fe^{3+}	*aq*	—11,4	—2,52	—70,1
Blei				
Pb	*g*	46,34	38,47	41,89
	k	0,00	0,00	15,51
$Pb(C_2H_5)_4$	*fl*	52	—	—
Lithium				
Li	*g*	37,07	29,19	33,14
	k	0,00	0,00	6,70
Li^+	*aq*	—66,54	—70,22	3,4
LiBr	*g*	—41,0	—50,0	53,78
	k	—83,72	—	—
	aq	—95,45	—94,69	22,7
LiCl	*g*	—53,0	—58,0	51,01
	k	—97,70	—	—
	aq	—106,58	—101,57	16,6

Tabelle S–3 Fortsetzung

Substanz	Zustand	ΔH°_B	ΔG°_B	S°
Quecksilber				
Hg	*g*	14,54	7,59	41,8
	fl	0,00	0,00	18,5
Hg^{2+}	*aq*	—	39,38	—
Hg_2^{2+}	*aq*	—	36,79	—
Stickstoff (siehe auch unter Ammonium)				
N_2	*g*	0,00	0,00	45,77
NO	*g*	21,60	20,72	50,34
NO_2	*g*	8,09	12,39	57,47
N_2O_4	*g*	2,31	23,49	72,73
N_2O	*g*	19,49	24,76	52,58
HNO_2	*g*	—28,9	—	—
HNO_3	*fl*	—41,40	—19,10	37,19
	aq	—49,37	—26,41	35,0
Sauerstoff				
O_2	*g*	0,00	0,00	49,003
O_3	*g*	34,0	39,06	56,8
OH^-	*aq*	—54,957	—37,595	—2,519
Kalium				
K	*g*	21,51	14,62	38,30
	k	0,00	0,00	15,2
K^+	*aq*	—60,04	—67,466	24,5
KCl	*g*	—51,6	—56,2	57,24
	k	—104,18	—97,592	19,76
	aq	—100,06	—98,82	37,7
Silber				
Ag	*g*	69,12	59,84	41,32
	k	0,00	0,00	10,21
Ag^+	*aq*	25,31	18,43	17,67
AgCl	*g*	23,23	16,79	58,5
	k	—30,36	—26,22	22,97
Natrium				
Na	*g*	25,98	18,67	36,72
	k	0,00	0,00	12,2
Na^+	*aq*	—57,28	—62,59	14,4
NaBr	*k*	—86,03	—	—
	aq	—86,18	—87,16	33,7
NaCl	*k*	—98,23	—91,79	17,30
	aq	—97,302	—93,94	27,6
NaOH	*k*	—101,99	—	—
	aq	—112,24	—100,184	11,9
Schwefel				
S	*g*	53,25	43,57	40,085
(rhb)	*k*	0,00	0,00	7,62
(mon)	*k*	0,071	0,023	7,78
SO_2	*g*	—70,96	—71,79	59,40
SO_3	*g*	—94,45	—88,52	61,24

Tabelle S–4 Thermodynamische Eigenschaften kohlenstoffhaltiger Verbindungen bei 25 °C*

Formel	Name	Zustand	$\Delta H°$	$\Delta G°$	$S°$
CO_3^{2-}	Carbonat-Ion	*aq*	—161,63	—126,22	—12,7
CH_4	Methan	*g*	—17,889	—12,140	44,50
$HCOO^-$	Formiat-Ion	*aq*	—98,0	—80,0	21,9
HCO_3^-	Bicarbonat-Ion	*aq*	—165,18	—140,31	22,7
CH_2O_2	Ameisensäure (Monomer)	*g*	—86,67	—80,24	60,0
	Ameisensäure	*fl*	—97,8	—82,7	30,82
H_2CO_3	Kohlensäure	*aq*	—167,0	—149,00	45,7
$COCl_2$	Carbonylchlorid	*g*	—52,30	—50,31	69,13
CN^-	Cyanid-Ion	*aq*	36,1	39,6	28,2
HCN	Cyanwasserstoff	*g*	31,2	28,7	48,23
		fl	25,2	29,0	26,97
	Blausäure	*aq*	25,2	26,8	30,8
CH_5N	Methylamin	*g*	—6,7	6,6	57,73
CH_3O_2N	Nitroäthan	*fl*	—21,28	2,26	41,1
$C_2O_4^{2-}$	Oxalat-Ion	*aq*	—197,0	—161,3	12,2
$HC_2O_4^-$	Bioxalat-Ion	*aq*	—195,5	—167,1	36,7
C_2H_2O	Keten	*g*	—14,6	—	—
C_2H_5Cl	Chloräthan	*g*	—25,1	—12,7	65,90
$C_2H_2O_4$	Oxalsäure	*k*	—197,6	—166,8	28,7
$C_2H_3O_2^-$	Acetat-Ion	*aq*	—116,843	—87,32	20,8
C_2H_4O	Acetaldehyd	*g*	—39,76	—31,96	63,5
$C_2H_4O_2$	Essigsäure	*aq*	—116,4	—93,8	38,2
C_2H_6O	Äthanol	*g*	—56,24	—40,30	67,4
C_2H_7N	Äthylamin	*g*	—11,6	—	—
C_3H_6O	Aceton	*g*	—51,72	—	—
C_6H_6	Benzol	*fl*	11,63	29,4	—
C_6H_5Cl	Chlorobenzol	*fl*	—	27,8	—
$C_6H_5NO_2$	Nitrobenzol	*g*	15,8	—	—
C_6H_5COOH	Benzoesäure	*f*	—92,1	—	—
$C_6H_{12}O_6$	Glucose	*aq*	—301,0	—219,6	69,1

* *Handbook of Chemistry and Physics*, Fünfzigste Auflage. The Chemical Rubber Co., Cleveland, Ohio, 1969.

Tabelle S–5 Thermodynamische Eigenschaften von Kohlenwasserstoffen (Gasphase)*

Formel	Name	$\Delta H°_B$	$\Delta G°_B$	$\log_{10} K_B$	$S°$
CH_4	Methan	—17,889	—12,140	8,8985	44,50
C_2H_2	Äthin (Acetylen)	54,194	50,000	—36,6490	47,997
C_2H_4	Äthen (Äthylen)	12,496	16,282	—11,9345	52,54
C_2H_6	Äthan	—20,236	—7,860	5,7613	54,85
C_3H_6	Propen	4,879	14,990	—10,9875	63,80
C_3H_8	Propan	—24,820	—5,614	4,1150	64,51
C_4H_8	1-Buten	0,280	17,217	—12,6199	73,48
C_4H_8	*cis*-2-Buten	—1,362	16,046	—11,7618	71,90
C_4H_8	*trans*-2-Buten	—2,405	15,315	—11,2255	70,86
C_4H_{10}	*n*-Butan	—29,812	—3,754	2,7516	74,10
C_5H_{10}	*cis*-2-Penten	—6,710	17,173	—12,5874	82,76
C_5H_{10}	*trans*-2-Penten	—7,590	16,575	—12,1495	81,81
C_5H_{12}	*n*-Pentan	—35,00	—1,96	1,4366	83,27
C_6H_6	Benzol	19,820	30,989	—22,7143	64,34
C_6H_{12}	Cyclohexan	—29,43	7,59	—5,5605	71,28
C_7H_8	Methylbenzol	11,950	29,229	—21,4236	76,42
C_7H_{14}	Methylcyclohexan	—36,99	6,52	—4,7819	82,06

Tabelle S–6 Bindungsstärken zweiatomiger Moleküle bei 25 ° C*

Molekül	Kcal Mol^{-1}	Molekül	Kcal Mol^{-1}	Molekül	Kcal Mol^{-1}
H–H	104,18	C–N	179	F–F	37
H–C	80,9	C–O	256,7	F–Si	116
H–N	75	C–F	128	F–Cl	59,9
H–O	102,4	C–Cl	93	Cl–Cl	58
H–F	135,0	C–Br	67	Cl–Br	52,3
H–Cl	103,1	C–J	50	Cl–J	50,5
H–Br	87,4	N–N	226,8	Br–Br	46,34
H–J	71,4	N–O	149,7	Br–J	42,8
C–C	144	O–O	118,86	J–J	36,503
Li–Cl	111,9			K–Cl	101,30

* *Handbook of Chemistry and Physics*, Fünfzigste Auflage. The Chemical Rubber Co., Cleveland, Ohio, 1969.

Tabelle S–7 Bindungsstärken mehratomiger Moleküle (Bindungsdissoziationsenergien)*

Bindung	Kcal Mol^{-1}	Bindung	Kcal Mol^{-1}
H–CH	107	$H–N(CH_3)C_6H_5$	74
$H–CH_2$	105	$H–OCH_3$	102
$H–CH_3$	104,0	$H_3C–CH_3$	88
$H–C_2H_5$	98,0	$CH_3–CF_3$	100
$H–nC_3H_7$	98	$CF_3–CF_3$	97
$H–iC_3H_7$	94,5	O=CO	128
$H–NH_2$	103	$CH_3–F$	108
$H–NHCH_3$	92	$CH_3–J$	56,3
$H–N(CH_3)_2$	86	$O_2N–NO_2$	13,6
$H–NHC_6H_5$	80		

Tabelle S–8 Bildungswärmen der gasförmigen Atome aus den Elementen unter Standardbedingungen bei 25 ° C*

Für Elemente, die als zweiatomige Gase unter Standardbedingungen existieren, erhält man die Bildungswärmen einfach aus den Bindungsstärken. Für Elemente, die unter Standardbedingungen kristallin sind, werden die Bildungswärmen aus den Dampfdruckdaten abgeleitet. Alle Werte werden in Kcal Mol^{-1} bei 25 ° C angegeben.

Element	gasförmiges Atom	Kcal Mol^{-1}
$H_{2(g)}$	H	52,10
$C_{(k)}$	C	170,9
$N_{2(g)}$	N	113,0
$O_{2(g)}$	O	59,56
$F_{2(g)}$	F	18,86
$S_{(k)}$	S	65,65
$Cl_{2(g)}$	Cl	28,92
$K_{(k)}$	K	21,3
$Ca_{(k)}$	Ca	42,81
$Sc_{(k)}$	Sc	88,0
$Ti_{(k)}$	Ti	112,5
$Fe_{(k)}$	Fe	48,0
$J_{2(k)}$	J	25,54
$Br_{2(fl)}$	Br	26,74

* *Handbook of Chemistry and Physics*, Fünfzigste Auflage. The Chemical Rubber Co., Cleveland, Ohio, 1969.

Tabelle S–9 Bildungswärmen freier Radikale bei 25 °C*

Radikal	Kcal Mol^{-1}	Radikal	Kcal Mol^{-1}
CH_2	91	CH_3O	2
CH_3	34,0	CH_3CO	—5,4
C_2H_3	64	CH_3CO_2	—45
C_2H_5	25,7	$C_2H_5CO_2$	—54
C_3H_5	38	$(CH_3)_3CO$	—24
nC_3H_7	21	C_6H_5CO	16
iC_3H_7	17,6	$C_6H_5CO_2$	—64
tC_4H_9	6,7	CF_2	—39
neoC_5H_{11}	7,5	CF_3	—111
C_6H_5	80,0	CCl_3	19
$C_6H_5CH_2$	44,6	NH_2	40
CN	109	NF_2	9
CH_3NH	34	OH	9,3
$(CH_3)_2N$	29	HO_2	5
C_6H_5NH	48	HS	33?
CHO	7	CH_3S	30?

* *Handbook of Chemistry and Physics*, Fünfzigste Auflage. The Chemical Rubber Co., Cleveland, Ohio, 1969.

Tabelle S–10 Durchschnittliche Bindungsenergien*

Bindung	ε	Bindung	ε
H–H	104	F–F	37
H–C	99	F–Si	136
H–N	84	Si–Si	50
H–O	111	Si–S	60
H–F	135	Si–Cl	90
H–P	76	Si–Br	73
H–S	81	Si–J	53
H–Cl	103	P–P	51
H–Se	66	P–Cl	78
H–Br	88	P–Br	64
H–Te	57	P–J	49
H–J	71	S–S	49
C–C	80	S–Cl	61
C–N	64	S–Br	51
C–O	81	Cl–Cl	58
C–F	102	Br–Br	46
C–Si	75	J–J	36
C–S	61	C=C	146
C–Cl	79	C≡C	200
C–Br	66	C=N	147
C–J	52	C≡N	213
N–N	32	C=O	177
N–F	56	C≡O	256
N–Cl	37	C=S	115
O–O	33	N=N	100
O–F	45	N≡N	226
O–Si	106		
O–Cl	50		

* Die Energien für Einfachbindungen stammen aus J. Kleinberg, W. J. Argersinger, Jr., and E. Griswold. *Inorganic Chemistry.* D. C. Heath and Co., Boston, 1960. Die Energien für Doppel- und Dreifachbindungen wurden F. A. Cotton and G. Wilkinson. *Advanced Inorganic Chemistry.* Interscience Publications, New York, 1962, entnommen.

Tabelle S–11 Wärmekapazitäten. Die C_p-*Werte* für Substanzen in der Gasphase sind bei 298,1 ° K angegeben

Substanz	Zustand	C_p (cal/Grad/Mol)
N_2	*g*	6,897
H_2	*g*	6,930
NH_3	*g*	8,895
O_2	*g*	6,991
CO_2	*g*	8,999
H_2O	*g*	7,966
	f	8,7
	fl	18,0
C_2H_2	*g*	13,25
Br_2	*g*	8,682
Cl_2	*g*	8,212
BrCl	*g*	8,50[a]
Al	*f*	4,94
Fe	*f*	6,1

[a] geschätzt

Tabelle S–12 Dissoziationskonstanten einiger Säuren (K_S)*

Säuren	Gleichgewichtsreaktion	Temperatur (° C)	K_S	pK_S
Essigsäure	$HC_2H_3O_2 + H_2O \rightleftharpoons H_3O^+ + C_2H_3O_2^-$	25	$1,76 \times 10^{-5}$	4,75
Ammonium-Ion	$NH_4^+ + H_2O \rightleftharpoons H_3O^+ + NH_3$		$5,6 \times 10^{-10} (K_h)$	
Arsensäure	$H_3AsO_4 + H_2O \rightleftharpoons H_3O^+ + H_2AsO_4^-$	18	$5,62 \times 10^{-3}$	2,25
	$H_2AsO_4^- + H_2O \rightleftharpoons H_3O^+ + HAsO_4^{2-}$	18	$1,70 \times 10^{-7}$	6,77
	$HAsO_4^- + H_2O \rightleftharpoons H_3O^+ + AsO_4^{3-}$	18	$3,95 \times 10^{-12}$	11,60
Benzoesäure	$HC_7H_5O_2 + H_2O \rightleftharpoons H_3O^+ + C_7H_5O_2^-$		$6,46 \times 10^{-5}$	4,19
Kohlensäure	$H_2CO_3 + H_2O \rightleftharpoons H_3O^+ + HCO_3^-$	25	$4,3 \times 10^{-7}$	6,37
	$HCO_3^- + H_2O \rightleftharpoons H_3O^+ + CO_3^{2-}$	25	$5,6 \times 10^{-11}$	10,25
Blausäure	$HCN + H_2O \rightleftharpoons H_3O^+ + CN^-$		4×10^{-10}	
Fluorwasserstoffsäure	$HF + H_2O \rightleftharpoons H_3O^+ + F^-$	25	$3,53 \times 10^{-4}$	3,45
Schwefelwasserstoffsäure	$H_2S + H_2O \rightleftharpoons H_3O^+ + HS^-$	25	$1,1 \times 10^{-7}$	6,94
	$HS^- + H_2O \rightleftharpoons H_3O^+ + S^{2-}$	25	$1,0 \times 10^{-14}$	14,0
Hypochlorige Säure	$HClO + H_2O \rightleftharpoons H_3O^+ + ClO^-$		$3,2 \times 10^{-8}$	
Salpetrige Säure	$HNO_2 + H_2O \rightleftharpoons H_3O^+ + NO_2^-$		$4,5 \times 10^{-4}$	
Oxalsäure	$H_2C_2O_4 + H_2O \rightleftharpoons H_3O^+ + HC_2O_4^-$		$3,8 \times 10^{-2}$	
	$HC_2O_4^- + H_2O \rightleftharpoons H_3O^+ + C_2O_4^{2-}$		$5,0 \times 10^{-5}$	
Phenol	$C_6H_5OH + H_2O \rightleftharpoons H_3O^+ + C_6H_5O^-$		$1,28 \times 10^{-10}$	9,8
4-Nitrophenol	$NO_2C_6H_4OH + H_2O \rightleftharpoons H_3O^+ + NO_2C_6H_4O^-$		7×10^{-8}	7,15
2,4-Dinitrophenol	$(NO_2)_2C_6H_2OH + H_2O \rightleftharpoons H_3O^+ + (NO_2)_2C_6H_3O^-$		$1,1 \times 10^{-4}$	3,96
2,4,6-Trinitrophenol	$(NO_2)_3C_6H_3OH + H_2O \rightleftharpoons H_3O^+ + (NO_2)_3C_6H_2O^-$		$4,2 \times 10^{-1}$	0,38
Phosphorsäure	$H_3PO_4 + H_2O \rightleftharpoons H_3O^+ + H_2PO_4^-$		$7,5 \times 10^{-3}$	2,12
	$H_2PO_4^- + H_2O \rightleftharpoons H_3O^+ + HPO_4^{2-}$		$6,2 \times 10^{-8}$	7,21
	$HPO_4^{2-} + H_2O \rightleftharpoons H_3O^+ + PO_4^{3-}$		$2,2 \times 10^{-13}$	12,67
Blei-II-hydroxid	$Pb(OH)_2 + H_2O \rightleftharpoons H_3O^+ + Pb(OH)O^-$		2×10^{-16}	
Schweflige Säure	$H_2SO_3 + H_2O \rightleftharpoons H_3O^+ + HSO_3^-$		$1,25 \times 10^{-2}$	
	$HSO_3^- + H_2O \rightleftharpoons H_3O^+ + SO_3^{2-}$		$5,6 \times 10^{-8}$	

* *Handbook of Chemistry and Physics*. Fünfzigste Auflage. The Chemical Rubber Co., Cleveland, Ohio, 1969.

Tabelle S–13 Dissoziationskonstanten einiger Basen (K_B)*

Base	Gleichgewichtsreaktionen	K
Acetat-Ion	$C_2H_3O_2^- + H_2O \rightleftharpoons HC_2H_3O_2 + OH^-$	$5,6 \times 10^{-10}$
Ammoniak	$NH_3 + H_2O \rightleftharpoons NH_4^+ + OH^-$	$1,80 \times 10^{-5}$
Calciumhydroxid	$Ca(OH)_2(aq) \rightleftharpoons Ca(OH)^+_{(aq)} + OH^-_{(aq)}$	$3,7 \times 10^{-3}$
	$Ca(OH)^+_{(aq)} \rightleftharpoons Ca^{2+}_{(aq)} + OH^-_{(aq)}$	$4,0 \times 10^{-2}$
Bicarbonat-Ion	$HCO_3^- + H_2O \rightleftharpoons H_2CO_3 + OH^-$	$2,4 \times 10^{-8}$
Cyanid-Ion	$CN^- + H_2O \rightleftharpoons HCN + OH^-$	$2,5 \times 10^{-5}$
Fluorid-Ion	$F^- + H_2O \rightleftharpoons HF + OH^-$	$1,5 \times 10^{-11}$
Hydrazin	$N_2H_{4(aq)} + H_2O \rightleftharpoons N_2H^+_{5(aq)} + OH^-_{(aq)}$	$1,7 \times 10^{-6}$
Hydroxylamin	$HONH_{2(aq)} + H_2O \rightleftharpoons HONH^+_{3(aq)} + OH^-_{(aq)}$	$1,07 \times 10^{-8}$
Nitrit-Ion	$NO_2^- + H_2O \rightleftharpoons HNO_2 + OH^-$	$2,2 \times 10^{-11}$
Oxalat-Ion	$C_2O_4^{2-} + H_2O \rightleftharpoons HC_2O_4^- + OH^-$	$2,0 \times 10^{-10}$
Phosphat-Ion (ortho)	$PO_4^{3-} + H_2O \rightleftharpoons HPO_4^{2-} + OH^-$	1×10^{-2}
	$HPO_4^{2-} + H_2O \rightleftharpoons H_2PO_4^- + OH^-$	$1,6 \times 10^{-7}$
Sulfit-Ion	$SO_3^{2-} + H_2O \rightleftharpoons HSO_3^- + OH^-$	$1,8 \times 10^{-7}$
	$HSO_3^- + H_2O \rightleftharpoons H_2SO_3 + OH^-$	$8,0 \times 10^{-13}$
Sulfid-Ion	$S^{2-} + H_2O \rightleftharpoons HS^- + OH^-$	$7,7 \times 10^{-2}$
	$HS + H_2O \rightleftharpoons H_2S + OH^-$	$1,0 \times 10^{-7}$

* *Handbook of Chemistry and Physics*, Fünfzigste Auflage. The Chemical Rubber Co., Cleveland, Ohio, 1969.

Tabelle S–14 Dissoziationskonstanten organischer Basen in wäßriger Lösungen*

$$BH^+ \overset{K_a}{\rightleftharpoons} B + H^+$$

Verbindung (B)	Temperatur (° C)	Stufe	pK_S	K_S
Anilin	25		4,63	$2{,}34 \times 10^{-5}$
4-Nitroanilin	25		1,0	$1{,}00 \times 10^{-1}$
Diäthylamin	40		10,489	$3{,}24 \times 10^{-11}$
Äthylamin	20		10,807	$1{,}56 \times 10^{-11}$
Glycin	25	1	2,3503	$4{,}46 \times 10^{-3}$
Methylamin	25		10,657	$2{,}70 \times 10^{-11}$
Piperidin	25		11,123	$7{,}53 \times 10^{-12}$
Purin	20	1	2,30	$5{,}01 \times 10^{-3}$
Pyridin	25		5,25	$5{,}62 \times 10^{-6}$
3-Chlorpyridin	25		2,84	$1{,}45 \times 10^{-3}$
o-Toluidin	25		4,44	$3{,}63 \times 10^{-5}$
m-Toluidin	25		4,73	$1{,}86 \times 10^{-5}$
p-Toluidin	25		5,08	$8{,}32 \times 10^{-6}$
Triäthylamin	18		11,01	$9{,}77 \times 10^{-12}$

* *Handbook of Chemistry and Physics*, Fünfzigste Auflage. The Chemical Rubber Co., Cleveland, Ohio, 1969.

Tabelle S–15 Löslichkeitsprodukte (K_{Lp})*

Anion	Verbindung	Temperatur (° C)	K_{Lp}
Bromat	$AgBrO_3$	25	6×10^{-5}
	$Ba(BrO_3)_2$	25	$5{,}5 \times 10^{-6}$
Bromid	$CuBr$	18–20	$4{,}15 \times 10^{-8}$
	$PbBr_2$	–	$4{,}6 \times 10^{-6}$
	Hg_2Br_2	25	$1{,}3 \times 10^{-21}$
	$HgBr_2$	–	$1{,}1 \times 10^{-19}$
	$AgBr$	25	$7{,}7 \times 10^{-13}$
Carbonat	$BaCO_3$	25	$8{,}1 \times 10^{-9}$
	$CdCO_3$	–	$5{,}2 \times 10^{-12}$
	$CaCO_3$	25	$8{,}7 \times 10^{-9}$
	$PbCO_3$	18	$3{,}3 \times 10^{-14}$
	$MgCO_3$	12	$2{,}6 \times 10^{-5}$
	Ag_2CO_3	25	$6{,}5 \times 10^{-12}$
	$SrCO_3$	25	$1{,}6 \times 10^{-9}$
Chlorid	$CuCl$	18–20	$1{,}02 \times 10^{-6}$
	$PbCl_2$	–	$1{,}6 \times 10^{-5}$
	Hg_2Cl_2	25	2×10^{-18}
	$HgCl_2$	–	$6{,}1 \times 10^{-15}$
	$AgCl$	25	$1{,}6 \times 10^{-10}$
Chromat	$BaCrO_4$	18	$1{,}6 \times 10^{-10}$
	$PbCrO_4$	18	$1{,}77 \times 10^{-14}$
Fluorid	BaF_2	18	$1{,}7 \times 10^{-6}$
	CaF_2	18	$3{,}4 \times 10^{-11}$
Hydroxid	$Al(OH)_3$	25	$3{,}7 \times 10^{-15}$
	$Ca(OH)_2$	–	$5{,}5 \times 10^{-6}$
	$Cu(OH)_2$	25	$2{,}2 \times 10^{-22}$
	$Fe(OH)_2$	18	$1{,}6 \times 10^{-14}$
	$Mg(OH)_2$	18	$1{,}2 \times 10^{-11}$
	$Zn(OH)_2$	18	$1{,}8 \times 10^{-14}$
Jodat	$Ba(JO_3)_2 \cdot 2H_2O$	25	$6{,}3 \times 10^{-10}$
	$Ca(JO_3)_2 \cdot 6H_2O$	18	$6{,}4 \times 10^{-7}$
	$Pb(JO_3)_2$	25,8	$2{,}6 \times 10^{-13}$
	$AgJO_3$	9,4	$0{,}92 \times 10^{-8}$
Jodid	CuJ	18–20	$3{,}06 \times 10^{-12}$
	PbJ_2	15	$7{,}47 \times 10^{-9}$
	AgJ	25	$1{,}5 \times 10^{-16}$

* *Handbook of Chemistry and Physics*, Fünfzigste Auflage. The Chemical Rubber Co., Cleveland, Ohio, 1969.

Tabelle S–15 (Fortsetzung)

Anion	Verbindung	Temperatur (° C)	$K_{Lös}$
Oxalat	$BaC_2O_4 \cdot 2H_2O$	18	$1{,}2 \times 10^{-7}$
	$CaC_2O_4 \cdot H_2O$	25	$2{,}57 \times 10^{-9}$
	PbC_2O_4	18	$2{,}74 \times 10^{-11}$
Sulfat	$BaSO_4$	25	$1{,}08 \times 10^{-10}$
	$CaSO_4$	10	$1{,}95 \times 10^{-4}$
	$PbSO_4$	18	$1{,}06 \times 10^{-8}$
	Ag_2SO_4	–	$1{,}7 \times 10^{-5}$
Sulfid	CdS	18	$3{,}6 \times 10^{-29}$
	CoS	18	3×10^{-26}
	CuS	18	$8{,}5 \times 10^{-45}$
	Cu_2S	16–18	2×10^{-47}
	FeS	18	$3{,}7 \times 10^{-19}$
	PbS	18	$3{,}4 \times 10^{-28}$
	MnS	18	$1{,}4 \times 10^{-15}$
	HgS	18	$\sim 3 \times 10^{-52}$
	NiS	18	$1{,}4 \times 10^{-24}$
	Ag_2S	18	$1{,}6 \times 10^{-49}$
	ZnS	18	$1{,}2 \times 10^{-23}$

Tabelle S–16 Standard-Reduktionspotentiale*

Reaktion	Potential (Volt)
$^1/_2F_2 + e^- \longrightarrow F^-$	2,85
$MnO_4^{2-} + 4H^+ + 2e^- \longrightarrow MnO_2 + 2H_2O$	2,3
$S_2O_8^{2-} + 2e^- \longrightarrow 2SO_4^{2-}$	2,0
$PbO_2 + SO_4^{2-} + 4H^+ + 2e^- \longrightarrow PbSO_4 + 2H_2O$	1,685
$Au^+ + e^- \longrightarrow Au$	1,68
$Mn^{3+} + e^- \longrightarrow Mn^{2+}$	1,51
$MnO_4^- + 8H^+ + 5e^- \longrightarrow Mn^{2+} + 4H_2O$	1,491
$Ce^{4+} + e^- \longrightarrow Ce^{3+}$	1,4430
$Au^{3+} + 3e^- \longrightarrow Au$	1,42
$Cl_{2(g)} + 2e^- \longrightarrow 2Cl^-$	1,3583
$Cr_2O_7^{2-} + 14H^+ + 6e^- \longrightarrow 2Cr^{3+} + 7H_2O$	1,33
$O_2 + 4H^+ + 4e^- \longrightarrow 2H_2O$	1,229
$ClO^{3-} + 3H^+ + 2e^- \longrightarrow HClO_2 + H_2O$	1,21
$MnO_2 + 4H^+ + 2e^- \longrightarrow Mn^{2+} + 2H_2O$	1,208
$Pt^{2+} + 2e^- \longrightarrow Pt$	~1,2
$HCrO_4^- + 7H^+ + 3e^- \longrightarrow Cr^{3+} + 4H_2O$	1,195
$2JO_3^- + 12H^+ + 10e^- \longrightarrow J_2 + 6H_2O$	1,19
$ClO_3^- + 2H^+ + e^- \longrightarrow ClO_2 + H_2O$	1,15
$Br_{2(fl)} + 2e^- \longrightarrow 2Br^-$	1,065
$NO_3^- + 4H^+ + 3e^- \longrightarrow NO + 2H_2O$	0,96
$ClO_{2(aq)} + e^- \longrightarrow ClO_2^-$	0,954
$2Hg^{2+} + 2e^- \longrightarrow Hg_2^{2+}$	0,910
$ClO^- + H_2O + 2e^- \longrightarrow Cl^- + 2OH^-$	0,90
$Pd^{2+} + 2e^- \longrightarrow Pd$	0,83
$O_2 + 4H^+(10^{-7}\,M) + 4e^- \longrightarrow 2H_2O$	0,82
$2NO_3^- + 4H^+ + 2e^- \longrightarrow N_2O_4 + 2H_2O$	0,81
$Ag^+ + e^- \longrightarrow Ag$	0,7996
$^1/_2Hg_2^{2+} + e^- \longrightarrow Hg$	0,7986
$Fe^{3+} + e^- \longrightarrow Fe^{2+}$	0,770
$UO_2^+ + 4H^+ + e^- \longrightarrow U^{4+} + 2H_2O$	0,62
$Hg_2SO_4 + 2e^- \longrightarrow 2Hg + SO_4^{2-}$	0,6158
$MnO_4^- + 2H_2O + 3e^- \longrightarrow MnO_2 + 4OH^-$	0,588
$H_3AsO_4 + 2H^+ + 2e^- \longrightarrow HAsO_2 + 2H_2O$(1 M HCl)	0,58
$MnO_4^- + e^- \longrightarrow MnO_4^{2-}$	0,564
$J_2 + 2e^- \longrightarrow 2J^-$	0,535
$Cu^+ + e^- \longrightarrow Cu$	0,522
$O_2 + 2H_2O + 4e^- \longrightarrow 4OH^-$	0,401
$Cu^{2+} + 2e^- \longrightarrow Cu$	0,3402
$VO^{2+} + 2H^+ + e^- \longrightarrow V^{3+} + H_2O$	0,337
$AgCl + e^- \longrightarrow Ag + Cl^-$	0,2223
$Cu^{2+} + e^- \longrightarrow Cu^+$	0,158
$Sn^{4+} + 2e^- \longrightarrow Sn^{2+}$	0,15
$S + 2H^+ + 2e^- \longrightarrow H_2S$	0,141
$HgO + H_2O + 2e^- \longrightarrow Hg + 2OH^-$	0,0984

* *Handbook of Chemistry and Physics*, Fünfzigste Auflage. The Chemical Rubber Co., Cleveland, Ohio, 1969.

Tabelle S–16 (Fortsetzung)

Reaktion	Potential (Volt)
$NO_3^- + H_2O + 2e^- \longrightarrow NO_2^- + 2OH^-$	0,01
$2H^+ + 2e^- \longrightarrow H_2$	0,0000
$Fe^{3+} + 3e^- \longrightarrow Fe$	—0,036
$P + 3H^+ + 3e^- \longrightarrow PH_{3(g)}$	—0,04
$CrO_4^{2-} + 4H_2O + 3e^- \longrightarrow Cr(OH)_3 + 5OH^-$	—0,12
$Pb^{2+} + 2e^- \longrightarrow Pb$	—0,1263
$Sn^{2+} + 2e^- \longrightarrow Sn$	—0,1364
$Ni^{2+} + 2e^- \longrightarrow Ni$	—0,23
$Tl^+ + e^- \longrightarrow Tl$	—0,3363
$PbSO_4 + 2e^- \longrightarrow Pb + SO_4^{2-}$	—0,356
$Cd^{2+} + 2e^- \longrightarrow Cd$	—0,4026
$Fe^{2+} + 2e^- \longrightarrow Fe$	—0,409 (—0,440)**
$Cr^{3+} + e^- \longrightarrow Cr^{2+}$	—0,41
$S + 2e^- \longrightarrow S^{2-}$	—0,508
$As + 3H^+ + 3e^- \longrightarrow AsH_3$	—0,54
$Cr^{2+} + 2e^- \longrightarrow Cr$	—0,557
$Fe(OH)_3 + e^- \longrightarrow Fe(OH)_2 + OH^-$	—0,56
$U^{4+} + e^- \longrightarrow U^{3+}$	—0,61
$Ni(OH)_2 + 2e^- \longrightarrow Ni + 2OH^-$	—0,66
$AsO_4^{3-} + 2H_2O + 2e^- \longrightarrow AsO_2^- + 4OH^-$	—0,71
$Cr^{3+} + 3e^- \longrightarrow Cr$	—0,74
$Zn^{2+} + 2e^- \longrightarrow Zn$	—0,7628
$Se + 2e^- \longrightarrow Se^{2-}$	—0,78
$HSnO_2^- + H_2O + 2e^- \longrightarrow Sn + 3OH^-$	—0,79
$Cd(OH)_2 + 2e^- \longrightarrow Cd + 2OH^-$	—0,809
$2H_2O + 2e^- \longrightarrow H_2 + 2OH^-$	—0,8277
$Te + 2e^- \longrightarrow Te^{2-}$	—0,92
$Mn^{2+} + 2e^- \longrightarrow Mn$	—1,029
$V^{2+} + 2e^- \longrightarrow V$	—1,2
$ZnO_2^- + 2H_2O + 2e^- \longrightarrow Zn + 4OH^-$	—1,216
$Zn(OH)_2 + 2e^- \longrightarrow Zn + 2OH^-$	—1,245
$Be^{2+} + 2e^- \longrightarrow Be$	—1,70
$Al^{3+} + 3e^- \longrightarrow Al$(0,1 M NaOH)	—1,706
$Ce^{3+} + 3e^- \longrightarrow Ce$	—2,335
$H_2AlO_3^- + H_2O + 3e^- \longrightarrow Al + 4OH^-$	—2,35
$Mg^{2+} + 2e^- \longrightarrow Mg$	—2,375
$Na^+ + e^- \longrightarrow Na$	—2,7109
$Ca^{2+} + 2e^- \longrightarrow Ca$	—2,76
$Sr^{2+} + 2e^- \longrightarrow Sr$	—2,89
$K^+ + e^- \longrightarrow K$	—2,92

** Aus W. M. Latimer, *The Oxidation States of the Elements and Their Potentials in Aqueous Solution*, Zweite Auflage. Prentice-Hall, Englewood Cliffs, N. J., 1952.

Tabelle S–17 Elektronegativitäten, Ionisationspotentiale und Elektronenaffinitäten der Elemente

Name	Symbol	Z	Elek. neg.*	Ionis. Potential (EV)* 1.	2.	Affinität (EV) Elek.
Wasserstoff	H	1	2,1	13,60		0,75
Helium	He	2		24,58	54,5	
Lithium	Li	3	1,0	5,39	75,6	0,77
Beryllium	Be	4	1,5	9,32	18,21	0,38
Bor	B	5	2,0	8,30	25,15	0,18
Kohlenstoff	C	6	2,5	11,26	24,38	1,29
Stickstoff	N	7	3,0	14,54	29,61	—0,21
Sauerstoff	O	8	3,5	13,61	35,15	1,46
Fluor	F	9	4,0	17,42	34,98	3,50
Neon	Ne	10		21,60	41,07	—0,22
Natrium	Na	11	0,9	5,14	47,29	0,54
Magnesium	Mg	12	1,2	7,64	15,03	—0,22
Aluminium	Al	13	1,5	5,98	18,82	0,20
Silicium	Si	14	1,8	8,15	16,34	1,36
Phosphor	P	15	2,1	11,02	19,65	0,71
Schwefel	S	16	2,5	10,36	23,4	2,04
Chlor	Cl	17	3,0	13,01	23,8	3,62
Argon	Ar	18		15,76	27,6	—0,37
Kalium	K	19	0,8	4,34	31,8	0,47
Calcium	Ca	20	1,0	6,11	11,9	—1,93
Scandium	Sc	21	1,3	6,56	12,89	
Titan	Ti	22	1,5	6,83	13,63	
Vanadium	V	23	1,6	6,74	14,2	
Chrom	Cr	24	1,6	6,76	16,6	
Mangan	Mn	25	1,5	7,43	15,7	
Eisen	Fe	26	1,8	7,90	16,16	
Kobalt	Co	27	1,8	7,86	17,3	
Nickel	Ni	28	1,8	7,63	18,2	
Kupfer	Cu	29	1,9	7,72	20,34	
Zink	Zn	30	1,6	9,39	17,89	~0,9
Gallium	Ga	31	1,6	6,00	20,43	0,37
Germanium	Ge	32	1,8	7,88	15,86	1,44
Arsen	As	33	2,0	9,81	20,1	1,07
Selen	Se	34	2,4	9,75	21,3	2,12
Brom	Br	35	2,8	11,84	19,1	3,36
Krypton	Kr	36		14,00	26,4	—0,42
Rubidium	Rb	37	0,8	4,18	27,36	0,42

* D. B. Summers. *Chemistry Handbook.* Willard Grant Press, Inc., Boston, 1970.

Tabelle S–17 (Fortsetzung)

Name	Symbol	Z	Elek. neg.*	Ionis. Potential (EV)* 1.	2.	Affinität (EV) Elek.
Strontium	Sr	38	1,0	5,69	10,98	—1,51
Yttrium	Y	39	1,2	6,5	12,3	
Zirkon	Zr	40	1,4	6,95	13,97	
Niob	Nb	41	1,6	6,77	14,4	
Molybdän	Mo	42	1,8	7,10	16,2	
Technetium	Tc	43	1,9	7,28	15,26	
Ruthenium	Ru	44	2,2	7,36	16,8	
Rhodium	Rh	45	2,2	7,46	18,1	
Palladium	Pd	46	2,2	8,33	19,8	
Silber	Ag	47	1,9	7,57	21,4	
Cadmium	Cd	48	1,7	8,99	16,84	~0,6
Indium	In	49	1,7	5,79	18,79	0,20
Zinn	Sn	50	1,8	7,34	14,5	1,03
Antimon	Sb	51	1,9	8,64	18	0,94
Tellur	Te	52	2,1	9,01		1,96
Jod	J	53	2,5	10,45	19,4	3,06
Xenon	Xe	54		12,14	21,1	—0,45
Cäsium	Cs	55	0,7	3,89	23,4	0,39
Barium	Ba	56	0,9	5,21	9,95	—0,48
Elemente Nr.		57–71	1,1 1,2	(5–6,9)	(11,4–14,8)	
Hafnium	Hf	72	1,3	5,5	14,8	
Tantal	Ta	73	1,5	7,88	16,1	
Wolfram	W	74	1,7	7,98	17,7	
Rhenium	Re	75	1,9	7,87	16,6	
Osmium	Os	76	2,2	8,7	17,0	
Iridium	Ir	77	2,2	9		
Platin	Pt	78	2,2	9,0	18,6	
Gold	Au	79	2,4	9,22	19,95	
Quecksilber	Hg	80	1,9	10,43	18,65	
Thallium	Tl	81	1,8	6,11	20,32	0,32
Blei	Pb	82	1,8	7,42	14,96	1,03
Wismut	Bi	83	1,9	7,29	16,6	0,95
Polonium	Po	84	2,0	8,43		1,32
Astastium	At	85	2,2	–		2,80
Radon	Rn	86	–	10,75		
Francium	Fr	87	0,7	–		
Radium	Ra	88	0,9	5,28	10,10	
Actinium	Ac	89	1,1	6,6	12,2	
Thorium	Th	90	1,3	6,95		
Protactinium	Pa	91	1,5	–		
Uran	U	92	1,7	6,1		
Elemente Nr.		93–103	1,3	(6–?)		

Tabelle S–18 Relative Säure- und Basen-Stärken*

Korrespondierende Säure	Korrespondierende Base
$HClO_4$	ClO_4^-
HNO_3	NO_3^-
HCl	Cl^-
H_2SO_4	HSO_4^-
H_3O^+	H_2O
$H_2C_2O_4$	$HC_2O_4^-$
HSO_4^-	SO_4^{2-}
H_2SO_3	HSO_3^-
H_3PO_4	$H_2PO_4^-$
HF	F^-
HNO_2	NO_2^-
$HCOOH$	$HCOO^-$
$HC_2O_4^-$	$C_2O_4^{2-}$
$HC_2H_3O_2$	$C_2H_3O_2^-$
$Al(H_2O)_6^{3+}$	$Al(H_2O)_5OH^{2+}$
H_2CO_3	HCO_3^-
H_2S	HS^-
$H_2PO_4^-$	HPO_4^{2-}
HSO_3^-	SO_3^{2-}
HCN	CN^-
NH_4^+	NH_3
HCO_3^-	CO_3^{2-}
HPO_4^{2-}	PO_4^{3-}
H_2O	OH^-
HS^-	S^{2-}
NH_3	NH_2^-

↑ Zunahme der Säurestärke

↓ Zunahme der Basenstärke

* D. B. Summers. *Chemistry Handbook.* Willard Grant Press, Inc., Boston, 1970.

Tabelle S–19 Konstanten für molale Siedepunktserhöhung und Gefrierpunktserniedrigung*

Substanz	t_{Sp}[° C]	K_{Sp}[° C]	t_{Fp}[° C]	K_{Fp}[° C]
Wasser	100	0,52	0,00	1,86
Essigsäure	118	2,93	16,7	3,90
Benzol	80,1	2,64	5,53	4,90
Tetrachlormethan	76,8	5,03	—22,96	31,8
Chloroform	61,2	3,88	—63,5	7,3
Champher	208	5,95	178,4	37,7
1,4-Dioxan	101	–	10,5	4,9
Äthanol	78,4	1,23	—115	1,99
Cyclohexan	80,7	2,79	6,5	20,0
Naphthalin	218,0	5,65	80,1	6,8

* D. B. Summers. *Chemistry Handbook.* Willard Grant Press, Inc., Boston, 1970.

T Tabelle mit dekadischen Logarithmen

x	0	1	2	3	4	5	6	7	8	9
1,0	,0000	,0043	,0086	,0128	,0170	,0212	,0253	,0294	0,334	,0374
1,1	,0414	,0453	,0492	,0531	,0569	,0607	,0645	,0682	,0719	,0755
1,2	,0792	,0828	,0864	,0899	,0934	,0969	,1004	,1038	,1072	,1106
1,3	,1139	,1173	,1206	,1239	,1271	,1303	,1335	,1367	,1399	,1430
1,4	,1461	,1492	,1523	,1553	,1584	,1614	,1644	,1673	,1703	,1732
1,5	,1761	,1790	,1818	,1847	,1875	,1903	,1931	,1959	,1987	,2014
1,6	,2041	,2068	,2095	,2122	,2148	,2175	,2201	,2227	,2253	,2279
1,7	,2304	,2330	,2355	,2380	,2405	,2430	,2455	,2480	,2504	,2529
1,8	,2553	,2577	,2601	,2625	,2648	,2672	,2695	,2718	,2742	,2765
1,9	,2788	,2810	,2833	,2856	,2878	,2900	,2923	,2945	,2967	,2989
2,0	,3010	,3032	,3054	,3075	,3096	,3118	,3139	,3160	,3181	,3201
2,1	,3222	,3243	,3263	,3284	,3304	,3324	,3345	,3365	,3385	,3404
2,2	,3424	,3444	,3464	,3483	,3502	,3522	,3541	,3560	,3579	,3598
2,3	,3617	,3636	,3655	,3674	,3692	,3711	,3729	,3747	,3766	,3784
2,4	,3802	,3820	,3838	,3856	,3874	,3892	,3909	,3927	,3945	,3962
2,5	,3979	,3997	,4014	,4031	,4048	,4065	,4082	,4099	,4116	,4133
2,6	,4150	,4166	,4183	,4200	,4216	,4232	,4249	,4265	,4281	,4298
2,7	,4314	,4330	,4346	,4362	,4378	,4393	,4409	,4425	,4440	,4456
2,8	,4472	,4487	,4502	,4518	,4533	,4548	,4564	,4579	,4594	,4609
2,9	,4624	,4639	,4654	,4669	,4683	,4698	,4713	,4728	,4742	,4757
3,0	,4771	,4786	,4800	,4814	,4829	,4843	,4857	,4871	,4886	,4900
3,1	,4914	,4928	,4942	,4955	,4969	,4983	,4997	,5011	,5024	,5048
3,2	,5051	,5065	,5079	,5092	,5105	,5119	,5132	,5145	,5159	,5172
3,3	,5185	,5198	,5211	,5224	,5237	,5250	,5263	,5276	,5289	,5302
3,4	,5315	,5328	,5340	,5353	,5366	,5378	,5391	,5403	,5416	,5428
3,5	,5441	,5453	,5465	,5478	,5490	,5502	,5514	,5527	,5539	,5551
3,6	,5563	,5575	,5587	,5599	,5611	,5623	,5635	,5647	,5658	,5670
3,7	,5682	,5694	,5705	,5717	,5729	,5740	,5752	,5763	,5775	,5786
3,8	,5798	,5809	,5821	,5832	,5843	,5855	,5866	,5877	,5888	,5899
3,9	,5911	,5922	,5933	,5944	,5955	,5966	,5977	,5988	,5999	,6010
4,0	,6021	,6031	,6042	,6053	,6064	,6075	,6085	,6096	,6107	,6117
4,1	,6128	,6138	,6149	,6160	,6170	,6180	,6191	,6201	,6112	,6222
4,2	,6232	,6243	,6253	,6263	,6274	,6284	,6294	,6304	,6314	,6325
4,3	,6335	,6345	,6355	,6365	,6375	,6385	,6395	,6405	,6415	,6425
4,4	,6435	,6444	,6454	,6464	,6474	,6484	,6493	,6503	,6513	,6522
4,5	,6532	,6542	,6551	,6561	,6571	,6580	,6590	,6599	,6609	,6618
4,6	,6628	,6637	,6646	,6656	,6665	,6675	,6684	,6693	,6702	,6712
4,7	,6721	,6730	,6739	,6749	,6758	,6767	,6776	,6785	,6794	,6803
4,8	,6812	,6821	,6830	,6839	,6848	,6857	,6866	,6875	,6884	,6893
4,9	,6902	,6911	,6920	,6928	,6937	,6946	,6955	,6964	,6972	,6981
5,0	,6990	,6998	,7007	,7016	,7024	,7033	,7042	,7050	,7059	,7067
5,1	,7076	,7084	,7093	,7101	,7110	,7118	,7126	,7135	,7143	,7152
5,2	,7160	,7168	,7177	,7185	,7193	,7202	,7210	,7218	,7226	,7235
5,3	,7243	,7251	,7259	,7267	,7275	,7284	,7292	,7300	,7308	,7316
5,4	,7324	,7332	,7340	,7348	,7356	,7364	,7372	,7380	,7388	,7396
x	0	1	2	3	4	5	6	7	8	9

T Tabelle mit dekadischen Logarithmen (Fortsetzung)

x	0	1	2	3	4	5	6	7	8	9
5,5	,7404	,7412	,7419	,7427	,7435	,7443	,7451	,7459	,7466	,7474
5,6	,7482	,7490	,7497	,7505	,7513	,7520	,7528	,7536	,7543	,7551
5,7	,7559	,7566	,7574	,7582	,7589	,7597	,7604	,7612	,7619	,7627
5,8	,7634	,7642	,7649	,7657	,7664	,7672	,7679	,7686	,7694	,7701
5,9	,7709	,7716	,7723	,7731	,7738	,7745	,7752	,7760	,7767	,7774
6,0	,7782	,7789	,7796	,7803	,7810	,7818	,7825	,7832	,7839	,7846
6,1	,7853	,7860	,7868	,7875	,7882	,7889	,7896	,7903	,7910	,7917
6,2	,7924	,7931	,7938	,7945	,7952	,7959	,7966	,7973	,7980	,7987
6,3	,7993	,8000	,8007	,8014	,8021	,8028	,8035	,8041	,8048	,8055
6,4	,8062	,8069	,8075	,8082	,8089	,8096	,8102	,8109	,8116	,8122
6,5	,8129	,8136	,8142	,8149	,8156	,8162	,8169	,8176	,8182	,8189
6,6	,8195	,8202	,8209	,8215	,8222	,8228	,8235	,8241	,8248	,8254
6,7	,8261	,8267	,8274	,8280	,8287	,8293	,8299	,8306	,8312	,8319
6,8	,8325	,8331	,8338	,8344	,8351	,8357	,8363	,8370	,8376	,8382
6,9	,8388	,8395	,8401	,8407	,8414	,8420	,8426	,8432	,8439	,8445
7,0	,8451	,8457	,8463	,8470	,8476	,8482	,8488	,8494	,8500	,8506
7,1	,8513	,8519	,8525	,8531	,8537	,8543	,8549	,8555	,8561	,8567
7,2	,8573	,8579	,8585	,8591	,8597	,8603	,8609	,8615	,8621	,8627
7,3	,8633	,8639	,8645	,8651	,8657	,8663	,8869	,8675	,8681	,8686
7,4	,8692	,8698	,8704	,8710	,8716	,8722	,8727	,8733	,8739	,8745
7,5	,8751	,8756	,8762	,8768	,8774	,8779	,8785	,8791	,8797	,8802
7,6	,8808	,8814	,8820	,8825	,8831	,8837	,8842	,8848	,8854	,8859
7,7	,8865	,8871	,8876	,8882	,8887	,8893	,8899	,8904	,8910	,8915
7,8	,8921	,8927	,8932	,8938	,8943	,8949	,8954	,8960	,8965	,8971
7,9	,8976	,8982	,8987	,8993	,8998	,9004	,9009	,9015	,9020	,9025
8,0	,9031	,9036	,9042	,9047	,9053	,9058	,9063	,9069	,9074	,9079
8,1	,9085	,9090	,9096	,9101	,9106	,9112	,9117	,9122	,9128	,9133
8,2	,9138	,9143	,9149	,9154	,9159	,9165	,9170	,9175	,9180	,9186
8,3	,9191	,9196	,9201	,9206	,9212	,9217	,9222	,9227	,9232	,9238
8,4	,9243	,9248	,9253	,9258	,9263	,9269	,9274	,9279	,9284	,9289
8,5	,9294	,9299	,9304	,9309	,9315	,9320	,9325	,9330	,9335	,9340
8,6	,9345	,9350	,9355	,9360	,9365	,9370	,9375	,9380	,9385	,9390
8,7	,9395	,9400	,9405	,9410	,9415	,9420	,9425	,9430	,9435	,9440
8,8	,9445	,9450	,9455	,9460	,9465	,9469	,9474	,9479	,9484	,9489
8,9	,9494	,9499	,9504	,9509	,9513	,9518	,9523	,9528	,9533	,9538
9,0	,9542	,9547	,9552	,9557	,9562	,9566	,9571	,9576	,9581	,9586
9,1	,9590	,9595	,9600	,9605	,9609	,9614	,9619	,9624	,9628	,9633
9,2	,9638	,9643	,9647	,9652	,9657	,9661	,9666	,9671	,9675	,9680
9,3	,9685	,9689	,9694	,9699	,9703	,9708	,9713	,9717	,9722	,9727
9,4	,9731	,9736	,9741	,9745	,9750	,9754	,9759	,9763	,9768	,9773
9,4	,9777	,9782	,9786	,9791	,9795	,9800	,9805	,9809	,9814	,9818
9,6	,9823	,9827	,9832	,9836	,9841	,9845	,9850	,9854	,9859	,9863
9,7	,9868	,9872	,9877	,9881	,9886	,9890	,9894	,9899	,9903	,9908
9,8	,9912	,9917	,9921	,9926	,9930	,9934	,9939	,9943	,9948	,9952
9,9	,9956	,9961	,9965	,9969	,9974	,9978	,9983	,9987	,9991	,9996
x	0	1	2	3	4	5	6	7	8	9

Antworten zu den Aufgaben und Übungen

Kapitel 2: Aufgaben

1.

Atome	Protonen	Neutronen	Elektronen
$^{18}_{8}O$	8	10	8
$^{19}_{9}F$	9	10	9
$^{7}_{3}Li$	3	4	3

2. 19,0 AME.
3. 35,45
4. 26 Protonen; 23 Elektronen
5. Zahl der Protonen oder Kernladungszahl
6. $C_6H_{12}O_6$
7. 3 CH_2 Gruppen; 3 F Gruppen; $CF_3(CH_2)_3Cl$
8. Jodat-Ion; Jodit-Ion; Hypobromit-Ion
9. (a) $AlCl_3$ (b) $(NH_4)_2SO_4$ (c) Na_2SiO_3
10. Nein, es handelt sich um eine Mischung, da es keine Atome in einer definierten oder bestimmten Zusammensetzung enthält. Ja, es kann durch Abdampfen des Wassers getrennt werden; physikalisch
11. 180,15
12. 110,98
13. 0,574 g S pro 1,000 g Fe
14. 1 g H pro 8 g O
15. %Mg = 27,7, %P = 23,6, %O = 48,7, %C = 40,0, %H = 6,7, %O = 53,3
16. CH_2O; nein; das Molekulargewicht
17. Rubidiumbromid, Berylliumfluorid, Aluminiumnitrid, Chrom(III)-oxid, Ammoniumcarbonat, Bromwasserstoff, Kaliumdichromat, Chrom(II)-bisulfat oder Chrom(II)-hydrogensulfat, Eisen(III)-cyanid
18. RbBrO, Ca_3P_2, $FePO_4$, Na_2HPO_4, $CaBr_2$, $Fe_2(C_2O_4)_3$, H_2Se
19. Tellurtetrafluorid, Schwefeldioxid, Phosphortrichlorid, Schwefelhexafluorid, Chlordioxid, Dichlorheptaoxid, Sauerstoffdifluorid
20. CCl_4, PCl_5, BrF_5, P_2O_5, BF_3, SiF_4
21. 0,312 g-Atome, $1{,}88 \times 10^{23}$ Atome
22. 0,156 Mol, $9{,}4 \times 10^{22}$ Moleküle
23. $1{,}81 \times 10^{24}$ Ca^{2+}-Ionen; $3{,}61 \times 10^{24}$ Cl^--Ionen
24. Molenbruch Äthanol = 0,881; Molenbruch H_2O = 0,119
25. $4{,}68 \times 10^{-2}$ M
26. $2{,}02 \times 10^{-3}$ m Mg^{2+}; $4{,}04 \times 10^{-3}$ m NO_3^-
27. 6,15 Atm
28. 0,377 g
29. P_{N_2} = 577 Torr; P_{O_2} = 156 Torr

Kapitel 2: Übungen

1.

e	*z*	*p*	*e*	*n*	*A*
Mg	12	12	12	12	24
Cl	17	17	17	18	35
Sn	50	50	50	69	119
Ba^{2+}	56	56	54	81	137
S^{2-}	16	16	18	19	35

2. 10,81

3. (a) NO_2; (b) N_2O_4

4. (a) Damit eine Substanz verdampft, muß sie die Verdampfungswärme aus der Umgebung absorbieren. Diese Wärmeabsorption auf der Haut bewirkt ein Gefühl der Abkühlung. (b) Wasser würde nicht so wirkungsvoll sein. Der Siedepunkt liegt viel höher als die Körpertemperatur und daher würde es, verglichen mit Isopropylalkohol, langsam verdampfen. Haushaltsöl würde aus demselben Grund eine noch geringere Wirksamkeit zeigen.

5. (a) Calciumhydrid (b) Zinkacetat (c) Strontiumoxalat (d) Zinn(IV)-oxid (e) Silberthiosulfat (f) Dijodpentoxid (g) Bornitrid (h) Cäsiumhypojodit (i) Chrom(II)-bromid (j) Strontiumdichromat

6. (a) CrJ_2 (b) Na_2O_2 (c) MgH_2 (d) AuF_3 (e) $Sb(MnO_4)_3$ (f) Na_2SiO_3 (g) $Fe(MnO_4)_2$ (h) $CaSiO_3$ (i) Na_2Se (j) $Ca(H_2PO_4)_2$

7. NH_3; NH_3

8. $C_{14}H_9Cl_5$; 50,1 %; $CH(C_6H_4Cl)_2CCl_3$

9. (a) $8{,}2 \times 10^{-2}$ g; (b) $C_8H_{16}O$; (c) 75% C, 12,5% H, 12,5% O

10. (a) 19 Protonen, 19 Elektronen, 22 Neutronen (b) Das Atomgewicht ist ein gewogener Durchschnitt aller anwesenden Isotope. Bei dem Isotop in Teil (a) handelt es sich um ein schweres Isotop, ungefähr 2 Neutronen schwerer als der Durchschnitt.

11. $NaBO_2$

12. 15,9 g/Mol

13. (a) BH_3; (b) 27,6 g/Mol; (c) B_2H_6

14. (a) $3{,}08 \times 10^{21}$ Moleküle; (b) 2,25 ml

15. (a) 25,2 g; (b) 0,141 M

16. $P_{O_2} = 0{,}8$ Atm, $P_{N_2O} = 0{,}2$ Atm

17. (a) $9{,}75 \times 10^{-2}$ g-Atome/Liter; (b) 0,224 %; (c) 5,71 g

18. 38,0 %

19. Fe_2S

20. $2{,}2 \times 10^{-2}$ g

21. (a) $3{,}95 \times 10^9$ g; (b) $6{,}17 \times 10^{-6}$ M; (c) $C_5H_{11}PN_2O_2$; (d) 17,3 %

22.

(a) Molenbruch	*(b) Molenbruch*	*(b) % GW*
0,209 CO_2	0,128 C	29,4 C
0,114 SO_2	0,070 S	42,7 S
0,041 N_2	0,050 N	13,5 N
0,616 H_2O	0,752 H	14,4 H

23. (a) $2{,}31 \times 10^{-3}$ Mol; (b) $8{,}66 \times 10^{2}$ J

24. ${}^{40}_{19}K$

25. (a) 31,6 g; (b) 0,160 g-Atome; (c) $9{,}66 \times 10^{22}$ Elektronen

26. 434,1 m

27. 80 g/Mol; ist wahrscheinlich zu hoch, könnte jeder andere Faktor von 80 sein, wie 2,5 oder 40

28. Verdünne 27,2 *ml* einer 60 %igen Lösung auf ein Volumen von 500 *ml*

29. 78 g/Mol

30. $1{,}6 \times 10^{4}$ g/Mol

Kapitel 3: Aufgaben

1. $2{,}4 \times 10^{24}$

2. $4\,Al + 3\,O_2 \longrightarrow 2\,Al_2O_3$; $PCl_3 + 3\,H_2O \longrightarrow H_3PO_3 + 3\,HCl$;
$Ca_3P_2 + 6\,H_2O \longrightarrow 3\,Ca(OH)_2 + 2\,PH_3$;
$3\,Ca(OH)_2 + 2\,H_3PO_4 \longrightarrow Ca_3(PO_4)_2 + 6\,H_2O$

3. Direkte Vereinigung; einfache Umsetzung; doppelte Umsetzung; einfache Umsetzung; Zersetzung

4. $\overset{+1}{H}\overset{+5}{N}\overset{-2}{O_3}$; $\overset{+}{H}\overset{-}{Cl}$; $(\overset{+5}{P}\overset{-2}{O_4})^{3-}$; $\overset{+2}{Ca_3}(\overset{+5}{P}\overset{-2}{O_4})_2$; $\overset{+3}{Fe^{3+}}$

5.

Oxidiert	*Reduziert*	*No. e*
Au	F_2	6
H_2S	$Cr_2O_7^{2-}$	6
Cu	Cl_2	2
Fe^{2+}	Br_2	2

6. Zwischen Zn^{2+} und Cu^{2+}

7. (a) $2\,AuBr_4^- + 6\,Hg \rightleftharpoons 2\,Au + 3\,Hg_2Br_2 + 2\,Br^-$
(b) $7\,Fe(CN)_6^{3-} + Re + 8\,OH^- \rightleftharpoons 7\,Fe(CN)_6^{4-} + ReO_4^- + 4\,H_2O$
(c) $3\,Zn + 2\,MnO_4^- + 4\,OH^- \rightleftharpoons 3\,ZnO_2^{2-} + 2\,MnO_2 + 2\,H_2O$

8. (a) 19,0 g/Äquiv.; (b) 2,63 Äquiv.; 1,32 Mol; (c) 2,63 Äquiv.; (d) 0,877 g-Atome; (e) 173 g (f) 2,63 Äquiv.; (g) Dasselbe; das Äquivalentgewicht ist das Gewicht, das 1 Mol Elektronen in einer Oxidations-Reduktionsreaktion liefert. Die Zahl der aufgenommenen Elektronen muß der Zahl der abgegebenen Elektronen entsprechen. Daher ist die Zahl der Äquivalente der Ausgangsprodukte gleich, da sie beide eine gleiche Anzahl von Elektronen liefern oder aufnehmen

9. Kaliumchlorat; Chlorsäure; Cyanwasserstoffsäure; Fluorwasserstoffsäure, Natriumhydrid; Kaliumperjodat; Perjodsäure; Calciumchlorit; Salpetrige Säure

10. $NaOH + HC_2H_3O_2 \longrightarrow NaC_2H_3O_2 + H_2O$;
$Ca(OH)_2 + 2\,HCOOH \longrightarrow Ca(HCOO)_2 + 2\,H_2O$;
$HCl + NH_4OH \longrightarrow NH_4Cl + H_2O$;
$3\,H_2SO_4 + 2\,Al(OH)_3 \longrightarrow Al_2(SO_4)_3 + 6\,H_2O$;
$H_2S + NaOH \longrightarrow NaHS + H_2O$;
$3\,NaOH + H_3PO_4 \longrightarrow Na_3PO_4 + 3\,H_2O$

11. (a) Äquiv. GW. H_2SO_4 = 49, Äquiv. GW. NaOH = 40; (b) 0,51 Äquiv. (c) 0,26 Äquiv.

12. (a) Base; Base; Säure; Salz; Säure; Base; Salz; Base
(b) $HClO_4 + NH_4Ac \longrightarrow HAc + NH_4ClO_4$

13. Säure; Base; Salz; Salz; Base; Säure

14. $HNO_3 + NH_3 \rightleftharpoons NH_4^+ + NO_3^-$; $HCN + Cl^- \rightleftharpoons$ K.R.;
$NH_4^+ + OH^- \rightleftharpoons NH_3 + H_2O$; $C_2H_5OH + C_6H_5O^- \rightleftharpoons$ K.R.;
$HClO_4 + SO_4^{2-} \rightleftharpoons ClO_4^- + HSO_4^-$

15. 4,0 *l*

16. $4{,}82 \times 10^{23}$ Moleküle

17. 3,72 *ml*

18. 6,67 g SO_2

19. $9{,}03 \times 10^{24}$ Moleküle

20. 6,7 *l*

21. 3,9 g

22. C_2H_6; 4,2 g C_2H_6 verbleiben

23. 0,0889 *N*

24. 19,4 *ml*

25. 0,061 g

26. 55,6 *ml*

Kapitel 3: Übungen

1. (a) $2\,H_3PO_4 + 3\,Mg(OH)_2 \longrightarrow Mg_3(PO_4)_2 + 6\,H_2O$
(b) $5\,SO_3^{2-} + 2\,MnO_4^- + 6\,H^+ \longrightarrow 5\,SO_4^{2-} + 2\,Mn^{2+} + 3\,H_2O$;
SO_3^{2-} — Reduktionsmittel; MnO_4^- — Oxidationsmittel;
(c) $N_2O_5 + H_2O \longrightarrow 2\,HNO_3$
(d) $P_4O_{10} + 6\,H_2O \longrightarrow 4\,H_3PO_4$
(e) $PbCl_2 + 2\,CH_3COOH \longrightarrow Pb(CH_3COO)_2 + 2\,HCl$
(f) $Zn + H_2SO_4 \longrightarrow ZnSO_4 + H_2$; Zn — Reduktionsmittel;
H_2SO_4 — Oxidationsmittel;
(g) $2\,N_2O \longrightarrow 2\,N_2 + O_2$; N_2O — Oxidations- und Reduktionsmittel;
(h) $PBr_3 + 3\,H_2O \longrightarrow H_3PO_3 + 3\,HBr$;
(i) $PbCO_3 + 2\,HCl \longrightarrow PbCl_2 + CO_2 + H_2O$
(j) $Fe + 4\,HNO_3 \longrightarrow Fe(NO_3)_3 + NO + 2\,H_2O$;
Fe — Reduktionsmittel; HNO_3 — Oxidationsmittel;
(k) $2\,HNO_3 + 6\,HCl \longrightarrow 2\,NO + 3\,Cl_2 + 4\,H_2O$;
HCl — Reduktionsmittel; HNO_3 — Oxidationsmittel;
(l) $2\,Al + 2\,NaOH + 2\,H_2O \longrightarrow 2\,NaAlO_2 + 3\,H_2$;
Al — Reduktionsmittel + H_2O — Oxidationsmittel

2. 21,0 *l*
3. (a) 2,38 Mol; (b) 38,8 *l*
4. (a) 708 Mol; (b) 1,440 Stde.
5. (a) 5,0 *M*; (b) 0,6 Mol; (c) 100 *ml*
6. 5,69 g
7. 1,21 *M*
8.

(a) $\underset{\text{Säure}}{HSO_3^-} + \underset{\text{Base}}{H_2O} \longrightarrow \underset{\text{Säure}}{H_3O^+} + \underset{\text{Base}}{SO_3^{2-}}$

(b) $\underset{\text{Säure}}{NH_4^+} + \underset{\text{Base}}{H_2O} \longrightarrow \underset{\text{Base}}{NH_3} + \underset{\text{Säure}}{H_3O^+}$

(c) $\underset{\text{Säure}}{H_2O} + \underset{\text{Base}}{H_2O} \longrightarrow \underset{\text{Säure}}{H_3O^+} + \underset{\text{Base}}{OH^-}$

(d) $\underset{\text{Säure}}{H_2O} + \underset{\text{Base}}{CO_3^{2-}} \longrightarrow \underset{\text{Säure}}{HCO_3^-} + \underset{\text{Base}}{OH^-}$

9. $BH^+ - B$; $H_3O^+ - H_2O$; $AH^+ - A$; $CH^+ - C$
10. Durch Dissoziation und Rekombination der Ionen
$D_2O \rightleftharpoons D^+ + OD^-$; $H_2O \rightleftharpoons H^+ + OH^-$;
$D^+ + OH^- \rightleftharpoons DHO$; $D^+ + OD^- \rightleftharpoons D_2O$
11. (a) $2\,NaHCO_3 \longrightarrow Na_2CO_3 + H_2O + CO_2$
(b) 11,5 *l* (c) Eine Handvoll $NaHCO_3$ wird sich in der Hitze unter Abgabe von ungefähr 12 Litern CO_2 zersetzen. Da CO_2 schwerer ist als Luft, wird das Feuer gelöscht.
12. 327 Mol NH_3; 150 Torr N_2, 450 Torr H_2
13. (a) $AgNO_3 + KNH_2 \longrightarrow KNO_{3(f)} + AgNH_2$
(b) $Pb(NO_3)_2 + 2\,KNH_2 \longrightarrow PbNH + NH_3 + 2\,KNO_{3(f)}$;
$AgNO_3 + KOH \longrightarrow KNO_3 + AgOH$;
$Pb(NO_3)_2 + 2\,KOH \longrightarrow PbO + H_2O + 2\,KNO_3$
14. (a) 3,07 g-Atom Fe korrodiert; (b) $8{,}87 \times 10^{-4}$ cm
15. (a) NH_3 (b) $HCN + CH_3COO^- \longrightarrow$ K.R.;
$HCN + NH_2^- \longrightarrow NH_3 + CN^-$; $HCN + OH^- \longrightarrow H_2O + CN^-$
(c) CH_3COOH
16. (a) $CH_2 = CH - CH_3 + NH_3 + 3/2\,O_2 \longrightarrow$
$CH_2 = CH - CN + 3\,H_2O$ (b) $2{,}6 \times 10^3$ kg
17. $7{,}63 \times 10^3$ ml
18. 1,34 Stde.
19. (a) 124 kg ZnO und 18,4 kg C (b) im Reaktor, oberhalb von 1180 °K (um Verdampfung zu erreichen); im Kondensator unterhalb von 1180 °K, aber höher als 693 °K. (Bei einer Temperatur von weniger als 673 °K wird es sich verfestigen und den Kondensator verstopfen).

(c) $1{,}50 \times 10^5\, l$; (d) $3{,}74 \times 10^4\, l$; (e) Einatmen von CO ist lebensgefährlich

20. (a) $3{,}00 \times 10^3$ Mol; $1{,}59 \times 10^5\, ml$; (c) 30,0 m

21. 103 *l*.

Kapitel 4: Aufgaben

1. Ja ($7{,}95 \times 10^{-12} > 6{,}73 \times 10^{-12}$)

2. Nein ($5{,}68 \times 10^{-12} < 6{,}73 \times 10^{-12}$)

3. $3{,}156 \times 10^{15}\, sec^{-1}$; 949,8 Å; Lyman Serie

4. $H_\infty = 3647, 1$ Å; falls n_0 größer wird, so wird $1/n_0^2$ kleiner und nähert sich Null. ν und λ streben einem konstanten Wert zu.

5. $2{,}178 \times 10^{-11}$ erg

6. Nicht richtig, da die Wasserstoffatome (oder jedes andere Atom) nur diskrete Wellenlänge des Lichts absorbieren, die den Energieübergängen innerhalb des Atoms entsprechen.

7. 3,87 Å

8. $1{,}91 \times 10^{-28}$ Å; kein Effekt, da die Wellenlänge sehr klein ist.

9.

Unterschale	*l*	*m*
4*s*	0	0
4*p*	1	+1, 0, −1
4*d*	2	+2, +1, 0, −1, −2
4*f*	3	+3, +2, +1, 0, −1, −2, −3

Es gibt 16 Orbital

10. Nein

11. 3

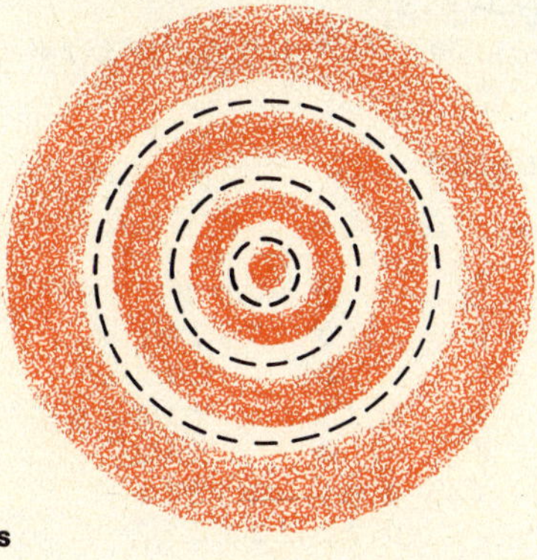

4s

12. Ein $3d$ Orbital hat 2 Knotenflächen und keine kugelförmigen Knoten. Ein $4p$ Orbital hat eine Knotenfläche und 2 kugelförmige Knoten.

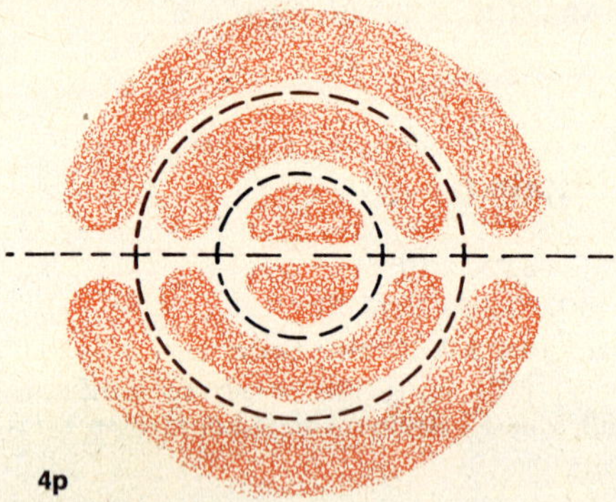

4p

13. Die Zahl der entarteten Orbitale beträgt n^2 und jedes Orbital enthält 2 Elektronen.

$$\therefore 2(2)^2 = 8$$

	n	l	m	m_s
1.	2	0	0	1/2
2.	2	0	0	−1/2
3.	2	1	−1	1/2
4.	2	1	−1	−1/2
5.	2	1	+1	1/2
6.	2	1	+1	−1/2
7.	2	1	0	1/2
8.	2	1	0	−1/2

14. 14

15. Cl: $1s^2 2s^2 2p^6 3s^2 3p^5$; Fe: $1s^2 2s^2 2p^6 3s^2 3p^6 3d^6 4s^2$

16. Mn: $1s^2 2s^2 2p^6 3s^2 3p^6 3d^5 4s^2$;
Mn^{2+}: $1s^2 2s^2 2p^6 3s^2 3p^6 3d^5$; Mn^{3+}: $1s^2 2s^2 2p^6 3s^2 3p^6 3d^4$

Kapitel 4: Übungen

1. (a) $1s^2 2s^2 2p^6 3s^2 3p^6 3d^{10} 4s^2 4p^6 5s^1$

(b)

	n	l	m	m_s
$1s^2$	1	0	0	$\pm 1/2$
$2s^2$	2	0	0	$\pm 1/2$
$2p^6$	2	1	0, ± 1	$\pm 1/2$
$3s^2$	3	0	0	$\pm 1/2$
$3p^6$	3	1	0, ± 1	$\pm 1/2$
$3d^{10}$	3	2	0, ± 1, ± 2	$\pm 1/2$

$4s^2$	4	0	0	$\pm 1/2$
$4p^6$	4	1	$0, \pm 1$	$\pm 1/2$
$5s^1$	5	0	0	$\pm 1/2$

2. Eine klassische Beschreibung behandelt ein Elektron, als würde es den Gesetzen von Newton gehorchen, während die quantenmechanische Beschreibung eine Wellenbewegung annimmt. Die klassische Mechanik beschreibt die genaue Position und Geschwindigkeit des Elektrons, während die Wellenmechanik die Wahrscheinlichkeit, das Elektron an einem gegebenen Ort zu finden, betrachtet.
3. (a) 19; (b) 38; (c) 7; (d) 12; (e) keine; (f) 19; (g) unbekannt
4. (a) Wenn die Orbitale gefüllt werden, muß das 4*d* Orbital energieärmer als das 5*s* Orbital sein. Daher werden sie zuerst gefüllt. (Halbgefüllte Orbitale und gefüllte Orbitale sind stabiler als andere teilweise gefüllte Orbitale). (b) Ag^+; $1s^22s^22p^63s^23p^63d^{10}4s^24p^64d^{10}$
5. Es ist weniger Energie erforderlich, um ein 3*d* Elektron von Fe^{2+} als von Co^{3+} zu entfernen. Co hat 27 Protonen, Fe 26. Daher hält eine größere positive Ladung die 24 Co Elektronen als die 24 Fe Elektronen.
6. (a) planare Knoten: jeweils einen; kugelförmige: zwei (4*p*) und drei (5*p*).

(b)

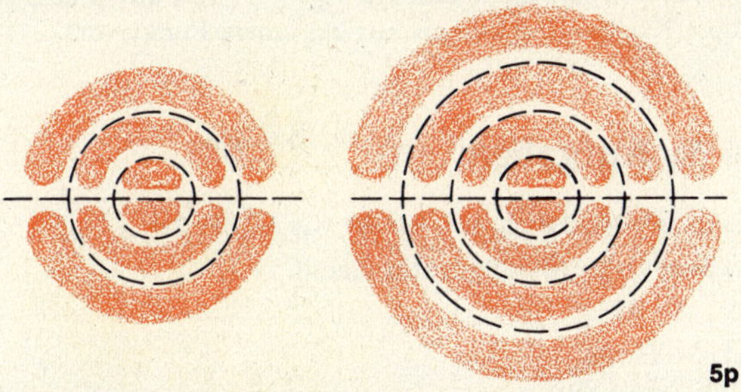

5*p* ist größer, da die Größe mit *n* zunimmt. (c) Die Ladungsdichten nehmen im äußeren Bereich ab, wenn das Orbital wächst. Das bedeutet, die Größe nimmt ohne Erhöhung der Elektronenzahl zu. Die Elektronen werden in die inneren Orbitalbereiche durch den positiv geladenen Kern angezogen.

7.

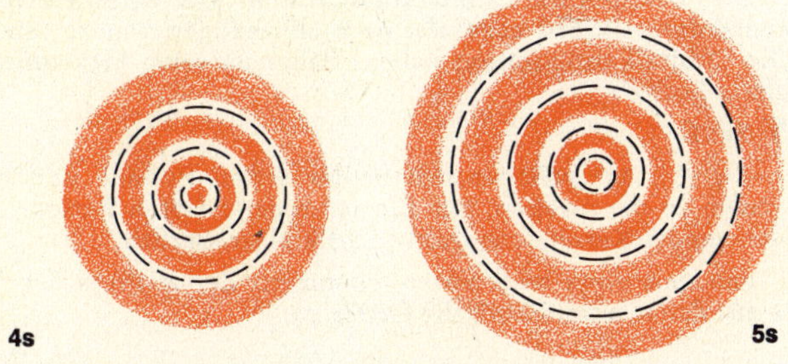

Wenn n größer wird, haben p Orbitale eine mehr kugelförmige Form und die s und p Orbitale ähneln sich mehr. Der Effekt der Knotenflächen auf die Form des p Orbitals ist von geringer Bedeutung, wenn n größer wird.

8. Ja, eine konstante Zunahme.

9. $3{,}637 \times 10^{-12}$ erg/Photon; 52,35 Kcal/Mol.

10. (b) 2000 ° K; (c) bei 3000 ° K, $1{,}51 \times 10^3$; bei 4000 ° K, $2{,}42 \times 10^2$

13.

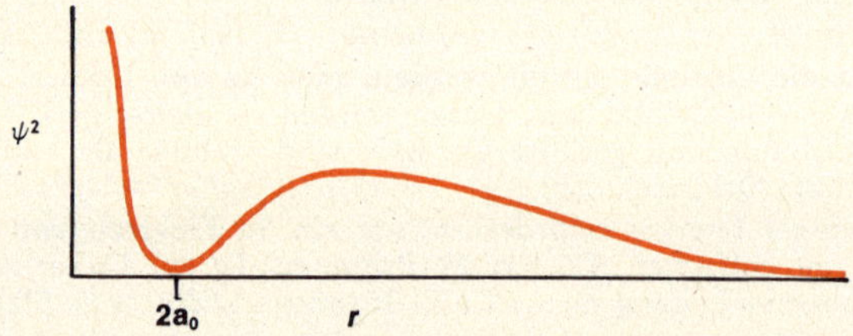

Wenn $r/a_0 = 2$ ist, dann beträgt $\psi_{2s} = 0$ (dies entspricht einem kreisförmigen Knoten und kommt nur bei einem Punkt vor).

Kapitel 5: Aufgaben

1. H $1s^1$; Li $2s^1$; Na $3s^1$; K $4s^1$; Rb $5s^1$; Cs $6s^1$; Fr $7s^1$.

2. Die äußere Orbitalkonfiguration ist s^1.

3. Ca; Te; Al; Tl

4. Cl; Al; S; Tl; Al

5. Z_{eff} bedeutend höher

6. Cs < Ca < S < F

7. Cl — da es die höchste Z_{eff} hat; hinzufügen eines $1e^-$ liefert eine sehr stabile Konfiguration von 8 Elektronen.

8. C $1s^2 2s^2 2p^2$; N $1s^2 2s^2 2p^3$; N hat $1e^-$ in jedem der drei p Orbitale; dies ergibt eine halbgefüllte Orbitalkonfiguration und eine niedrige Elektronenaffinität. C wird ebenfalls nach Hinzufügen von $1e^-$ eine halbgefüllte Orbitalkonfiguration haben; daher ist seine Elektronenaffinität relativ hoch.

9. Cl; O; Se; F

10. a < c < d < b $1s^2$ befindet sich in der ersten Periode und die verbleibenden in der zweiten. Die Elemente der zweiten Periode würden mit wachsender Kernladungszahl (Z_{eff}) kleiner werden.

11. Geht man von oben nach unten, so nimmt der n Wert der Valenzschale zu; daher nimmt auch die Größe zu.

12. Ein negatives Ion hat überschüssige Elektronen, die Z_{eff} schwächen; dadurch nimmt die Größe zu. Ein positives Ion hat eine erhöhte Z_{eff} und die Größe nimmt ab.

Kapitel 5: Übungen

1. Ca: Metall, gut, niedrig, niedrig, +; O: Nichtmetall, schlecht, hoch, hoch, —; Rb: Metall, gut, niedrig, niedrig, +; Br: Nichtmetall, schlecht, hoch, hoch, —.
2. Abnahme in Z_{eff}.
3.

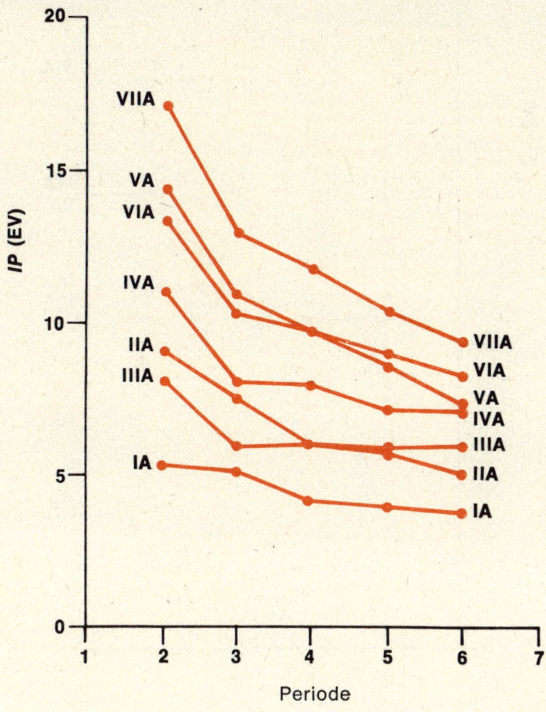

IP nimmt innerhalb einer Periode von links nach rechts zu; *IP* nimmt innerhalb einer Gruppe von oben nach unten ab.

4.

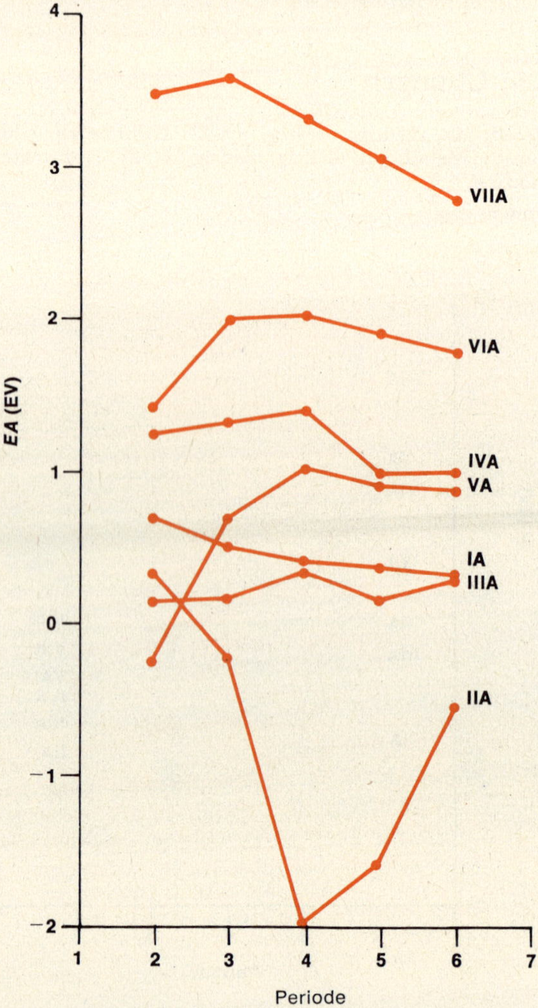

EA nimmt innerhalb einer Periode von links nach rechts zu; die Tendenz ist unterschiedlich in verschiedenen Gruppen.

5. Hohes *IP* und niedriges *EA*, da eine sehr stabile Valenzschalenkonfiguration vervollständigt wurde.

6. *IP* von N ist hoch, da eine stabile halbgefüllte *p* Orbitalkonfiguration ($2p_x^1 2p_y^1 2p_z^1$) vorliegt; O hat keine halbgefüllte Konfiguration ($2p^2 2p^1 2p^1$), daher kann das Elektron einfacher entfernt werden.

7. Zweites *IP*, falls Na größer als Mg ist; das zweite e^- von Na^+ muß aus der stabilen s^2p^6 Konfiguration stammen.

8. (a) Nichtmetalle (b) Nichtmetalle haben eine höhere Z_{eff} als Metalle.

9. Das hinzugefügte e^- geht in eine Schale mit höherem *n* Wert.

10. (a) $HJ > HBr > HCl > HF$ (b) $K_2 > Na_2 > Li_2$
(c) $J_2 > Br_2 > Cl_2 > F_2$

11. 3,85 Å, 1,96 Å, 3,43 Å, 2,39 Å, 2,49 Å

12. O^{2-} ist größer als Ne, da Z_{eff} von $O^{2-} <$ Ne ist.

13. Na^+ ist kleiner als Ne, da Z_{eff} von $Na^+ >$ Ne ist.

14. Mg^{2+} am kleinsten, O^{2-} am größten. Die Ionen sind isoelektronisch; Mg hat die höchste + Ladung (größte Z_{eff}).

15. Sowohl beim Vergleich von Ca — Ga als auch beim Vergleich von Sr — In werden *d* Orbitale gefüllt; daher wird die erwartete Zunahme in Z_{eff} reduziert. Dies trifft nicht für den Mg — Al Vergleich zu.

16. (a) Mit wachsender Atomgröße erhöht sich *IP*. Beide stehen mit Z_{eff} in einer Beziehung (relativ hoher Wert). (b) Wächst die Größe eines Atoms, so erhöht sich die Elektronenaffinität, da ein verhältnismäßig hohe Z_{eff} vorliegt.

17. VIIA, da diese Gruppe die höchsten positiven *EA* Werte hat.

18. (a) Hohes *IP* und hohe positive *EA*. (b) IA, da *IP* und *EA* niedrig sind. (c) 10,45 EV, 8,31 EV, 7,58 EV, 6,78 EV.

19. *IP* und *EA* nehmen von oben nach unten innerhalb einer Gruppe ab; daher würde χ auch abnehmen.

20. (a) (1) Metall; (2) Nichtmetall (b) (1) niedriges *IP*, niedrige *EA*, niedrige χ; (2) hohes *IP*, hohe *EA*, hohe χ (c) (1) (d) (1) (e) (1) $= +2$; (2) $= -1$

21. Z_{eff} nimmt progressiv von S^{2-} bis Ca^{2+} zu (wegen des Verhältnisses der Zahl der Elektronen zur Zahl der Protonen)

22. Cs < Na < F < Ne; die Elemente der Gruppe IA haben die niedrigsten *IP*, die von links nach rechts in der Periode zunehmen und von oben nach unten in der Gruppe abnehmen. Edelgase haben die höchsten *IP*, da sie stabile ns^2np^6 Elektronenkonfigurationen bilden.

23. $Li^+ < Na^+ < Ar < Cl < S^{2-}$; positive Ionen sind kleiner als neutrale Ionen derselben Periode; diese sind wiederum kleiner als die negativen Ionen derselben Periode. Li^+ stammt aus der zweiten und Na^+ aus der dritten Periode (höherer *n* Wert). S^{2-} und Cl^- sind aus derselben Periode, aber Z_{eff} ist für S^{2-} geringer.

24. Cl^-; kleinste Z_{eff}

25. IA

Kapitel 6: Aufgaben

1. 93,0 Kcal verglichen mit dem experimentellen Wert von 99 Kcal (4,3 EV)
2. Der Ausdruck

$$\frac{N(n_+e)(n_-e)}{r}$$

wird größer, da r kleiner für LiF ist als für NaF.

3. :N:::N: H:Br: :J:Cl: :C:::O: S::C::S Li^+:F:$^-$
4. N_2 — dreifach; HBr — einfach; JCl — einfach; CO — dreifach; CS_2 — doppelt; LiF — ionisch
5. $Na_2 - \sigma$; HB — σ; JCl — σ; $N_2 - 1\sigma + 2\pi$; $J_2 - \sigma$
6. σ-Bindungen sind stabiler als π-Bindungen
7. Li_2: $(1s\sigma)^2\ (1s\sigma^*)^2\ (2s\sigma)^2$; He_2^+: $(1s\sigma)^2\ (1s\sigma^*)^1$; B_2; $(1s\sigma)^2\ (1s\sigma^*)^2\ (2s\sigma)^2\ (2s\sigma^*)^2\ (2p\pi_y)^1\ (2p\pi_z)^1$
8. He_2^+: $(1s\sigma)^2\ (1s\sigma^*)^1$, stabil, $\frac{1}{2}$ Bindung; Li_2: $(1s\sigma)^2\ (1s\sigma^*)^2\ (2s\sigma)^2$, stabil, eine Bindung; Be_2: $(1s\sigma)^2\ (1s\sigma^*)^2\ (2s\sigma)^2\ (2s\sigma^*)^2$, instabil, keine Bindung; Be_2^+: $(1s\sigma)^2\ (1s\sigma^*)^2\ (2s\sigma)^2\ (2s\sigma^*)^1$, stabil, $\frac{1}{2}$ Bindung
9. He_2: $(1s\sigma)^2\ (1s\sigma^*)^2 \longrightarrow He_2^+$: $(1s\sigma)^2\ (1s\sigma^*)^1$; B_2: $(1s\sigma)^2\ (1s\sigma^*)^2\ (2s\sigma)^2\ (2s\sigma^*)^2\ (2p\pi)^2 \longrightarrow B_2^+$: $(1s\sigma)^2\ (1s\sigma^*)^2\ (2s\sigma)^2\ (2s\sigma^*)^2\ (2p\pi_y)^1$; H_2: $(1s\sigma)^2 \longrightarrow H_2^-$: $(1s\sigma)^2\ (1s\sigma^*)^1$; Be_2: $(1s\sigma)^2\ (1s\sigma^*)^2\ (2s\sigma)^2\ (2s\sigma^*)^2 \longrightarrow Be_2^-$: $(1s\sigma)^2\ (1s\sigma^*)^2\ (2s\sigma)^2\ (2s\sigma^*)^2\ (2p\pi_y)^1$
10. (a) N_2 — kein Dipolmoment (b) Dipolmoment in Richtung Cl (c) F_2 — kein Dipolmoment (d) Dipolmoment in Richtung F
11. CaO; ionisch, Ca(+2), O(—2); ClF: kovalent, Cl(+1), F(—1); NO: kovalent, N(+2), O(—2); CO: kovalent, C(+2), O(—2); KCl: ionisch, K(+1), Cl(—1); HJ: kovalent, H(+1), J(—1); SrO: ionisch, Sr(+2), O(—2).
12. (a) JCl hat einen höheren % Ionencharakter. (b) HBr hat einen höheren % Ionencharakter als HJ, aber einen geringeren als HCl. $|\chi_H - \chi_{Br}| = 2{,}1 - 2{,}8 = 0{,}7$; ungefähr 10 % Ionencharakter. (c) NaCl hat einen größeren % Ionencharakter als LiCl, da $\chi_{Li} > \chi_{Na}$ und Cl zu beiden Verbindungen gehört.

Kapitel 6: Übungen

1. In der „Valence-bond-Theorie" werden ganze Atome mit ihren Elektronen zur Molekülbildung zusammengebracht; eine Bindung wird durch ein Elektronenpaar dargestellt. In der „Molecular-orbital-Theorie" werden die Kerne auf einen Abstand zusammengebracht, den sie letzten Endes im Molekül einnehmen werden; die Elektronen werden dann in die vielzentrigen Molekülorbitale eingebaut.
2. Das Molekül hat eine unsymmetrische Ladungsverteilung; ein Molekülende ist relativ positiv, während das andere negativ ist.
3. —37 Kcal/Mol

4. —220 Kcal/Mol
5. (a) —124 Kcal/Mol (b) 108 Kcal/Mol
6. 84 Kcal/Mol
7. Alkalihalogenide bilden +1 und —1 Ionen. Die Bildungsenergie aus den Ionen ist ungefähr viermal größer, da Ca^{2+} und O^{2-} vorliegen;

$$E = \frac{6{,}023 \times 10^{23} \times (2 \times 4{,}8 \times 10^{-10})^2 \times 2{,}39 \times 10^{-8}}{1{,}8 \times 10^{-8} \times 10^3}$$

$$= 737 \text{ Kcal/Mol}$$

8.

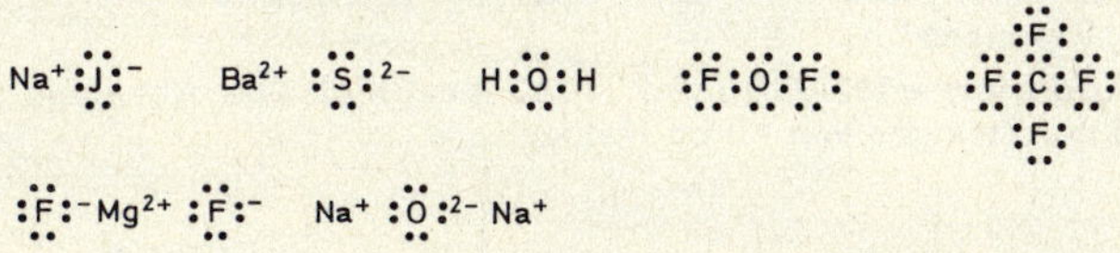

9. H(+1) J(—1); Li(+1) F(—1); beide O sind Null; C(+4) S(—2); S(+6) O(—2); K(+1) Br(—1); Ca(+2) Cl(—1); Al(+3) O(—2); Ni(+2) O(—2); Zn(+2) Cl(—1); Ag(+1) O(—2); H(+1) P(+5) O(—2); C(+4) O(—2); S(+6) O(—2); Cl(+3) O(—2); N(—3) H(+1)
10. Cl_2 — nein; HJ — ja, J, klein; CsBr — ja, Br, groß; LiF — ja, F, groß; JBr — ja, Br, klein; O_2 — nein; MgO — ja, O, groß; CuF — ja, F, groß
11. Cl_2 — kovalent; HJ — kovalent; CsBr — ionisch; LiF — ionisch; JBr — kovalent; O_2 — kovalent; MgO — ionisch; CuF — ionisch
12. N_2^* — $(1s\sigma)^2$ $(1s\sigma^*)^2$ $(2s\sigma)^2$ $(2s\sigma^*)^2$ $(2p\pi_y)^2$ $(2p\pi_z)^2$ $(2p\sigma)^1$ $(2p\pi_y^*)^1$; Li_2^* — $(1s\sigma)^2$ $(1s\sigma^*)^2$ $(2s\sigma)^1$ $(2s\sigma^*)^1$; C_2^* — $(1s\sigma)^2$ $(1s\sigma^*)^2$ $(2s\sigma)^2$ $(2s\sigma^*)^2$ $(2p\pi_y)^2$ $(2p\pi_z)^1$ $(2p\sigma)^1$
13. He_2^+: $(1s\sigma)^2$ $(1s\sigma^*)^1$ — stabil; C_2: $(1s\sigma)^2$ $(1s\sigma^*)^2$ $(2s\sigma)^2$ $(2s\sigma^*)^2$ $(2p\pi_y)^2$ $(2p\pi_z)^2$ — stabil; Ne_2: $(1s\sigma)^2$ $(1s\sigma^*)^2$ $(2s\sigma)^2$ $(2s\sigma^*)^2$ $(2p\pi_y)^2$ $(2p\pi_z)^2$ $(2p\sigma)^2$ $(2p\pi_y^*)^2$ $(2p\pi_z^*)^2$ $(2p\sigma^*)^2$ — instabil; F_2: $(1s\sigma)^2$ $(1s\sigma^*)^2$ $(2s\sigma)^2$ $(2s\sigma^*)^2$ $(2p\pi_y)^2$ $(2p\pi_z)^2$ $(2p\sigma)^2$ $(2p\pi_y^*)^2$ $(2p\pi_z^*)^2$ — stabil; F_2^+: $(1s\sigma)^2$ $(1s\sigma^*)^2$ $(2s\sigma)^2$ $(2s\sigma^*)^2$ $(2p\pi_y)^2$ $(2p\pi_z)^2$ $(2p\sigma)^2$ $(2p\pi_y^*)^2$ $(2p\pi_z^*)^1$ — stabil
14. H—J $\longleftrightarrow$ H^+J^- $\longleftrightarrow$ H^-J^+; H—J vorherrschend, da χ_J und χ_H ähnlich sind. Na—F $\longleftrightarrow$ Na^+F^- $\longleftrightarrow$ Na^-F^+; Na^+F^- vorherrschend, da $\chi_{Na} \ll \chi_F$. J—Br $\longleftrightarrow$ J^-Br^+ $\longleftrightarrow$ J^+Br^-; J—Br vorherrschend, da χ_J und χ_{Br} ähnlich sind. Rb—Cl $\longleftrightarrow$ Rb^+Cl^- $\longleftrightarrow$ Rb^-Cl^+; Rb^+Cl^-, da $\chi_{Rb} \ll \chi_{Cl}$ Br—Cl $\longleftrightarrow$ Br^+Cl^- $\longleftrightarrow$ Br^-Cl^+; BrCl da χ_{Br} und χ_{Cl} ähnlich.
15. BrF, da $|\chi_{Br} - \chi_F|$ am größten ist, und die Abweichung vom Mittel A—A und B—B ein Maximum für den größten Unterschied von χ_A und χ_B wird.
16. (a) B_2^+: $(1s\sigma)^2$ $(1s\sigma^*)^2$ $(2s\sigma)^2$ $(2s\sigma^*)^2$ $(2p\pi_y)^1$; B_2^-: $(1s\sigma)^2$ $(1s\sigma^*)^2$ $(2s\sigma)^2$ $(2s\sigma^*)^2$ $(2p\pi_y)^2$ $(2p\pi_z)^1$; (b) C_2^+: $(1s\sigma)^2$ $(1s\sigma^*)^2$ $(2s\sigma)^2$ $(2s\sigma^*)^2$ $(2p\pi_y)^2$ $(2p\pi_z)^1$; C_2^-: $(1s\sigma)^2$ $(1s\sigma^*)^2$ $(2s\sigma)^2$ $(2s\sigma^*)^2$ $(2p\pi_y)^2$ $(2p\pi_z)^2$ $(2p\sigma)^1$ (c) O_2^+: $(1s\sigma)^2$ $(1s\sigma^*)^2$ $(2s\sigma)^2$ $(2s\sigma^*)^2$ $(2p\pi_y)^2$ $(2p\pi_z)^2$ $(2p\sigma)^2$ $(2p\pi_y^*)^1$; O_2^-: $(1s\sigma)^2$ $(1s\sigma^*)^2$ $(2s\sigma)^2$ $(2s\sigma^*)^2$ $(2p\pi_y)^2$ $(2p\pi_z)^2$ $(2p\sigma)^2$ $(2p\pi_y^*)^2$ $(2p\pi_z^*)^1$. Man sieht, daß experimentelle Daten im Fall von O_2 eine niedrigere Energie für das $2p\sigma$ als für die $2p\pi$ Orbitale ergeben.

17. (a) B_2: Bindungsordnung gleich 1; B_2^+; 1/2; B_2^-; 1 1/2. C_2: Bindungsordnung 2; C_2^+: 1 1/2; C_2^-: 2 1/2. O_2: Bindungsordnung 2; O_2^+: 2 1/2; O_2^-: 1 1/2. (b) D von $O_2^+ > O_2$, da höhere Bindungsordnung. (c) Wenn ein e^- zum bindenden Orbital hinzugefügt wird oder wenn ein Elektron aus dem antibindenden Orbital entfernt wird.

18. (He—He)* $(1s\sigma)^2\ (1s\sigma^*)^1\ (2s\sigma)^1$ — stabil

19. Ladung der Ionen; Elektronenaffinität; Ionisationspotential; Bindungsabstand.

20. Mehrfachbindungscharakter oder -ordnung; die Elektronegativität der Atome; Resonanz

21. —140 Kcal/Mol; —133 Kcal/Mol; —122 Kcal/Mol. Die Abnahme von EA und der Zuwachs von r_- im Halogen.

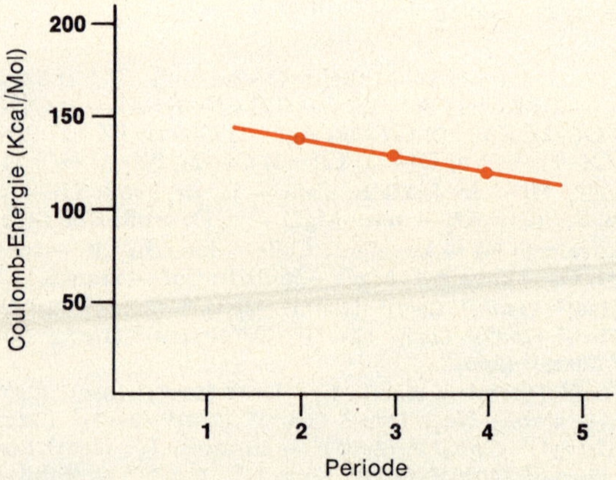

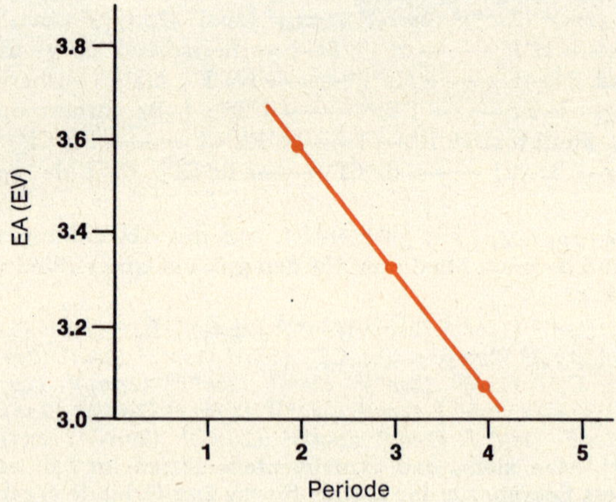

22. —140 Kcal/Mol; —124 Kcal/Mol; —119 Kcal/Mol. Die Abnahme von *IP* und der Zuwachs von r_+ der Alkalimetalle gleichen sich fast aus.

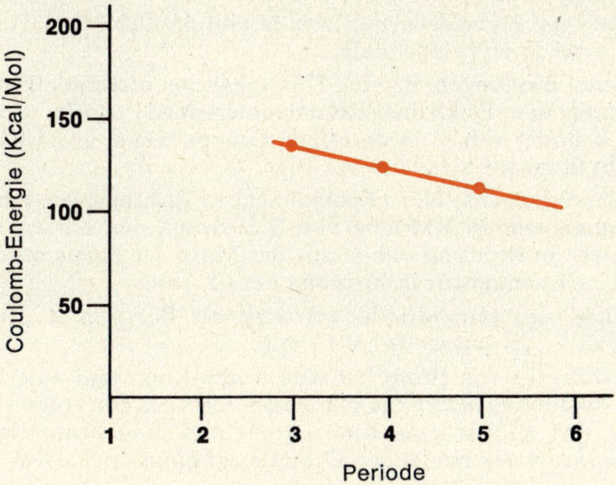

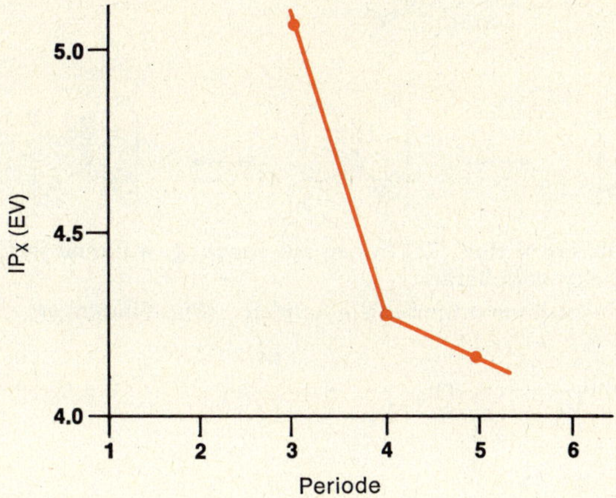

23. Der Elektronegativitätsunterschied steht in einem Verhältnis zum % Ionencharakter.

$$|\chi_{Li} - \chi_J| < |\chi_{Li} - \chi_{Br}|;$$

$$|\chi_{Li} - \chi_J| < |\chi_{Na} - \chi_{Br}|; \quad |\chi_{Li} - \chi_J| < |\chi_{Na} - \chi_{Cl}|.$$

Daher gilt L: J hat einen geringeren Ionencharakter als die anderen Salze.

24. HCl, da das Produkt aus Ladungstrennung (bestimmt durch den % Ionencharakter) und Entfernung größer ist.

Kapitel 7: Aufgaben

1. (a) 90° (b) 90° (c) 90° (d) 90°

2. Cd: · · · · $4d^{10}$ $5s^2$ Hybridisierung von $5s$ und $5p$ Orbitalen tritt ein; es entstehen zwei sp Hybridorbitale.

3. (a) Kovalente Bindungen, da eine Flüssigkeit bei niedriger Temperatur vorliegt und der Elektronegativitätsunterschied relativ gering ist. Ebenfalls befindet sich Si in derselben Gruppe wie C und CCl_4 ist kovalent. (b) Si ist sp^3 hybridisiert.

4. F_2: kein Dipolmoment; HF: Dipolmoment in Richtung der F Bindung; H_2S: Dipolmoment in Richtung von S zwischen den beiden H; NH_3: Dipolmoment in Richtung von N aus der Mitte der Ebene mit den drei H; CH_2Cl_2: Dipolmoment in Richtung der Cl Atome.

5. (a) dreieckig (b) tetraedrisch (c) trigonale Bipyramide (d) linear (e) oktaedrisch (f) linear (g) V-förmig

6. (a) PJ_3: größere χ von Brom hat eine Kontraktion und eine Erniedrigung der Abstoßungskraft des bindenden Orbitals zur Folge (b) SbJ_3: größere χ von Cl hat eine Kontraktion und eine Erniedrigung der Abstoßungskraft des bindenden Orbitals zur Folge.

7. 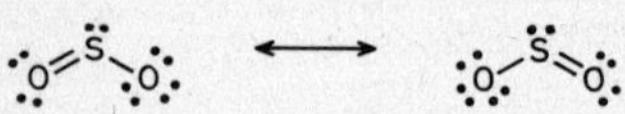

8. 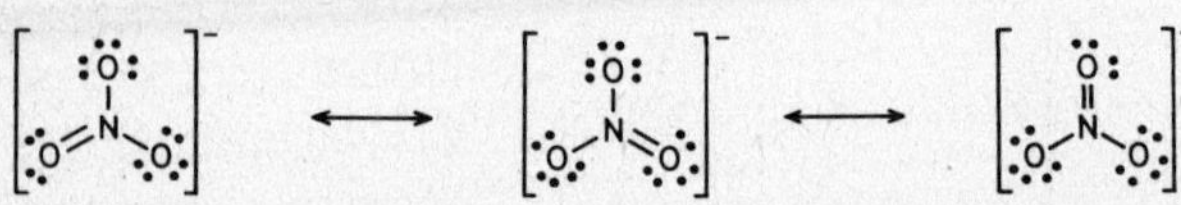

In NO_3^- liefert N fünf Elektronen zur Bindung, während in CO_3^{2-} der C nur 4 Elektronen liefert.

9. (a) Ja, da es sich um σ Bindungen handelt. (b) σ Bindungen

10. (a) 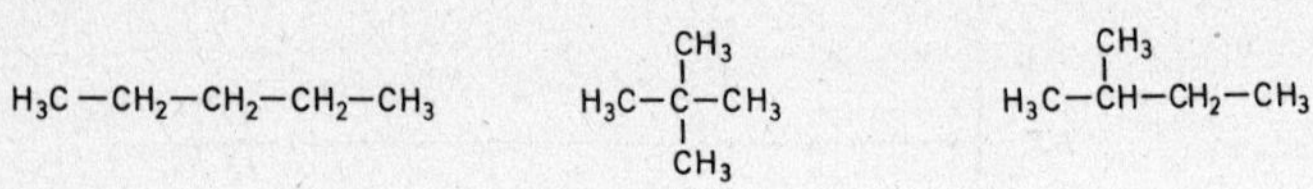

11. 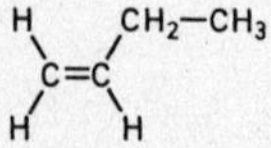

Nein, die Rotation von 180° um die C = C ergibt kein unterschiedliches Molekül.

12. Begibt man sich in irgendeine Richtung, so erhöht sich die Überlappung der p Orbitale und letzten Endes erhält man eine π Bindung bei 0 ° C oder 180 ° C.

13. (a) H_5C_2—O—C_2H_5 (b) H_3C—O—C_3H_7 (c) H_3C—CH_2—CH_2—OH (d) H_3C—CH_2—CH_2—H_2C—OH (e) CH_3—CH(OH)—CH_3

14. H_5C_2—CO—C_2H_5

15. H_3C—CH_2—CH_2—COOH; alle C—C und C—H Bindungswinkel einer Alkylkette betragen ~ 109 ° und der 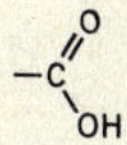 Bindungswinkel ist 120 °.

16. 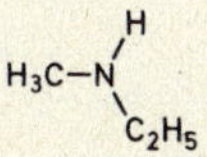

17. (a) Bromäthan oder Äthylbromid (b) Jodmethan oder Methyljodid.

Kapitel 7: Übungen

1. np^1 np^1 Konfigurationen für O und S.

2. Ja, CH_3^- ersetzt H, aber dieselben O und S Orbitale werden an der Bindungsbildung teilnehmen.

3. Ja, solange der *l* Wert des Zentralatoms gleich bleibt.

4. (a) 90° (b) 90° (c) 90° (d) 90°

5. Einzelnes Atom.

6. Höchster Überlappungsgrad ergibt die stärksten Bindungen und bestimmt die Bindungswinkel

7. Es handelt sich um eine kovalente Bindung; alle Bindungen werden σ Bindungen mit Winkeln von ~ 109° sein, da Blei sp^3 hybridisiert ist.

8. Es liegt eine symmetrische Verteilung der Cl Atome in CCl_4 vor; in CH_3Cl besteht ein Elektronegativitätsunterschied zwischen den Cl und H Atomen.

9. Kovalent und tetraedrisch

10. In *p*-Dibrombenzol gibt es gleichlange und entgegengesetzt gerichtete Dipole (oder Vektoren). In *o*-Dibrombenzol gleichen sich die Dipole nicht aus und ein Gesamtdipol existiert.

11. (a) H—C≡N (b) S=C=S (c) C≡O (d) F—O—F (e) 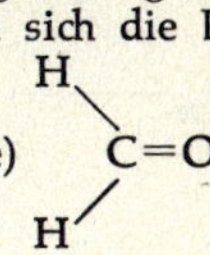

12. (a) tetraedrisch (b) tetraedrisch (c) tetraedrisch (pyramidenförmig) (d) V-förmig (e) linear (f) trigonale Bipyramide (g) Oktaeder (h) linear (i) Oktaeder

13. (a) AsJ_3 (b) PBr_3 (c) CF_4 (d) NF_3

14. 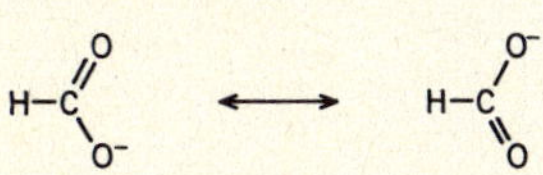

15. 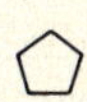

nicht planar, da die Kohlenstoffatome sp^3 hybridisiert sind.

16. (a) $H_3C{-}CH_2{-}CH_2{-}CH_2{-}CH_2{-}OH$ (b) $H_3C{-}O{-}C_3H_7$
(c) $H_5C_2{-}CO{-}C_3H_7$ (d) $H_5C_2{-}NH{-}C_2H_5$

(e) 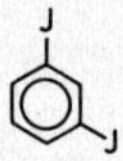

(f) 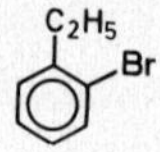

17. 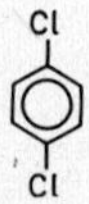

18. $\sim 105°$

19. Die Kohlenstoff-Kohlenstoffdoppelbindungen.

20. (a) Nein, da alle Substituenten gleich sind. (b) Nein, da es symmetrisch ist und alle C—Cl Dipole sich ausgleichen.

21. sp^2

22. (a) Die Reihenfolge der Überlappung lautet $sp > sp^2 > sp^3 > p > s$; die räumliche Ausdehnung der individuellen Hybridorbitale lautet $sp > sp^2 > sp^3 > p > s$; dies ergibt eine maximale Überlappung für *sp* und ein Minimum für *s*. (b) Die Bindungsstärken sollten dieselbe Reihenfolge zeigen, da ihre Größen hauptsächlich vom Überlappungsgrad der beteiligten Orbitale abhängen.

23. 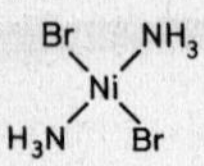

planar, trans

24. (a)

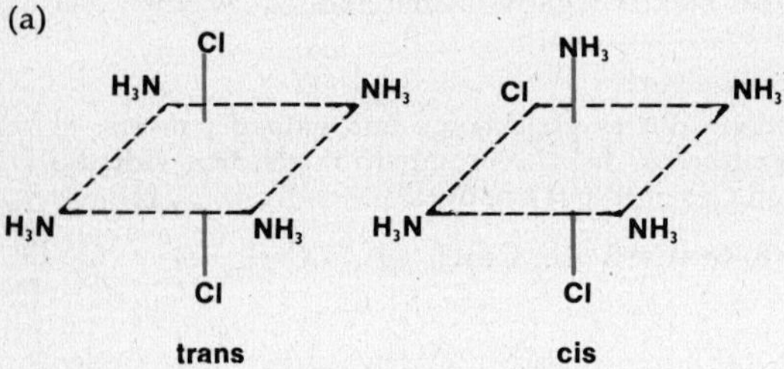

(b) das *cis*-Isomere.

Kapitel 8: Aufgaben

1. Die *IP* Werte für K und Rb unterscheiden sich kaum; *IP* Werte für K und Na unterscheiden sich. Ebenfalls ähneln sich die Ionenradien von K und Rb mehr als die von Na und K.
2. Geringer als S^{2-}, da S^{2-} kleiner und die Ladungsdichte größer ist als von Se^{2-}.
3. Die sehr geringe Größe ergibt eine sehr hohe Ladungsdichte.
4. Die Hydratationswärme von K beträgt 75 Kcal/Mol und die von Ba^{2+} 308 Kcal/Mol. Da Ba^{2+} eine doppelt so hohe Ladung wie K^+ hat, sollte die Hydratationsenergie (2^2) mal größer sein (300 Kcal).
5. $$E = \frac{-2}{3kT} \frac{\mu_1^2 \mu_2^2}{r^6}$$

   Da Molekülrotation eintritt, wird die ideale Orientierung verhindert.
6. Ja, Temperaturerhöhung bedeutet Zunahme der Wechselwirkung.
7. Dipol-Dipol Wechselwirkung zwischen H_2O und den Hydroxylgruppen von Glycol.
8. H_2O ist weniger polarisierbar.
9. (a) atomare Elektronen in Kr, molekulare Elektronen in CH_4 (b) auf Grund der Schmelzpunkte sind sie ungefähr gleich polarisierbar.
10. Wenn sich die Kohlenstoffkette verlängert, erhöht sich die Zahl der Wechselwirkungen der induzierten Dipole zwischen den CH_2 Gruppen benachbarter Ketten (der Siedepunkt nimmt auch zu). Der Unterschied in χ von C und H ist zu klein.

Kapitel 8: Übungen

1. $RbJ < RbF < LiF < CaF_2$; die stärkste Ion-Ion Wechselwirkung liegt in CaF_2 vor, da Ca eine +2 Ladung hat. Die Reihenfolge der anderen sollte etwa den Bildungswärmen folgen, die für LiF am größten und für RbJ am kleinsten ist.
2. LiCl höher, da ionisch aufgebaut; HCl ist kovalent.
3. $He < Br_2 < NaCl$; He am niedrigsten, da nur Wechselwirkungen zwischen induzierten Dipolen vorliegen, die schwächer sind als zwischen Br_2 Molekülen. NaCl am höchsten, wegen der starken Ion-Ion-Wechselwirkung.
4. Die Ionen zu Beginn und am Ende einer Serie haben eine höhere Einzelladung (+ oder —).
5. Geringer, da Tl^{3+} größer als Al^{3+} ist, daher größere Ladungsdichte für Al^{3+}.
6. Benzin (Gasolin) ist eine Mischung von Alkanen ohne Dipolmomente. Alkohol und Wasser haben Dipol-induzierte Dipol Wechselwirkungen und können Wasserstoffbrücken bilden.

7. Ja, wegen der Ionisation und auf Grund der hohen Hydratationswärme von H^+.

8. Hydrate von $CaSO_4$ und $CoSO_4$ werden durch Ion-Dipol (H_2O) Wechselwirkung gebildet; für Butan gibt es nur schwache Dipole (H_2O)-induzierter Dipol (Butan).

9. Die Elektronen von H_2 sind nicht so gut polarisierbar wie in Cl_2 und daher ist die induzierter Dipol-induzierter Dipol Wechselwirkung für Cl_2 größer.

10. Der Äthylester weist keine Wasserstoffbrückenbindungen auf, wie es in Essigsäure möglich ist.

11. Das ortho-Derivat bildet Wasserstoffbrückenbindungen innerhalb des Moleküls (intermolekular), während das para-Derivat dies nicht kann. Diese Einschränkung erlaubt bedeutende Wasserstoffbrückenbindungen zwischen den Molekülen des para-Derivats.

12. (a)

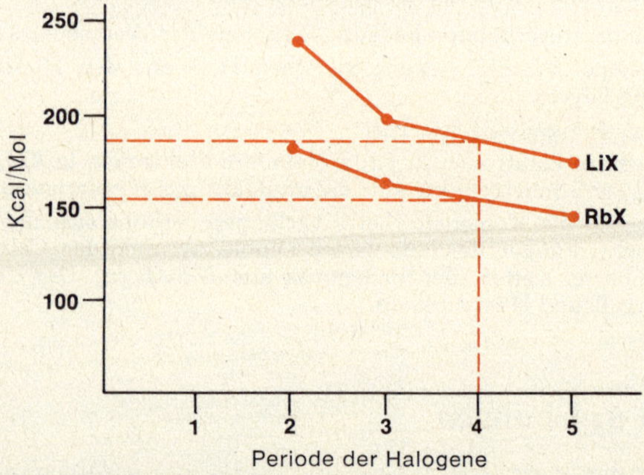

(b) LiBr: ~ 185 Kcal/Mol; RbBr: ~ 153 Kcal/Mol

13. Wasserstoffbrückenbindungen entstehen zwischen den HCl, aber nicht zwischen den ClF Molekülen.

14. (a) Octan — praktisch nicht, da Octan nicht polar ist. (b) Äthanol — geringer als Wasser, aber höher als für Octan, da Ion-induzierte Dipol Kräfte vorliegen können.

15. Hoher Ionisationsgrad auf Grund der großen Hydratationswärme von H^+ (größer als die von Na^+).

16. CH_4 hat den niedrigsten Schmelzpunkt, da am wenigsten polarisierbar innerhalb der Serie. H_2O hat einen außergewöhnlich hohen Schmelzpunkt auf Grund der starken Wasserstoffbrückenbindungen zwischen den Molekülen. Diese liegt bei den anderen Gliedern der Reihe nicht vor.

17. Die Alkohole sind, relativ gesehen, wenig flüchtig und bilden eine Schicht auf der Oberfläche, die das Verdunsten des Wassers verhindert. Der —OH Anteil des Alkohols bildet eine Wasserstoffbrückenbindung mit dem Wasser und der Kohlenwasserstoffanteil liegt an der Oberfläche. Die Kohlenwasserstoffketten werden durch induzierter Dipol-induzierter Dipol Wechselwirkungen eng zusammengehalten.

18. Bei ionischen Verbindungen ist E proportional zu $1/r^6$. Für den letzteren Fall nimmt E so schnell ab wie r zunimmt und die Wechselwirkung ist nur groß bei kleinen r Werten (Nahordnung).

19. $Cs^+ < Na^+ < Mg^{2+} < Al^{3+}$ besitzt die höchste Ladungsdichte, Mg^{2+} die nächst höhere. Obwohl Na^+ und Cs^+ dieselbe Ladung haben, ist Na^+ kleiner und daher die Ladungsdichte größer.

Kapitel 9: Aufgaben

1. BaBr: ionisch, große Elektronegativitätsunterschiede; PBr_3: kovalent, geringe Elektronegativitätsunterschiede
2. K_2O: ionisch, große Elektronegativitätsunterschiede; NO: kovalent, geringe Elektronegativitätsunterschiede
3. $MgO + SO_3 \longrightarrow MgSO_4$; $Na_2O + CO_2 \longrightarrow Na_2CO_3$; $Ca(OH)_2 + 2\,HClO_3 \longrightarrow Ca(ClO_3)_2 + 2\,H_2O$; $Li(OH) + Mg(OH)_2 \longrightarrow$ keine Reaktion
4. (a) Rb_2O: basisch, Oxid eines Metalls der Gruppe IA; SO_3: sauer, Oxid eines Nichtmetalls der Gruppe VIA. Löse in Wasser und prüfe, ob die Lösung sauer oder basisch ist. (b) Rb_2O: ionisch, große Elektronegativitätsunterschiede; SO_3: kovalent, kleine Elektronegativitätsunterschiede. Siede- und Schmelzpunkte von Rb_2O liegen viel höher als von SO_3.
5. $2\,NaH_{(fl)} \longrightarrow 2\,Na_{(fl)} + H_2$; $CaH_2 + 2\,H_2O \longrightarrow Ca(OH)_2 + 2\,H_2$; $2\,HJ + CaO \longrightarrow CaJ_2 + H_2O$; $NH_3 + HNO_3 \longrightarrow NH_4NO_3$
6. $AlBr_3$ kovalent; AlF_3 ionisch
7. (a) CsJ, ionisch; (b) CF_4 kovalent; (c) MgF_2 ionisch; (d) PBr_3 kovalent
8. $(CH_3)_4Si$; $(C_2H_5)_4Si$; Alkylgruppen tetraedrisch um Si angeordnet.
9. Gruppe IVA; tetraedrisch
10. LiMe: linear; $Be(Me)_2$: linear; $B(Me)_3$: dreieckig; $C(Me)_4$ tetraedrisch; $N(Me)_3$ pyramidenförmig; $O(Me)_2$: V-förmig; MeF linear.
11. (a) Li_2 = 2,46 Å; Cs_2 = 4,70 Å (b) Li_2 = kürzere Bindung zeigt grögrößere Überlappung und höhere Bindungsstärke an.
12. NaBr; Na^+ hat eine höhere Ladungsdichte als Rb^+.
13. (a) $Li_2O + H_2O \longrightarrow 2\,LiOH$
(b) $2\,CsOH + H_2SO_4 \longrightarrow Cs_2SO_4 + 2\,H_2O$
(c) $KH + H_2O \longrightarrow KOH + H_2$ (d) $2\,Na + S \longrightarrow Na_2S$
(e) $2\,Na + 2\,NH_3 \longrightarrow 2\,NaNH_2 + H_2$ (f) $2\,Cs + H_2 \longrightarrow 2\,CsH$
(g) $RbBr \xrightarrow{aq.} Rb^+ + Br^-$ (h) $2\,NaBr_{(l)} \longrightarrow 2\,Na_{(l)} + Br_2$
(i) $3\,Cs + P \longrightarrow Cs_3P$
14. (a) Li^+, O^{2-} (b) Na^+, SO_4^{2-} (c) Rb^+, J^- (d) K^+, MnO_4^-
(e) Na^+, $Cr_2O_7^{2-}$ (f) Cs^+, H^- (g) K^+, OH^-

15. (a) höher — stabile s^2 Konfiguration und größere Z_{eff}. (b) Ba geringer als Li: Z_{eff} geringer; obwohl Ba in Gruppe IIA steht, ionisiertes Elektron von Ba hat einen hohen n Wert ($6s^2$). Entspricht ungefähr Na: Z_{eff} ungefähr gleich, obwohl Ba in Gruppe IIA steht; ionisiertes Elektron von Ba hat einen höheren n Wert.

16. (a) 541 Kcal/Mol; 177 Kcal/Mol (b) Ca^{2+} hat wegen der +2 Ladung eine höhere Ladungsdichte.

17. K: 1 Mol Elektronen; Ba: 2 Mol Elektronen

18. (a) $BaO + 2\,HCl \longrightarrow BaCl_2 + H_2O$
(b) $Na_2O + CaO \longrightarrow$ keine Reaktion
(c) $Sr(OH)_2 + 2\,HBr \longrightarrow SrBr_2 + 2\,H_2O$
(d) $2\,Mg + O_2 \longrightarrow 2\,MgO$
(e) $Ba(OH)_2 + Rb(OH) \longrightarrow$ keine Reaktion
(f) $Ba + 2\,NH_3 \longrightarrow Ba(NH_2)_2 + H_2$
(g) $Be + 2\,H_2O \longrightarrow$ keine Reaktion (h) $Ca + Br_2 \longrightarrow CaBr_2$
(i) $BaCl_2 \xrightarrow{aq} Ba^{2+} + 2\,Cl^-$ (j) $3\,Ca + N_2 \longrightarrow Ca_3N_2$

19. Elemente der Gruppe IIA und Br zeigen vergleichbar größere Elektronegativitätsunterschiede als die Elemente der Gruppe IIIA und Br.

20. Höhere Z_{eff}

21. (a) $4\,Ga + 3\,O_2 \longrightarrow 2\,Ga_2O_3$
(b) $Al(OH)_3 + 3\,HCl \longrightarrow AlCl_3 + 3\,H_2O$
(c) $In(OH)_3 + 3\,HCl \longrightarrow In\,Cl_3 + 3\,H_2O$
(d) $In(OH)_3 + NaOH \longrightarrow$ keine Reaktion
(e) $Tl + H_2 \longrightarrow$ keine Reaktion
(f) $BF_3 + (CH_3)_3N \longrightarrow (CH_3)_3N{-}BF_3$
(g) $Al_2O_3 + 6\,HCl \longrightarrow 2\,AlCl_3 + 3\,H_2O$
(h) $2\,In + 3\,J_2 \longrightarrow 2\,InJ_3$
(i) $2\,Ga + 3\,H_2SO_4 \longrightarrow Ga_2(SO_4)_3 + 3\,H_2$

22. Die schwach gebundenen Graphitschichten können sich verschieben, in Diamant sind alle Kohlenstoffatome fest gebunden.

23. Sn(II) hat eine höhere Z_{eff}, da die $4d$ Orbitale gefüllt werden.

24. (a) $CO(OH)_2 + HNO_3 \longrightarrow$ keine Reaktion
(b) $Na_2CO_3 + 2\,HJ \longrightarrow 2\,NaJ + H_2O + CO_2$
(c) $Pb + 2\,NaOH \longrightarrow Na_2PbO_2 + H_2$
(d) $Si + H_2O \longrightarrow$ keine Reaktion
(e) $SnO + 2\,HCl \longrightarrow SnCl_2 + H_2O$
(f) $SnO + 2\,LiOH \longrightarrow Li_2SnO_2 + H_2O$
(g) $SiO_2 + 2\,OH^- \longrightarrow SiO_3^{2-} + H_2O$
(h) $C + HNO_3 \longrightarrow$ keine Reaktion
(i) $C + H_2 \longrightarrow$ keine Reaktion

25. 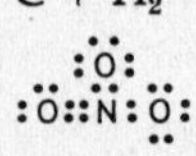 und zwei Resonanzformen

26. Da es ein Nichtmetall ist, können Moleküle mit geringer Wechselwirkung vorliegen (im Festkörper liegen P_4 Moleküle vor).

27. (a) $3\,NaOH + PO(OH)_3 \xrightarrow{\text{vollständig}} Na_3PO_4 + 3\,H_2O$
(b) $PO(OH)_3 + SO_2(OH)_2 \longrightarrow$ keine Reaktion
(c) $NH_3 + HNO_3 \longrightarrow NH_4NO_3$
(d) $Sb_4O_6 + 4\,HBr \xrightarrow{aq} 4\,SbO^+ + 4\,Br^- + 2\,H_2O$
(e) $Sb_4O_6 + 4\,KOH \longrightarrow 4\,K^+ + 4\,SbO_2^- + 2\,H_2O$
(f) $2\,K + 2\,NH_{3(fl)} \longrightarrow 2\,KNH_2 + H_2$
(g) $2\,P + 3\,Cl_2 \longrightarrow 2\,PCl_3$ (h) $As + HCl \longrightarrow$ keine Reaktion
(i) $P_4O_6 + 6\,H_2O \longrightarrow 4\,H_3PO_3$ (j) $4\,As + 3\,O_2 \longrightarrow As_4O_6$

28. Viel kleinere Z_{eff}, da Elektronenüberschuß vorliegt.

29. $Pb(NO_3)_2 + H_2S \longrightarrow 2\,HNO_3 + PbS$

30. (a) $SO_3 + K_2O \longrightarrow K_2SO_4$
(b) $H_2Se + H_2O \rightleftharpoons HSe^- + H^+ \rightleftharpoons 2\,H^+ + Se^{2-}$
(c) $SeO_2(OH)_2 + HCl \longrightarrow$ keine Reaktion
(d) $SeO_2(OH)_2 + 2\,LiOH \longrightarrow Li_2SeO_4 + 2\,H_2O$
(e) $SO_2 + H_2O \longrightarrow H_2SO_3$ (f) $S + O_2 \longrightarrow SO_2$
(g) $Se + 3\,F_2 \longrightarrow SeF_6$ (h) $SO_2 + HCl \longrightarrow$ keine Reaktion
(i) $Na_2S + 2\,HCl \longrightarrow 2\,NaCl + H_2S$
(j) $3\,S + 4\,HNO_3 \longrightarrow 3\,SO_2 + 2\,H_2O + 4\,NO$

31. Zunehmende Größe der Ladungswolke erhöht die Polarisierbarkeit und dadurch die Größe der Wechselwirkungen zwischen induzierten Dipolen.

32. Beide haben die gleiche Ladungsgröße (aber umgekehrte Vorzeichen). Da die Ladungsdichte des +Ions größer ist, können mehr Moleküle das größere −Ion umgeben.

33. (a) $HJ \xrightarrow{aq} H^+ + J^-$ (b) $2\,HF + Cs_2O \longrightarrow 2\,CsF + H_2O$
(c) $2(ClO_3)OH + Ca(OH)_2 \longrightarrow Ca(ClO_4)_2 + 2\,H_2O$
(d) $J_2 + H_2 \longrightarrow 2\,HJ$ (e) $4\,HF + SiO_2 \longrightarrow SiF_4 + 2\,H_2O$
(f) $3\,Br_2 + 6\,OH^- \xrightarrow{\text{heiß}} BrO_3^- + 5\,Br^- + 3\,H_2O$
(g) $Cl_2 + H_2O \longrightarrow HCl + HOCl$ (h) $2\,P + 3\,Cl_2 \longrightarrow 2\,PCl_3$
(i) $Ca + Br_2 \longrightarrow CaBr_2$ (j) $CsBr \xrightarrow{aq} Cs^+ + Br^-$

Kapitel 9: Übungen

1. Die Ion-Ion Wechselwirkung ist viel stärker als die Molekül-Molekül Wechselwirkung.
2. Ja, K löst sich und bildet K^+ und ein solvatisiertes e^-.
3. Eine Verbindung, in der es nicht genügend Valenzelektronen gibt, um alle Atome zu binden.
4. Halogene treten als zweiatomige Moleküle auf, die leichter zu polarisieren sind als die Atome der Edelgase.
5. Dasselbe Element, das in verschiedenen Formen, aber im selben physikalischen Zustand auftritt; Diamant und Graphit.
6. Abnahme der Wasserstoffbrückenbindungen hat einen Verlust der

offenen Struktur im Eis zur Folge; daher liegen die Moleküle in flüssigem Wasser näher zusammen; dies bewirkt eine Zunahme der Dichte.

7. RbCl ist ionisch und PCl_5 kovalent; Schmelzpunkt, Siedepunkt und Leitfähigkeit.
8. Waschen mit Säuren, wie z. B. HCl da C nicht mit HCl reagiert.
9. H_2Te ist kovalent, während LiH ionisch aufgebaut ist.
10. Nein; Hydratationswärmen der Ionen sind exotherm, aber das Aufbrechen des Kristallgitters ist endotherm; die Lösung kann sich abkühlen.
11. Die Elektronegativität von Na ist geringer als von H.
12. NF_3 ist ungefähr tetraedrisch; eine Position wird von dem einsamen Elektronenpaar eingenommen. Niedriges Dipolmoment, da das einsame Elektronenpaar am N den Dipol in Richtung der F Atome ausgleicht.
13. 52 g
14. 0,5 g 5,6 *l*
15. $3{,}01 \times 10^{23}$ Elektronen
16. CO_2, P_2O_5, SeO
17. 0,12 g
18. HF-größte Elektronegativität zwischen den Atomen
19. $P(OH)_3$
20. Br; Br; 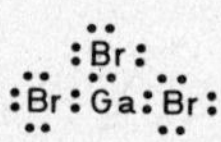 ; basisch
21. CsJ; SrJ_2; InJ_3; Cs_2Se; SrSe; In_2Se_3; Cs_2O; SrO; In_2O_3
22. Na
23. $BeCl_2$
24. (a) $Se + H_2O \longrightarrow$ keine Reaktion
(b) $GeO + 2\,HCl \longrightarrow GeCl_2 + H_2O$
(c) $LiNO_3 \xrightarrow{aq} Li^+ + NO_3^-$ (d) $2\,In + 6\,HBr \longrightarrow 2\,InBr_3 + 3\,H_2$
(e) $2\,As + 3\,J_2 \longrightarrow 2\,AsJ_3$
(f) $2\,NaJ + H_3PO_4 \longrightarrow Na_2HPO_4 + 2\,HJ$
(g) $4\,P + 3\,O_2 \longrightarrow P_4O_6$
(h) $Rb_2O + 2\,HCl \longrightarrow 2\,RbCl + H_2O$
(i) $NaH + H_2O \longrightarrow NaOH + H_2$ (j) $3\,Ca + N_2 \longrightarrow Ca_3N_2$
(k) $2\,Al + Fe_2O_3 \longrightarrow 2\,Fe + Al_2O_3$
(l) $2\,Al + 2\,KOH + 2\,H_2O \longrightarrow 2\,KAlO_2 + 3\,H_2$
(m) $3\,Sn + 4\,HNO_3 \longrightarrow 3\,SnO_2 + 4\,NO + 2\,H_2O$
(n) $As + 5\,HNO_3 \longrightarrow H_3AsO_4 + 5\,NO_2 + H_2O$
(o) $SbCl_3 + H_2O \longrightarrow SbOCl + 2\,HCl$
(p) $3\,Se + 4\,HNO_3 \longrightarrow 3\,SeO_2 + 2\,H_2O + 4\,NO$

Kapitel 10: Aufgaben

1. System: Gesteinsbildung; Grenzen: Fläche zwischen Gestein und Wasser; Umgebung: Wasser; Eigenschaften des Systems: Temperatur,

Druck, Gesteinsdichte, Zusammensetzung des Gesteins usw.; Zustand des Systems: ein bestimmter Zustand eines Systems ist vollständig durch seine Eigenschaften beschrieben, z. B. das Gestein bei einer gegebenen Temperatur, einem gegebenen Druck und einem gegebenen Volumen.

2. $W_{AEB} = 0{,}271$ Kcal/Mol $W_{AEB} = W_{AEB} = W_{ACB} = W_{ADB}$
3. Keine Zustandsfunktion, da Arbeit vom Weg abhängt.
4. (a) $Q_{ADB} = 0{,}542$ Kcal/Mol; $Q_{AEB} = 0{,}271$ Kcal/Mol
   (b) $Q_{ADB} \neq Q_{AEB}$; Q ist keine Zustandsfunktion
5. (a) $\Delta E_{ADB} = 0$; $\Delta E_{AEB} = 0$
   (b) $\Delta E_{ADB} = E_{AEB} = 0$. Nein, ΔE ist eine Zustandsfunktion
6. $W = 0{,}739$ Kcal/Mol; $\Delta E = 8{,}97$ Kcal/Mol
7. $\Delta H_{AEB} = 0$
8. $\Delta H_{Vd} = 9{,}71$ Kcal/Mol
9. (a) $\Delta H_{AD} = 1{,}35$ Kcal/Mol; $\Delta H_{EB} = 0{,}678$ Kcal/Mol
   (b) $\Delta H_{Vd} = Q = 9{,}71$ Kcal/Mol
10. $\Delta H^\circ = 673$ Kcal/Mol
11. $\Delta H^\circ = 10{,}52$ Kcal/Mol
12. $\Delta H_A = \Delta H_B = -2{,}48$ Kcal
13. $D_{CH_3-H} = 104{,}0$ Kcal/Mol; $D_{C_2H_5-H} = 98{,}0$ Kcal/Mol; $D_{H_3C-CH_2-CH_2-H} = 98$ Kcal/Mol; $D_{H_3C-CH(H)-CH_3} = 94{,}5$ Kcal/Mol.

    Ja, wir würden erwarten, daß sie ähnlich sind, da die C—H Bindung in allen Fällen durch eine Überlappung von H 1*s* und C *sp*^{3} Orbitalen gebildet wird. Der Unterschied zwischen den verschiedenen Verbindungen ist offenbar ein sterischer oder ein anderer Effekt der CH_3 und C_2H_5 Nachbargruppen, die an das C Atom gebunden sind.
14. $\Delta H_A = \Delta H_B = D_{J-J} + D_{H-H} - 2\,D_{H-J}$
15. $D_{R-Br} = 66$ Kcal/Mol. Die größte Abweichung vom D_{R-Br} Wert vom Mittel beträgt 14 Kcal/Mol
16. $\Delta H^\circ = 29$ Kcal/Mol
17. (a) Bruch: $H_2C = CH_2 \longrightarrow \cdot H_2C - CH_2$; $H_2 \longrightarrow 2\,H\cdot$; Bildung: $\cdot H_2C - CH_2\cdot + H\cdot + H\cdot \longrightarrow H_3C - CH_3$ (b) $\Delta H = -28$ Kcal/Mol (c) $\Delta H = -32{,}732$ Kcal/Mol der Unterschied von 4,7 Kcal/Mol ist gering, wenn man betrachtet, daß unterschiedliche Bindungsenergien in (b) benutzt wurden.
18. $\Delta S^\circ = -43{,}6$ cal/Mol °K
19. $\Delta G^\circ = 686$ Kcal/Mol
20. $\Delta G^\circ = 686$ Kcal/Mol

Kapitel 10: Übungen

1. (a) nein (b) ja (c) ja (d) nein (f) nein (g) nein (h) ja (i) nein (j) nein

2. (a) ja, $\Delta G = -682$ cal/Mol < 0. Die Reaktion ist wahrscheinlich. (b) Die Antwort auf (a) besagt nur, daß die Reaktion wahrscheinlich ist; sie zeigt aber nicht die Reaktionsgeschwindigkeit. Die Reaktionsgeschwindigkeit ist sehr langsam, so daß sich Frauen keine Gedanken darüber zu machen brauchen.

3. $\Delta G^\circ = -17{,}5$ Kcal/Mol. Die Reaktion ist wahrscheinlich.

4. (1) negativ (2) null (3) positiv

5. Die Untersuchung kann nicht durchgeführt werden, da ΔE der Reaktion ganz abgesehen von der Reaktionsfolge nicht geändert werden kann.

6. $\Delta H_{CH_4} = -11{,}98$ Kcal/g; $\Delta H_{C_4H_{10}} = -10{,}95$ Kcal/g; CH_4 ist wirtschaftlicher.

7. *cis* 2-Buten, $\Delta H^\circ = -28{,}45$ Kcal/Mol; *trans* 2-Buten, $\Delta H^\circ = -27{,}407$ Kcal/Mol. Aus den ΔH° Werten ist ersichtlich, daß *trans* 2-Buten stabiler ist, da eine geringe Wärmemenge bei der Hydrierung frei wird. Dies kann aus der Molekülstruktur ersehen werden, da die Doppelbindung verlangt, daß die CH_3-Gruppen in derselben Ebene liegen und die Abstoßungskräfte in der *trans* Form geringer sind als in der *cis* Form.

8. (a) *cis* 2-Penten, $\Delta H = 28{,}29$ Kcal/Mol. Die Hydrierungswärmen sind sehr ähnlich; der Ersatz einer CH_3- durch eine C_2H_5-Gruppe hat einen geringen Effekt. (b) $\Delta H^\circ = -85{,}2$ Kcal/Mol. (c) $\Delta H^\circ = -49{,}25$ Kcal/Mol. (d) Die Resonanz von Benzol stabilisiert das Molekül, so daß die Bindungswärme von Benzol geringer ist als die der drei anderen Strukturen mit Doppel- und Einfachbindungen.

9. Die Tendenz dieser Reihenfolge entspricht einer Zunahme an CH_3 Gruppen, die am Kohlenstoffatom gebunden sind, das auch Br bindet. Die Größe von CH_3 vergrößert die Abstoßung zwischen ihnen; dies hat eine Abnahme der Bindungsdissoziationsenergien zur Folge.

10. 16,4 Mol = 262 g

11. Sauerstoff-Acetylen-Flamme: 8400 °C; Wasserstoff-Sauerstoff-Flamme: 5800 °C. Die Temperatur einer Flamme mit Luft anstelle von Sauerstoff wird geringer sein, da der Stickstoff in der Luft eine große Wärmemenge absorbiert.

12. $\Delta H = -2{,}6$ Kcal/Mol

13. $\Delta H^\circ_{B,Mg_2SiO_4} = -508{,}1$ Kcal/Mol

14. $\Delta H = 10{,}970$ cal/Mol

15. $\Delta H_C^\circ = -310{,}6$ Kcal/Mol

16. $\Delta H^\circ = -42{,}5$ Kcal/Mol

17. (a) $\Delta H^\circ = -44{,}12$ Kcal/Mol; (b) erforderliche Wärme = 525 cal/Mol; (c) $\Delta H^\circ = -43{,}07$ Kcal/Mol; (d) 70,50 Kcal/Min.; (e) $T = 48{,}5$ °C

18. $\Delta S_A = -0{,}236$ Kcal/°K Mol; $\Delta S_B = +0{,}366$ Kcal/°K Mol; $\Delta S = 0{,}13$ Kcal/°K Mol > 0. Da $Q_{akt} = 0$, $Q_{akt} - T\Delta S < 0$ und $\Delta S > Q_{akt}/T$. Da ΔS größer als Q_{akt}/T ist, kann dieser Vorgang entsprechend des 2. Hauptsatzes stattfinden.

19. (a) $\Delta H^\circ = -57{,}8$ Kcal/Mol; $\Delta S^\circ = -10{,}6$ Kcal/Mol °K (b) $D_{H-OH} =$ 119,2 Kcal/Mol (c) $\Delta H = -2\,D_{H-O} + D_{H-H} + \frac{1}{2}\,D_{O=O} = -74{,}8$

Kcal/Mol (d) $2\,H_2O$ haben einen höheren Ordnungszustand als $(2\,H_2 + O_2)$. Änderung von 3 auf 2 Molekülen (e) $\Delta H^\circ = -57{,}8$ Kcal/Mol; $-T\Delta S^\circ = 3{,}16$ Kcal. ΔH° ist groß; $\Delta G^\circ = -54{,}6$ Kcal.

20. (a) $\Delta H = \Delta H_{\mathrm{Vd}} + \frac{1}{2} D_{\mathrm{Cl-Cl}}$ (Energie absorbiert) $+ IP_{\mathrm{Na}}$ (Energie absorbiert) $-EA_{\mathrm{Cl}}$ (Energie freigesetzt) $-U_{\mathrm{NaCl}}$ (Energie freigesetzt); (b) F_2 hat niedrige $D_{\mathrm{F-F}}$; haben hohe Kristallgitterenergie.

21. $\Delta G = -2$ Kcal/Mol.

Kapitel 11: Aufgaben

1. $R_{235}/R_{238} = 1{,}0042$

2. 1,24

3. Sie werden sich vereinigen, da die Oberfläche des vereinigten Tropfens kleiner ist als die Summe der getrennten Tropfen. Da die Fläche geringer ist, muß ΔG der Oberfläche kleiner sein; Vorgänge, bei denen T = konstant und P = konstant sind, können stattfinden, wenn $\Delta G < 0$ ist.

4. (a) –50 °C bis 0 °C, fest; $t = 0$ °C, fest und Gleichgewicht mit der Flüssigkeit 0 °C bis 85 °C, Flüssigkeit; $t = 85$ °C, Flüssigkeit + Dampfgleichgewicht; 85 °C bis 200 °C Dampf. (b) –50 °C bis 200 °C, Dampf (keine Phasenänderung)

5. Ja, da der isotherme Vorgang bei 0 °C bei hohem Druck in den Bereich der Flüssigkeit geht.

6. –1,6 °C

7. $t = 96$ °C. Bei niedrigerer Temperatur und 650 mm vollziehen sich die chemischen Reaktionen beim Kochvorgang mit einer langsameren Geschwindigkeit als bei 100 °C und 1 Atm.

8. Bei $P = 1$ Atm (a) –85 °C bis –80 °C, fest; t = –80 °C, fest + dampfförmig; –80 °C bis 100 °C, Dampf (b) Trockeneis und $CO_{2(g)}$ bilden ein Gleichgewicht bei –80 °C, während Eis und Wasser bei 0 °C im Gleichgewicht stehen.

(c)

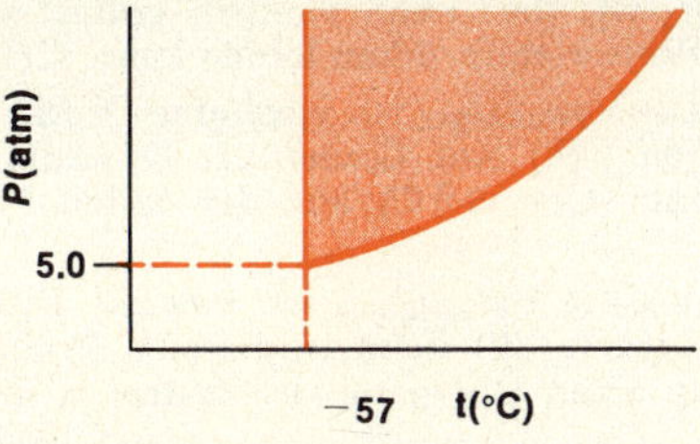

Bedingungen: *T*, *P* in dem schattierten Bereich. $P > P_{\mathrm{Tripelpunkt}} = p_{\mathrm{Tripelpunkt}} = 5$ Atm

9. 200 °C bis 120 °C, flüssig; $t = 120$ °C, monoklin + rhombisch; $t = 95$ °C, rhombisch

10. (a) Graphit

(b)

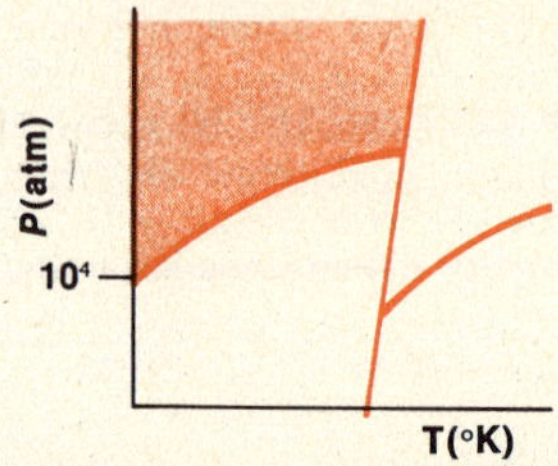

Bedingungen: *T*, *P* liegen im schattierten Bereich. $P < \approx 10^4$ Atm, $T < \approx 4000$ °K. (c) Bei 3800 °C existieren Graphit und Kohlenstoffdampf gleichzeitig. Bei $T >$ 3800 °C existiert Kohlenstoffdampf. (d) Nein; die thermodynamischen Daten können dazu benutzt werden, die Wahrscheinlichkeit der Reaktion vorauszusagen, nicht aber die Geschwindigkeit.

11.

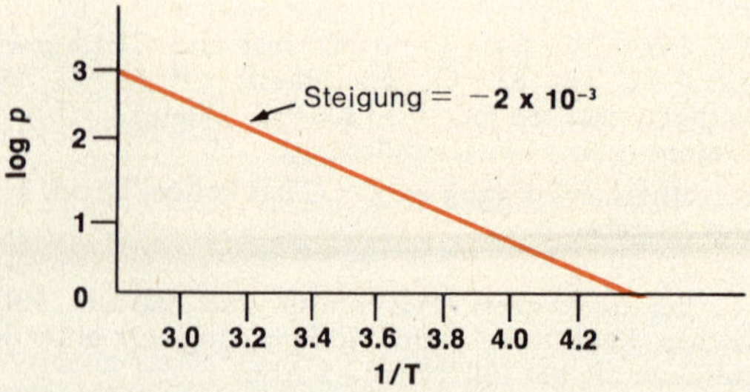

ΔH_{Vd} = 9,18 Kcal/Mol.

12. ΔH_{Vd} = 2,04 Kcal/Mol. Es ist offensichtlich, daß ΔH_{Vd} von $CH_3OH \gg \Delta H_{Vd}$ von CH_4 ist; dies kann dadurch erklärt werden, daß CH_3OH polar ist und Wasserstoffbrücken bilden kann. CH_4 ist nicht polar.

13. (a) Da $V_{Dampf} > V_{Festkörper}$ ist, wird eine Druckabnahme Sublimation zur Folge haben. (b) Auf Grund der Druckabnahme geht der isotherme Vorgang (t = –3 °C) aus der festen Phase in die Dampfphase über.

14. (a) Da $V_{Festkörper} > V_{Flüssigkeit}$ ist, bewirkt Druckerhöhung Schmelzen des Festkörpers. (b) Beim isothermen Vorgang (t = 0 °C) wird Druckerhöhung einen Übergang der festen in die flüssige Phase zur Folge haben.

15. (a) Der Druck der Klinge bewirkt einen Phasenübergang von Eis zu Wasser. (b) Nein, der Druck der Klinge sollte festes Benzol nicht schmelzen.

16. (a) $\Delta H_{Sw} = +$; Temperaturerhöhung läßt das Eis schmelzen. (b) Bei P = 1 Atm und 0 °C ändert sich der stabile Bereich von fest zu flüssig.

17. $\Delta H_{Sub} = +$; Temperaturabnahme liefert einen Festkörper.

18. (c), da es asymmetrisch mit einer langen Achse durch den Benzolring und die C=C Gruppen gebaut ist. Ferner enthält es mehrere funktionelle Gruppen, die verschiedene intermolekulare Wechselwirkungen eingehen können.

Kapitel 11: Übungen

1. $HF > Cl_2 > CH_2Cl_2 > Xe > XeF_4 > Pb(CH_3)_4$

2. (a) Xe; auf Grund der größeren Zahl der Elektronen höhere Wechselwirkungen zwischen induzierten Dipolen. (b) CH_3Cl; polar (c) NaCl; Ion-Ion Wechselwirkungen (d) CH_3OH; polar; Wasserstoffbrückenbindung (e) CH_3CH_2OH; polar; Wasserstoffbrückenbindung (f) J_2; auf Grund der größeren Zahl der Elektronen höhere Wechselwirkung zwischen induzierten Dipolen.

3. (a) $V_{H_2}/V_{HD} = 1{,}224$; (b) $V_{^{235}UF_6}/V_{^{238}UF_6} = 1{,}004$; (c) $V_{CH_4}/V_{CD_4} = 1{,}118$; daher a > c > b.

4. CH_3OH; polar + Wasserstoffbrückenbindungen.

5. (a) Van der Waals Kristall: Atome oder Moleküle werden durch Van der Waals'sche Anziehungskräfte zusammengehalten. Kovalenter Kristall: Atome werden durch kovalente Bindung zusammengehalten. Ionischer Kristall: z. B. NaCl; es besteht aus Na^+- und Cl^-- Ionen. Metallischer Kristall: Elektronen werden zwischen den Elementen des Kristalls geteilt und sie stellen die Bindungskräfte dar. (b) Diamant-kovalent; Eisen — metallisch; Methan — Van der Waals; Benzol — Van der Waals; Cäsiumfluorid — ionisch; CS_2 — Van der Waals; Cu — metallisch; Xe — Van der Waals; B — kovalent.

6. Druckerhöhung verursacht Siedepunktserhöhung und verkürzt die Kochzeit. Abnahme der Kochzeit reduziert den Verbrauch von Brennstoff.

7. Die kritische Temperatur von Methan beträgt —82,1 ° C und CH_4 wird bei Raumtemperatur in der Gasphase bleiben, ganz abgesehen davon, wie hoch der Druck ist. Die kritische Temperatur von Propan beträgt 96,8 ° C; bei genügend hohen Drucken wird es sich verflüssigen.

8. Äthyläther ist viel flüchtiger als Äthanol; der größere Dampfdruck des Äthyläthers gibt ihm eine höhere Brennbarkeit. Der niedrigere Dampfdruck von Äthanol ist auf Wasserstoffbrückenbindungen in der flüssigen Phase zurückzuführen.

9. (a) Diamant (b) nein

10. (a) 120 ° C (b) 1,956 Atm; 120 ° C (c) 129,2 ° C; 2,6 Atm.

11. (a) Der Schnittpunkt entspricht dem Tripelpunkt, da sich alle drei Phasen miteinander im Gleichgewicht befinden. $t \approx -185$ ° C; $P \approx 76$ mm Hg.

(b)

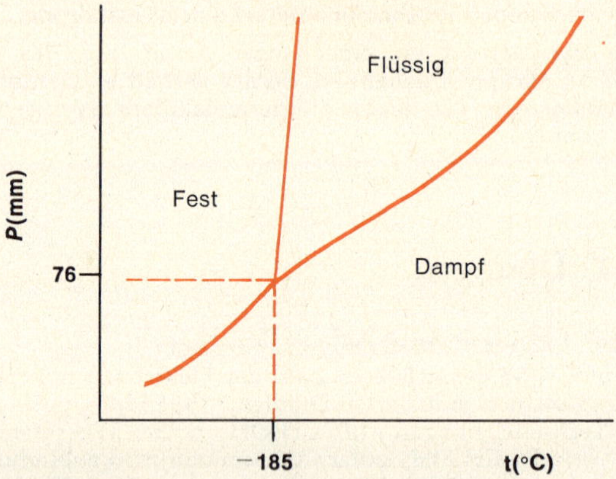

12. fest ⟶ flüssig ΔH_{Sw}
flüssig ⟶ gasförmig ΔH_{Vd}

fest ⟶ gasförmig $\Delta H_{Sub} = \Delta_{Sw} + \Delta H_{Vd}$

13. $\Delta H_{Sub} = 2{,}30$ Kcal/Mol; $\Delta H_{Vd} = 2{,}08$ Kcal/Mol; $\Delta H_{Sw} = 0{,}22$ Kcal/Mol

14. (a) 500 ° C bis 573 ° C α-Quarz; $t = 573$ α-Quarz + β-Quarz; 573 ° C bis 770 ° C, β-Quarz; $t = 770$ ° C, β-Quarz + Tridymit; 770 ° C bis 1450 ° C, Tridymit; $t = 1450$ ° C, Tridymit + Crystobalit; 1450 ° C bis 1810 ° C, Crystobalit; $t = 1810$ ° C, Crystobalit + flüssig; 1810 ° C bis 2100 ° C, flüssig. (b) Aus dem Diagramm sieht man, daß die Gleichgewichtslinie zwischen β- und α-Quarz eine positive Steigung zeigt. Dies bedeutet, daß V (β-Quarz) $>$ V (α-Quarz) ist; Druckerhöhung liefert mehr α-Quarz; Temperaturerhöhung verschiebt das Gleichgewicht zu Gunsten von β-Quarz.

15. Punkt A: Coesit + α-Quarz + β-Quarz; Punkt B: β-Quarz + Tridymit + Cristobalit; Punkt C: β-Quarz + Crystobalit + flüssig

16. (a) $\Delta H = 2{,}388 \times 10^{-4}$ a Kcal/Mol (b) Kr: Van der Waals Anziehungskräfte; nicht polar. HBr: Dipol-Dipol-Wechselwirkung plus Van der Waals Anziehung. NaCl: Ion-Ion-Anziehung. Ion-Ion $>$ Dipol $>$ Wechselwirkungen zwischen induzierten Dipolen (Van der Waals). Parameter a nimmt in derselben Ordnung ab wie oben. NaCl $>$ HBr $>$ Kr

17. (a) C_3H_7OH, C_2H_5COOH: H-Brückenbindung; CH_3CHO, CH_3COCH_3: Dipol-Dipol; C_3H_8, CH_4: induzierter Dipol — induzierter Dipol; C_3H_8 ist leichter zu polarisieren, da mehr Elektronen vorhanden sind. (b) $T_{Sp} = 0{,}5223$ a/b $-2{,}881$ = Siedepunkt (° K); hoher *a* Wert entspricht höherem Siedepunkt; hoher *b* Wert entspricht niedrigem Sp; das *a* Glied ist vorherrschend; ja, hohe ΔH_{Vd} entspricht hohem Sp.

18. (a) CH_4, C_2H_6, C_3H_8 nicht polar, Van der Waals Wechselwirkung; CH_3OCH_3, CH_3CHO polar, Dipol-Dipol Wechselwirkung; CH_3OH, CH_3COOH H-Brückenbindung.

19. (a) Wenn die kritische Temperatur > wirkliche Temperatur, wird Druckerhöhung folgendes ergeben: Gas ⟶ Gas – Flüssigkeitsgleichgewicht ⟶ Flüssigkeit oder Gas ⟶ Gas – Festkörper-Gleichgewicht ⟶ Festkörper oder Gas ⟶ Tripelpunkt ⟶ Flüssigkeit und/oder Festkörper. Wenn die Temperatur > kritische Temperatur, wird die Substanz in der Gasphase bleiben.

(b)

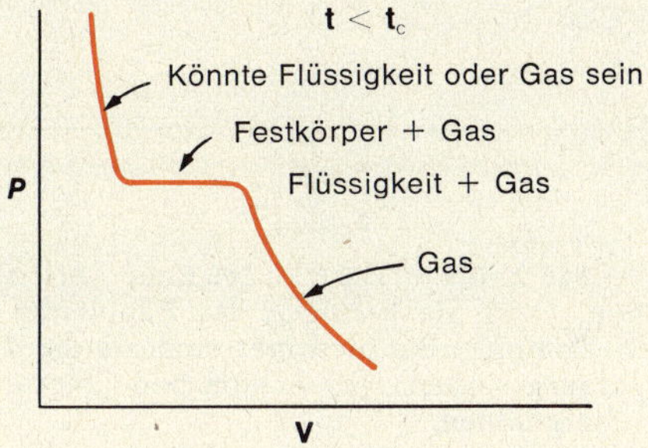

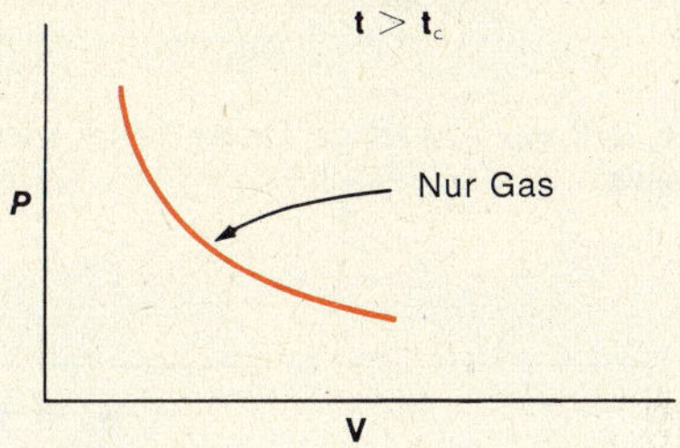

Kapitel 12: Aufgaben

		ΔH	ΔS	ΔG
1.	(a) ideale Lösung	≈ 0	+	–
	(b) keine Lösung	+	+	+
	(c) Lösung (ungefähr ideal)	gering	+	–
	(d) Lösung	–	+	–
	(e) keine Lösung	+	+	+
	(f) ideale Lösung	gering	+	–
	(g) keine Lösung	+	+	+
	(h) ideale Lösung	≈ 0	+	–

2. $p_{\text{Heptan}} = 11{,}375$ Torr; $p_{\text{Hexan}} = 114{,}75$ Torr. Die Lösung verhält sich ideal, da beide Substanzen nicht polar sind. Intermolekulare Wechselwirkung auf Grund von Van der Waal'schen Anziehungskräften.

3.

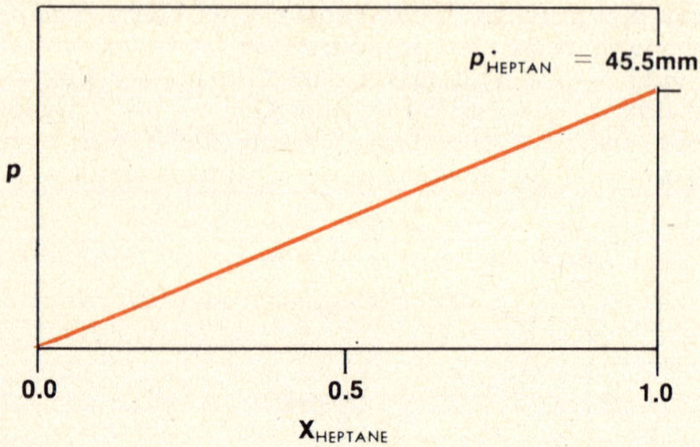

4. (a) $p^{\bullet}_{A} \cdot X_A = 345 \times 0{,}5 = 172{,}5 \times 160$ mm; $p_C \cdot X_C = 293 \times 0{,}5 = 146{,}5 \times 100$ mm. Nein, sie befolgen das Raoultsche Gesetz nicht, da die wirklichen Dampfdrucke niedriger sind als die durch das Raoultsche Gesetz vorausgesagten. (b) Aceton und Chloroform können eine H-Brückenbindung bilden,

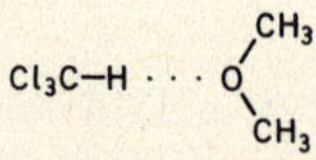

die zur Folge hat, daß der erwartete Dampfdruck niedriger ist als der einer idealen Lösung.

5. 3,0 mm Hg

6. nein

7. (a)

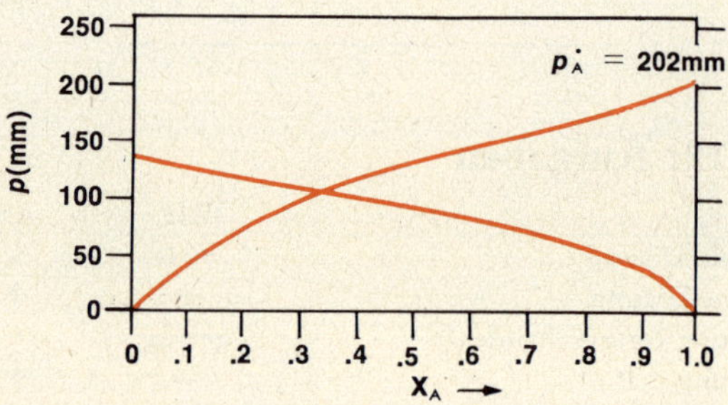

(b) Bereich $X_B = 0$ bis ungefähr $X_B = 0{,}04$ (weitere Punkte bei niedrigeren Konzentrationen sind erforderlich, um dies genau festzulegen). (c) 391 Torr. (d) $p_{Toluol} = X_{Toluol}$ (202 mm)

8. 6,84 Torr

9. $\Delta H_{Sw} = 1{,}630$ cal/Mol; hohes MG_A

10. (a) 0,372 °C; (b) 7,54 °C

11. 0,0021 °C

12. $4{,}88 \times 10^{-3}$ Atm = 3,7 mm

13. 10 000 g/Mol

14. 0,13 °C

15. Erhöhung

16. negativ

17. (a) O_2, $2{,}58 \times 10^{-4}$; N_2, $5{,}2 \times 10^{-4}$ (b) O_2, 5,77 *ml*; N_2, 11,6 *ml*

18. N_2, $13{,}0 \times 10^{-3}$ Mol/*l*; He, $8{,}2 \times 10^{-3}$ Mol/*l*. Helium besitzt eine geringere Löslichkeit im Blut und in der Körperflüssigkeit. Weiterhin wird Helium schneller aus den Flüssigkeiten diffundieren.

19. (a) Ja; (b) nein; ΔG° und K sind druckunabhängig und können nur durch Temperaturwechsel geändert werden.

Kapitel 12: Übungen

1.

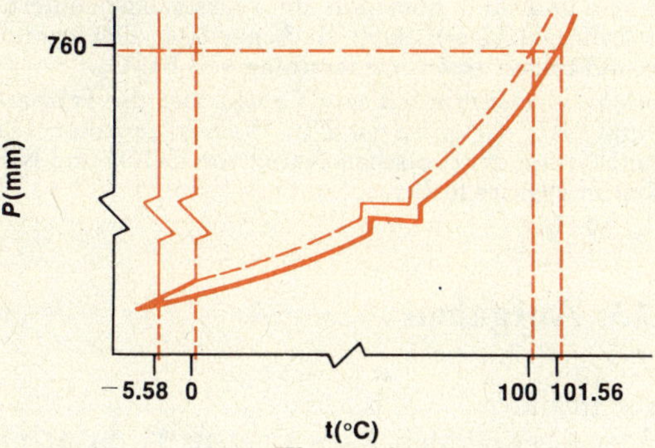

2. (a) 17,900 (b) $\pi = 0{,}06805$; $MG = 17{,}928$, Fehler im *MG* beträgt 13; (c) 0,001195 *mm*; nein, der Fehler würde zu groß sein

3. $C_6H_{12}O_6$

4. 252 cm

5. Erhöhung; endothermer Vorgang, $\Delta H_{\text{Lösung}}$ = positiv

6. In Wasser gelöstes NaCl erniedrigt den Gefrierpunkt. Gibt man NaCl zu Eis, so wird Eis schmelzen, wodurch Wärme absorbiert und die Temperatur erniedrigt wird bis zu dem Punkt, bei dem Eis mit der NaCl Lösung im Gleichgewicht ist.

7. –0,011 °C

8. (a) 0,202 °C; (b) 6,45 %

9. $CaCl_{2(f)}$ erniedrigt den Gefrierpunkt von H_2O dadurch, daß es sich im Wasser löst. Wenn $CaCl_2$ zu Eis gegeben wird, muß Eis schmelzen (Wärme absorbieren), um die Temperatur bis zum Gefrierpunkt mit dem anwesenden $CaCl_2$ zu erniedrigen. Eis wird vollständig schmelzen, wenn die Temperatur nicht unterhalb des Schmelzpunkts in Anwesenheit von $CaCl_2$ liegt.

10. (a) 0,310 molal; (b) 7,57 Atm.

11. (a) $K = 0{,}96 \times 10^{-3}$ Mol/Liter-Atm bei 48,5 °C (b) $1{,}97 \times 10^{-4}$ Mol/Liter (c) Ja, da bei 48,5 °C $[O_2] = 1{,}97 \times 10^{-4} > 1{,}8 \times 10^{-4}$ ist. (d) ≈ 61 °C

12. –2,23 °C

13. Gib einen $Pb(ClO_4)_2$ Kristall zur Lösung: Wenn die Lösung übersättigt ist, wird sofort ein Niederschlag entstehen. Ist die Lösung gesättigt, so wird nichts passieren; ist sie nicht gesättigt, so wird sich der Kristall lösen.

14. 5,5 %

15. (a) Dampfdruck des gelösten Stoffs, Konzentration und Ionisation (b) Na_2SO_4, $C_6H_{12}O_6$, CsBr, CH_3COOH, CH_3OH

16. $\overline{M} = 1920$; $\overline{n} = 11{,}8 \approx 12$, $(C_6H_{10}O_5)_{12}$

17. Zu Beginn nach Bildung der $BaSO_4$ Kristalle liegen diese als sehr feine Partikel vor und sind homogen im Wasser suspendiert. Die Lösung wird als kolloidal klassifiziert. Nach gewisser Zeit vereinigen sich die Teilchen und bilden einen Niederschlag von $BaSO_4$.

18. Der Kohlenwasserstoffanteil von Casein löst die Fettpartikel und die COO^-- und NH_3^+-Gruppen sind in Wasser gerichtet. Das emulgierte Fett ist auf Grund der ionischen Natur von COO^- und NH_3^+ und deren Löslichkeit in Wasser löslich.

19. $Na_2CrO_4 \cdot 10\,H_2O$

Kapitel 13: Aufgaben

1. $K = 1{,}8 \times 10^{-5}$

2. $K = 2{,}4 \times 10^{-5}$

3. (a) $\Delta G^\circ = 16{,}68$ Kcal/Mol; $K_p = 5{,}7 \times 10^{-13}$ (b) $\Delta G^\circ = 33{,}36$ Kcal; $K_p = 3{,}2 \times 10^{-25}$; ΔG° in (b) ist doppelt so groß wie in (a). Ja K_p in (a) entspricht der Wurzel von K_p in (b); (c) Es würde praktischer sein, eine Tabelle mit $\Delta G^\circ_{B,i}$ Werten anzulegen.

4. $\Delta G^\circ = \Delta G^\circ_{B,CO_2(g)} + \Delta G^\circ_{B,CaO(f)} - \Delta G^\circ_{B,CaCO_3(f)}$; $K_p = p_{CO_2}$

5. $K = 0{,}286$

6. (a) $[OH^-] = 2 \times 10^{-12}$ M (b) Nein, das Produkt aus $[H^+]$ und $[OH^-]$ muß konstant bei $K_W = 10^{-14}$ bleiben. Die Antwort bleibt gleich.

7. pOH = 2,48; pH = 11,52

8. pH = 1,70; $[OH^-] = 5 \times 10^{-13}$

9. (a) $[H^+] = 3{,}58 \times 10^{-6}$ M (b) $[H^+] \approx 3{,}58 \times 10^{-6}$ M. Für sehr kleine K_S ist der Unterschied in beiden Berechnungen zu vernachlässigen. Methode (a) reicht aus.

10. (a) $[H^+] = 0{,}21$ M (b) $[H^+] = 0{,}083$ M; für große K_S sollten wir nur die Berechnung (b) benutzen.

11. (a) $[H^+] = 1{,}13 \times 10^{-7}$ M. Für schwache Säuren bei niedrigen Konzentrationen ist die Näherung ausreichend, selbst bei niedrigen Konzentrationen von schwachen Säuren.

12. $[OH^-] = 3{,}5 \times 10^{-6}\,M$; pH = 8,54

13. (a) $[OH^-] = 4{,}2 \times 10^{-4}\,M$; (b) $[OH^-] = 1{,}8 \times 10^{-6}\,M$

14. $[H^+] = [HCO_3^-] = 6{,}56 \times 10^{-5}$; $[CO_3^{2-}] = 5{,}61 \times 10^{-11}$

15. (a) $[H^+] = [H_2PO_4^-] = 2{,}39 \times 10^{-2}\,M$; $[HPO_4^{2-}] = 6{,}23 \times 10^{-8}\,M$; $[PO_4^{3-}] = 5{,}8 \times 10^{-19}\,M$ (b) $[H^+] = [H_2PO_4^-] = 5{,}69 \times 10^{-3}\,M$; $[HPO_4^{2-}] = 6{,}23 \times 10^{-8}\,M$; $[PO_4^{3-}] = 2{,}4 \times 10^{-18}\,M$

16. $[HS^-] = 1{,}1 \times 10^{-6}\,M$; $[S^{2-}] = 1{,}1 \times 10^{-18}\,M$

17. $[H^+] = 4{,}3 \times 10^{-5}\,M$

18. (a) $[H^+] = 5{,}6 \times 10^{-10}$; (b) $[H^+] = 8{,}4 \times 10^{-10}$

19. (a) $[H^+] = 6{,}23 \times 10^{-8}\,M$ vor Zugabe; $[H^+] = 7{,}6 \times 10^{-8}\,M$ nach Zugabe; % Zuwachs = 22 % (b) $[H^+] = 5{,}07 \times 10^{-8}$; % Abnahme = 18 %

20. Falls $[H_3PO_4] = [H_2PO_4^-]$, wird die Lösung als Puffer pH = 2,12 wirken.

21.

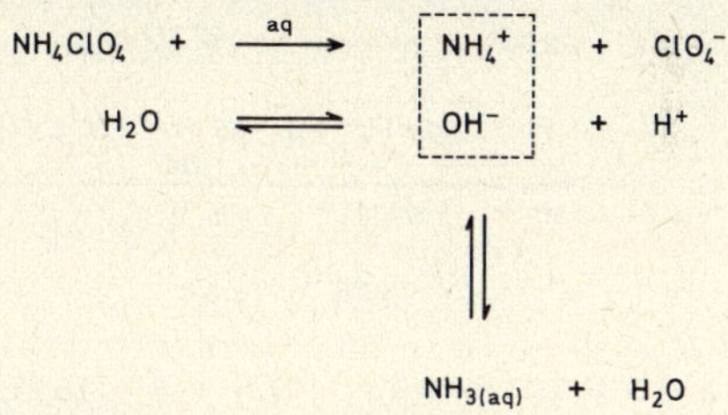

Da $HClO_4$ eine starke Säure und NH_4OH eine schwache Base ist, wird die Lösung nach Hydrolyse sauer reagieren.

22. (a)

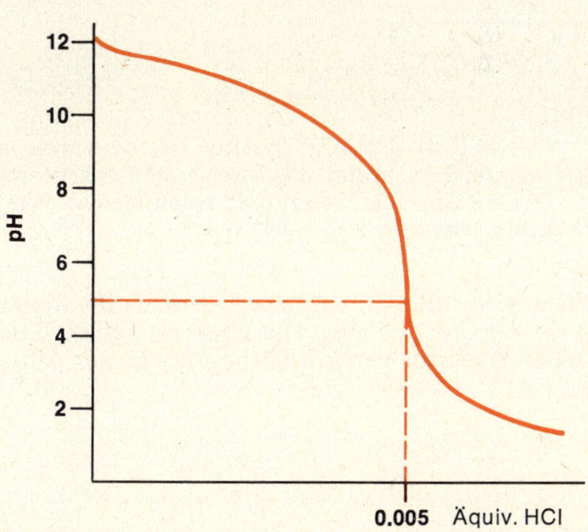

(b) $pK = 4{,}1 \sim 4{,}6$; Methylrot am besten

23. (a) $K_{Lp} = 1{,}9 \times 10^{-14}$; $\Delta G^\circ = 18{,}3$ Kcal/Mol; (b) $\Delta G^\circ_{B,Fe^{2+}}$ $= -22{,}1$ Kcal/Mol

24. $[Fe^{3+}] = 4{,}5 \times 10^{-10}$

25. $[Fe^{2+}] = 5{,}5 \times 10^{-2}$ verglichen mit $[Fe^{2+}] = 1{,}67 \times 10^{-5}$ in Aufgabe **13—23**; die Löslichkeit erhöht sich um einen Faktor von 3300.

26. (a) $[Cu^{2+}] = 1{,}69 \times 10^{-4}$ M (b) $C_2O_4^{2-} + H_2O \rightleftharpoons HC_2O_4^- + OH^-$; dies wird die Löslichkeit von CuC_2O_4 auf Grund der Abnahme von $[C_2O_4^{2-}]$ erhöhen; die Reaktion verschiebt sich nach rechts, damit das Produkt der Konstanten K_{Lp} gleich bleibt (c) Da OH^- entsteht, wird der pH Wert abnehmen.

27. $[Ni^{2+}] \doteq 9 \times 10^{-3}$ M

28. Löslichkeit $= 5 \times 10^{-5}$ Mol Tl_2S/Liter

29. Kontrolliere die $[S^{2-}]$ durch verschiedene HCl Zusätze.

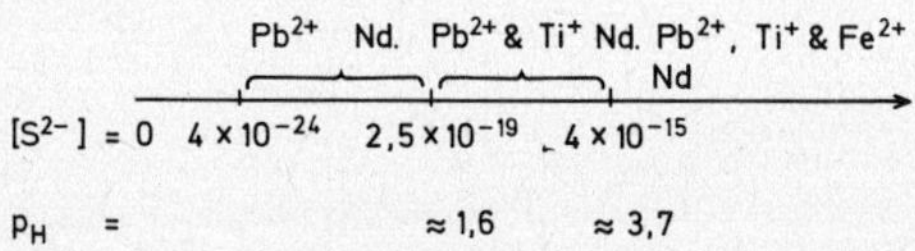

30. $[COCl_2] = (0{,}1 - 6 \times 10^{-15}) \approx 0{,}1$; $[CO] = 6 \times 10^{-15}$; $[Cl_2] = (0{,}1 + 6 \times 10^{-15}) \approx 0{,}1$

31. $N_2 \quad + \quad 3\,H_2 \rightleftharpoons 2\,NH_3$

$$\left(0{,}1 - \frac{x}{2}\right)\left(0{,}1 - \frac{3}{2}x\right) \qquad x$$

$$K = \frac{x^2}{\left(0{,}1 - \frac{x}{2}\right)\left(0{,}1 - \frac{3}{2}x\right)^3}$$

4. Ordnung

32. (a) $\Delta H^\circ = +0{,}94$ Kcal. Da ΔH° positiv ist, wird sich die Reaktion nach rechts verschieben, wenn die Temperatur erhöht wird; NH_3 ist dann eine stärkere Base. Da jedoch ΔH° einen kleinen Wert hat, würde der Effekt gering sein. (b) $K_{B_2} = 1{,}9 \times 10^{-5}$

33. $2{,}36 \times 10^{-6}$ M

34. Die Reaktion wird sich nach rechts verlagern, da die Molzahl abnimmt und dadurch auch das Volumen. Der Effekt ist gering, da die Reaktion mit fast 100 % Ausbeute verläuft (siehe Antwort zur Aufgabe **30**).

Kapitel 13: Übungen

1. (a) $K = \frac{[SO_3]^2}{[SO_2]^2[O_2]}$ oder $K_p = \frac{P^2_{SO_3}}{P^2_{SO_2}\, P_{O_2}}$

(b) $K = \frac{[NH_3]^2}{[N_2]\,[H_2]^3}$ oder $K_p = \frac{P^2_{NH_3}}{P^3_{H_2} P_{N_2}}$

(c) $K = \frac{[HJ]}{[H_2]^{1/2}[J_2]^{1/2}}$ oder $K_p = \frac{P_{HJ}}{P_{H_2}^{1/2}\, P_{J_2}^{1/2}}$

(d) $K = \frac{[C_2H_6]}{[H_2]\,[C_2H_4]}$ oder $K_p = \frac{P_{C_2H_6}}{P_{H_2} P_{C_2H_4}}$

(e) $K = P_{C_2H_2}\,[Ca(OH)_2]$

(f) $K = \frac{[HNO_3]^2\, P_{NO}}{P^3_{NO_2}}$

(g) $K = \frac{[Fe^{2+}]\,[VO^{2+}]\,[H^+]^2}{[Fe^{3+}]\,[V^{3+}]}$

(h) $K = \frac{[Ce^{3+}]^2[H_3AsO_4]\,[H^+]^2}{[Ce^{4+}]^2[HAsO_2]}$

2. $K = 200$; $\Delta G^\circ = -3{,}1$ Kcal/Mol

3. $[H_2O_{(g)}] = 0{,}0508$ M; $[CO] = 0{,}0508$ M; $[H_2] = 0{,}0242$ M; $[CO_2] = 0{,}0242$ M

4. $K = 6{,}25$

5. (a) $K = 36$ (b) $[R'COOR] = 1{,}03$ M; $[H_2O] = 8{,}28$ M; $[ROH] = 0{,}49$ M; $[R'COOH] = 0{,}49$ M

6. (a) nicht gekoppelt $K = 2{,}15 \times 10^{-4}$; gekoppelt $K = 1{,}36 \times 10^5$
(b) [Sucrose] $= 2{,}15 \times 10^{-8}$ M
(c) [Sucrose] $= 0{,}01 - 2{,}72 \times 10^{-6} \approx 0{,}01$ M

7. (a) pH = 1 (b) pH = 12 (c) pH = 3 (d) pH = 4 (e) pH = 7 (f) pH = 9

8. (a) **T** Zunahme: Reaktion verschiebt sich nach links (b) **P** Zunahme: Reaktion verschiebt sich nach rechts (c) Zusatz von N_2: Reaktion verschiebt sich nach rechts (d) keinen Effekt auf das Gleichgewicht — Reaktion nähert sich dem Gleichgewicht, wenn die Zeit verlängert wird.

9. $K_w = 10^{-12}$

10. (a) $[HCO_3^-] = 0{,}020$; $[CO_3^{2-}] = 1{,}9 \times 10^{-5}$ (b) Eine Abweichung in der fünften Stelle; sie würde die $[HCO_3^-]$ mit 3 signifikanten Stellen nicht ändern.

11. $pK_1 = 2{,}34$; wenn 25 *ml* 0,1 M HCl zu 50 *ml* 0,1 M Glycin gegeben wird, entsteht eine Pufferlösung mit $pH = pK_1 = 2{,}34$. Wenn 25 *ml* 0,1 M NaOH zu 50 *ml* 0,1 M Glycin gegeben wird, entsteht ein Puffer $pH = pK_2 = 9{,}64$

12. (a) $Mg^{2+} = 1{,}306 \times 10^{-4}$ M = Löslichkeit; daher kann sich 0,01 M in einem Liter nicht lösen (b) Ja

13. $[H^+] = [HCO_3^-] = 3{,}8 \times 10^{-5}$ M; $[CO_3^{2-}] = 6 \times 10^{-11}$ M

14. (d)

15. (a) $1{,}607 \times 10^{-5}$ (b) $PO_4^{3-} + HOH \longrightarrow HPO_4^{2-} + OH^-$;
$HPO_4^{2-} + HOH \longrightarrow H_2PO_4^- + OH^-$;
$H_2PO_4^- + HOH \longrightarrow H_3PO_4 + OH^-$. Der Effekt der Hydrolyse besteht in einer Erniedrigung der PO_4^{3-} in Lösung; mehr Ag_3PO_4 wird sich lösen. (c) Zugabe von Säure wird OH^- neutralisieren, die nach der Hydrolyse entstehen; die Hydrolyse wird erhöht und dadurch die Löslichkeit von Ag_3PO_4.

16. $\Delta H° = 3{,}88$ Kcal/Mol

17. $K = 0{,}622$

18. (a) 84 % (b) 62 %

19. pH = 4,81

20.

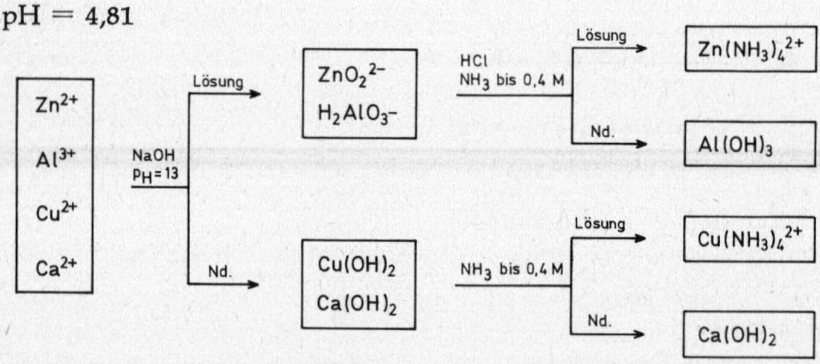

21. Phenol und Natriumphenolat bei irgendwelchen Konzentrationen, so daß $[AH]/[A^-] = 2{,}00$; Beispiel: [Phenol] = 2,000 und [Phenolat] = 0,100

22.

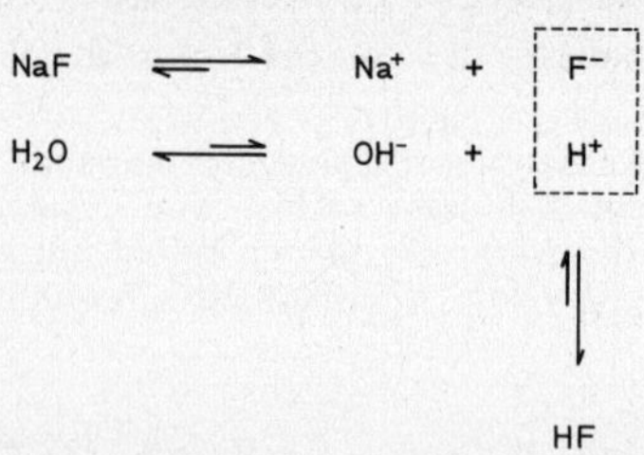

NaOH ist eine starke Base; HF eine schwache Säure; die Lösung ist basisch

23. (a) 1—4: starke Säure + starke Base; die Reaktion lautet

$$H^+_{(aq)} + OH^-_{(aq)} \longrightarrow H_2O_{(aq)}$$

(b) 5: eine starke Säure + starke Base; die Reaktion lautet

$$H^+_{(aq)} + NH_{3(aq)} \longrightarrow NH^+_{4(aq)};$$

6: schwache Säure + starke Base; die Reaktion lautet

$$HCN_{(aq)} + OH^-_{(aq)} \longrightarrow H_2O + CN^-_{(aq)}$$

24.

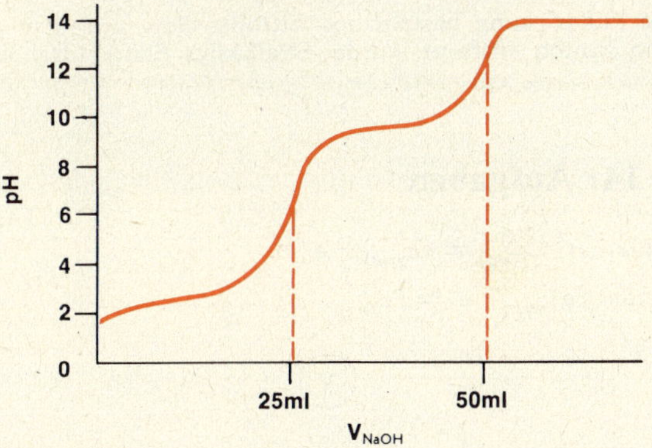

25. (a) $K_p = 5{,}5 \times 10^{34}$ (b) $[O_2] \approx$ Anfangskonzentration $= 8{,}2 \times 10^{-3}$ Mol/Liter; $[NO_2] \approx 10^{-8}$ Mol/Liter (c) $\Delta H = -46{,}5$ Kcal/Mol < 0; mit Temperaturerhöhung werden $[O_2]$ und $[NO_2]$ abnehmen. Der Effekt ist jedoch vernachlässigbar, da K_p bei 35 °C sehr groß sein wird.

26. (a) Kochen vertreibt CO_2 und verschiebt das Gleichgewicht nach rechts; Ca^{2+} wird als $CaCO_{3(f)}$ entfernt.
(b) $OH^- + HCO_3^- \longrightarrow H_2O + CO_3^{2-}$; $CO_3^{2-} + Ca^{2+} \longrightarrow CaCO_{3(f)}$. Jedes Mol $Ca(OH)_2$ liefert 2 Mol $[OH^-]$ und jedes Mol $[OH^-]$ bewirkt das Ausfallen von 1 Mol $CaCO_{3(f)}$. Daher wird 1 Mol $Ca(OH)_2$ ein Mol (g-Atom) Ca^{2+}-Ionen ausfällen (c) 99,78 % Ca^{2+} kann als $CaCO_{3(f)}$ entfernt werden.

27. (b) ΔH_{Sw} hängt vom Kristalltyp ab: ionisch, kovalent, molekülartig. $\Delta H_{Mischung}$ hängt von der Natur des gelösten Stoffs (ionisch, polar oder nicht polar) und von der Natur des Lösungsmittels (polar oder nicht polar) ab.
(c) ΔH_{Sw} (+), $\Delta H_{Mischung}$ (—); Wenn $|\Delta H_{Sw}| > |\Delta H_{Mischung}|$, dann ist $\Delta H_{Lösung}$ (+) und umgekehrt. (d) $\Delta H_{Mischung}$ ist gewöhnlich klein, verglichen mit ΔH_{Sw}, die immer positiv ist. Wenn z. B. der gelöste Stoff und das Lösungsmittel ähnlich sind, können sie eine ideale Mischung bilden. Dann ist $\Delta H_{Mischung} \approx 0$. (e) Zunahme, da $\Delta H_{Lösung}$ gewöhnlich positiv.

28. (b) X^-, Y^-, Ion-Ion-Anziehungen im Kristall; X^+, H_2O Ion-Dipol-Wechselwirkung (Solvatationsenergie); Y^-, H_2O; Ion-Dipol-Wechselwirkung (Solvatationsenergie)

(c) $\Delta H_{Sub,LiCl(f)} = 4{,}5$ Kcal/Mol; $\Delta H_{Sub,KCl(f)} = 52{,}6$ Kcal/Mol
(d) $\Delta H^{\circ}_{Lösung,LiCl} = -14$ Kcal/Mol; $\Delta H^{\circ}_{Lösung,KCl} = 5$ Kcal/Mol
(e) LiCl sollte die größere Löslichkeit besitzen. Die Löslichkeit von KCl sollte mit Temperaturerhöhung zunehmen, da ΔH positiv ist.

29. (a) Da ΔH eine Zustandsfunktion ist, gilt
$\Delta H = \Delta H_{Solv,HA} + D_{HA} + IP_{H} - EA_{A} - \Delta H_{Solv,H^+} - \Delta H_{Solv,A^-}$
(b) HF: 0,305 Kcal/Mol; HCl: –11,0 Kcal/Mol (c) Die Solvatationsenergie von H^+ ist außerordentlich groß.

30. (a) Die Pufferlösung besteht aus Zitronensäure und dem Anion von dem ein Proton entfernt wurde. Dreibasige Säure (drei ionisierbare H^+).

Kapitel 14: Aufgaben

1. (a) Oxidation: $Cr^{2+}_{(aq)} \rightleftharpoons Cr^{3+}_{(aq)} + e^-$
Reduktion: $Fe^{3+}_{(aq)} + e^- \rightleftharpoons Fe^{2+}_{(aq)}$
(b)

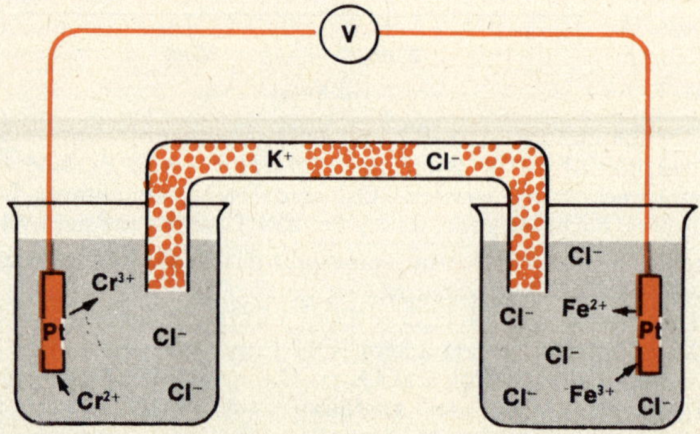

2. Oxidation: $Pb_{(f)} + SO_4^{2-} \longrightarrow PbSO_{4(f)} + 2e^-$;
Reduktion: $Sn^{4+}_{(aq)} + 2e^- \rightleftharpoons Sn^{2+}_{(aq)}$

3. und **4.** (a) $2\,Fe^{2+}_{(aq)} + ClO^-_{3(aq)} + 3\,H^+_{(aq)} \rightarrow 2\,Fe^{3+}_{(aq)} + HClO_2 + H_2O$
(b) $UO^+_{2(aq)} + V^{3+}_{(aq)} + 2\,H^+_{(aq)} \rightarrow U^{4+}_{(aq)} + VO^{2+}_{(aq)} + H_2O$
(c) $Zn_{(f)} + Ni(OH)_{2(f)} + 2\,OH^-_{(aq)} \rightarrow ZnO^{2-}_{2(aq)} + Ni_{(f)} + 2\,H_2O$

5. (a) 0,139 Volt (b) ja (c) ja; ΔG° ist von der Molzahl, die an der Reaktion beteiligt ist, abhängig; ΔG° hängt von der Zahl der übertragenen Elektronen ab. ε° ist unabhängig von der Zahl der übertragenen Elektronen und n in Gleichung **14–8** (II, S. 218) erklärt dies.

6. $\varepsilon^{\circ}_{1/2} = 0{,}910$ Volt

7. $\varepsilon^{\circ}_{1/2} = 0{,}140$ Volt

8. $\varepsilon^{\circ}_{Br_2,Br^-} = 1{,}0655$ Volt

9. $\Delta G^{\circ}_{B,Cl^-} = -31{,}35$ Kcal/Mol; $\Delta G^{\circ}_{B,Br^-} = -24{,}6$ Kcal/Mol

10. 0,158 Volt

11. (a) Nein; (b) Ja; (c) Nein; (d) Ja

12. 190

13. (a) für b., $K = 5 \times 10^{34}$; für c., $K = 1{,}3 \cdot 10^{-2}$ (b) Reaktion (b) wird das meiste $Hg_{(fl)}$ liefern

14. —0,0592 V.

15. (a) Ja; (b) Ja; (c) Ja

16. (a) $Zn_{(f)} + HgO_{(f)} + H_2O \longrightarrow Zn(OH)_{2(f)} + Hg_{(fl)}$
(b) $\varepsilon^{\circ} = 1{,}34$ V (c) Nein (d) An der gesamten Reaktion der Zelle sind nur reine Elektronenmaterialien beteiligt; diese werden sich bei Gebrauch der Zelle nicht ändern, bis eines der Elektronenmaterialien aufgebraucht ist.

17. $Cd_{(f)} + HgO + H_2O \longrightarrow Cd(OH)_2 + Hg$; $\varepsilon^{\circ} = 0{,}907$ V.

18.

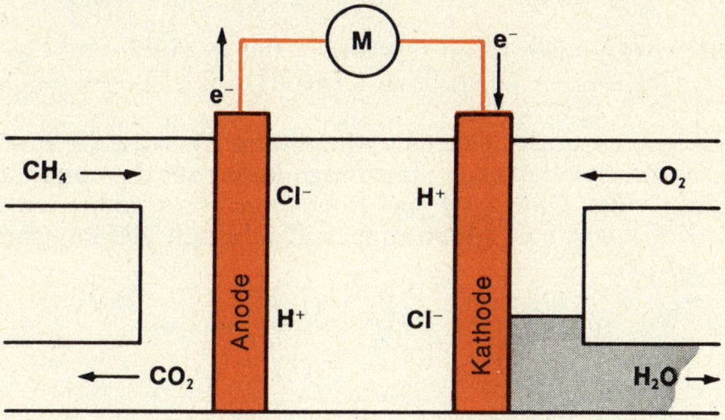

19. $C_3H_8 + 6\,H_2O \longrightarrow 3\,CO_2 + (20)\,H^+ + 20\,e^-$

$5\,O_2 + (20)\,H^+ + 20\,e^- \longrightarrow 10\,H_2O$

$C_3H_8 + 5\,O_2 \longrightarrow 3\,CO_2 + 4\,H_2O$

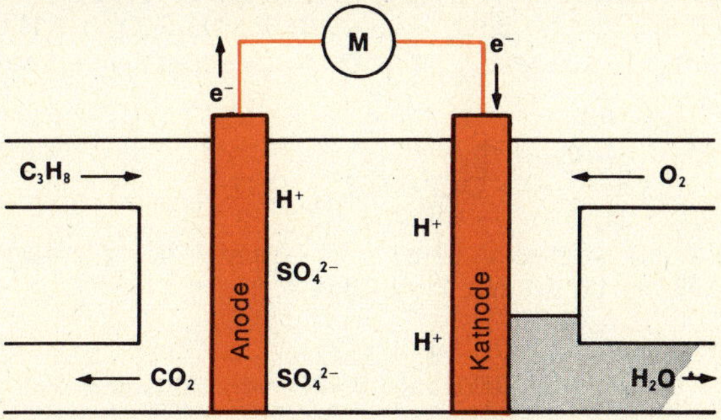

20. (a) 1,182 Volt (b) 1,037 Volt

21. (a) H_2 und O_2 (b) 2,1 V ~ 2,3 V

22. (a) Cu und O_2 (b) 1,28 V

23. 0,00249 Äquivalente; 0,00124 Mol; 0,0881 g; 0,0278 *l* Cl_2

24. 0,0741 g

25. Pb^{2+}, $Hg_2{}^{2+}$, Sn^{2+}

26. $[H^+] = 10^{-7}$ M, nein; $[H^+] = 1$ M, ja

27. Nein; nein

28. $\varepsilon^0 < -0{,}1263$; Cd oder Fe

29. (a) Die wahrscheinlichste Reaktion findet mit $O_{2(g)}$ als Oxidationsmittel statt.

	$\varepsilon_{1/2}$
$\frac{1}{2}O_{2(g)} + H_2O + 2\,e^- \longrightarrow 2\,OH^-$	0,79
$Fe_{(f)} \longrightarrow Fe^{2+} + 2\,e^-$	$\approx +0{,}5$
$Fe_{(f)} + \frac{1}{2}O_{2(g)} + H_2O \longrightarrow Fe^{2+} + 2\,OH^-$	$\varepsilon \approx 1{,}3$ V

(b) Eisen wird ionisiert und reagiert weiter mit OH^- und O_2.
$Fe^{2+} + 2\,OH^- \longrightarrow 2\,Fe(OH)_2$; $2\,Fe(OH)_2 + \frac{1}{2}O_2 \longrightarrow Fe_2O_3 \cdot H_2O + H_2O$
(c) Da Al_2O_3 ein nicht leitendes Metalloxid ist, wird die Kontaktfläche, an der Elektronenübergang stattfinden kann, auf die angekratzte Stelle beschränkt sein. Daher ist die Korrosion stark reduziert. (d) Nein
(e) Die Korrosion von Aluminium vollzieht sich viel langsamer als die der Blechdosen.

Kapitel 14: Übungen

1. (a) $2\,HNO_3 + 6\,HCl \longrightarrow 2\,NO + 3\,Cl_2 + 4\,H_2O$
(b) $Sn + 4\,HNO_3 \longrightarrow SnO_2 + 4\,NO_2 + 2\,H_2O$
(c) $2\,FeCl_3 + H_2S \longrightarrow 2\,FeCl_2 + 2\,HCl + S$
(d) $J_2 + 10\,HNO_3 \longrightarrow 2\,HJO_3 + 10\,NO_{2(g)} + 4\,H_2O$
(e) $2\,Bi(OH)_3 + 3\,Na_2SnO_2 \longrightarrow 2\,Bi + 3\,Na_2SnO_3 + 3\,H_2O$
(f) $2\,MnO^-_{4(aq)} + 3\,NO^-_{2(aq)} + H_2O \longrightarrow 2\,MnO_{2(s)} + 3\,NO^-_{3(aq)} + 2\,OH^-_{(aq)}$

2. (a) $2\,Cu^+ \longrightarrow Cu + Cu^{2+}$
(b) $Cl_2 + 2\,OH^- \longrightarrow OCl^- + Cl^- + H_2O$
(c) $2\,ClO_2 + H_2O \longrightarrow ClO_2{}^- + ClO_3{}^- + 2\,H^+$

3. Übung 1: (a) −0,3983 V, nein; (c) +0,629 V, ja; (d) −0,39 V, nein; (f) +0,587 V, ja; Übung 2: +0,364 V, ja; +0,4583 V, ja; −0,196 V, nein

4. (a) $Fe^{3+} + e^- \longrightarrow Fe^{2+}$; $V^{3+} + H_2O \longrightarrow VO^{2+} + 2\,H^+ + e^-$
(b) $\varepsilon^0 = 0{,}433$ V; die Elektronen fließen von rechts nach links

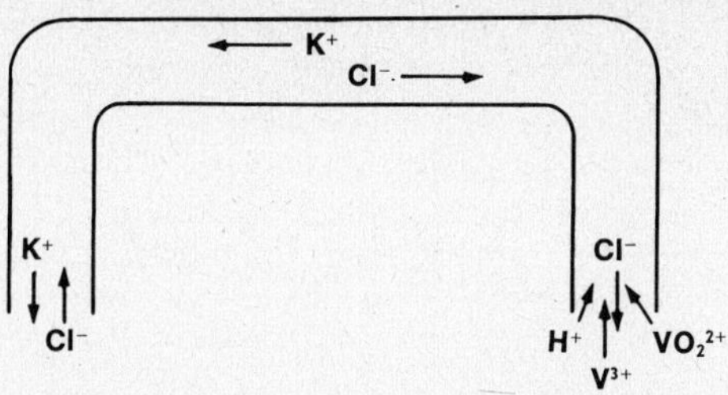

5. (a)

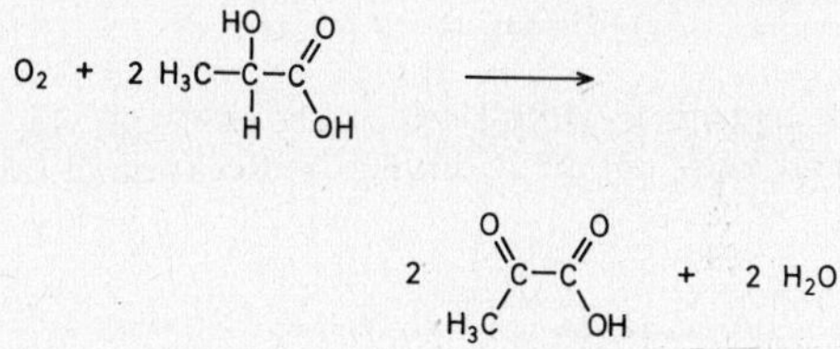

ε° ist unabhängig vom pH der Lösung (b) 0,941 V, ja

6. (a) 1,239 V (b) 0,010 V (Standard-Reduktionspotential beträgt —0,010 V)

7. (a) Cs, Sr, Mg, Ce, Al, Be, V, Fe, Tl, Pb, Cu, Pd, Pt, Au (b) Au, Pt, Pd, Cu (c) VIII und IB

8. (a) $Fe^{3+} + Cu^{+} \longrightarrow Fe^{2+} + Cu^{2+}$, $\varepsilon = 0{,}612$ V, wahrscheinlich $Cu^{2+} + V^{3+} + H_2O \longrightarrow Cu^{+} + VO^{2+} + 2\,H^{+}$, $\varepsilon = 0{,}65$ V, wahrscheinlich
(b) $Fe^{3+} + V^{3+} + H_2O \longrightarrow Fe^{2+} + VO^{2+} + 2\,H^{+}$, $\varepsilon = 1{,}26$ V (c) nein

9. (a) 0,81 V; (b) 0,79 V; (c) weder Fe^{2+} noch $Fe^{2+}_{(Porphyrin)}$ ist stabil gegen Luftoxidation; jedoch ist das Potential von Fe^{2+} positiver und das Ausmaß der Fe^{2+} Oxidation würde größer sein als die Oxidation von $Fe^{2+}_{(Porphyrin)}$

10. (a) $3\,HClO \longrightarrow HClO_2 + Cl_2 + H_2O$, $\varepsilon^\circ = -0{,}01\text{ V} \approx 0$
(b) $2\,HClO_2 \longrightarrow ClO_3^- + HClO + H^+$, $\varepsilon^\circ = 0{,}57$ V
(c) $2\,ClO_3^- + H^+ \longrightarrow ClO_4^- + HClO_2$, $\varepsilon^\circ = 0{,}02$ V; Dissoziation in andere Spezies ist auch möglich; z. B.
$7\,HClO \longrightarrow ClO_4^- + 3\,Cl_2 + H^+ + 3\,H_2O$, $\varepsilon^\circ = 0{,}028$ V.

11. 384 Coulomb

12. $1{,}07 \times 10^7$ Coulomb

13. Das Reduktionspotential ist ein Maß für die Oxidationskraft eines Nichtmetalls. Man sieht, daß in diesen Gruppen $\varepsilon^\circ_{1/2}$ von oben nach unten innerhalb der Gruppe abnimmt: VIA: Te(—0,92); Se(—0,78); S(—0,508); VIIA: J_2(0,535); Br_2(1,065); Cl_2(1,36); F_2(2,87). Man sieht auch, daß $\varepsilon^\circ_{1/2}$ zunimmt, wenn man von Gruppe VIA zu Gruppe VIIA geht.

14. (a)

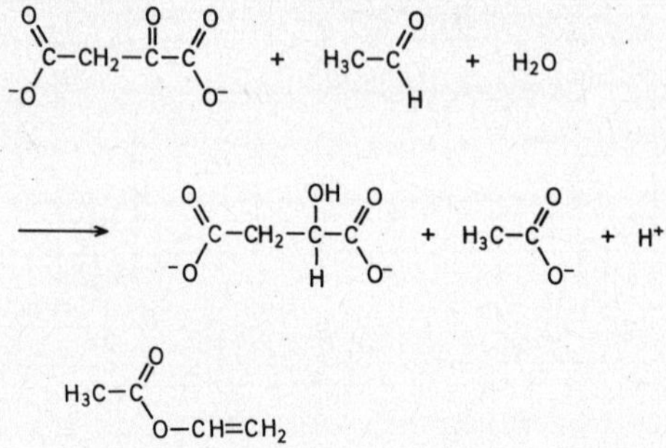

(b) $\Delta G^\circ = -22{,}971$ Kcal/Mol; $K = 8 \times 10^{16}$ (c) Ja, aber die $[H^+]$ würde zu hoch sein, um die Richtung der Reaktion in (a) umzukehren.

15. Anode.

Kapitel 15: Aufgaben

Abkürzung: Reaktionsgeschwindigkeit = Rg.

1. (a) Rg = $k[O_3]$ (b) Rg = $k[Cl_2]$ (c) Rg = $k[O_3]$ [O] (d) Rg = k[Cl] [CO] (e) Rg = k[COCl] $[Cl_2]$

2. (a) $Cl_2 \underset{}{\overset{k_1}{\rightleftharpoons}} 2\,Cl$ (schnell) $Cl + COCl_2 \xrightarrow{k_2} Cl_3 + CO$;
Rg(rück) = k_{-3} [Cl] $[COCl_2]$. $K_1 = [Cl]^2/[Cl_2]$ oder $[Cl] = K_1^{1/2} [Cl_2]^{1/2}$;
Rg(rück) = $k_{-3} K_1^{1/2} [COCl_2] [Cl_2]^{1/2}$
(b) Ja (c) Nein, verschiedene Mechanismen können die gleichen experimentellen Ergebnisse voraussagen.

3. (a) Rg = $K_1 k_2 [O_3]^2/[O_2]$ (b) Rg = $k [O_3]^2$; Ja, dies ist unterschiedlich von der Geschwindigkeitsbeziehung in (a). Dort ist die Rg umgekehrt proportional zur $[O_2]$.

4. (a) Rg = $K_1 K_2 k_3 [H_2] [J_2]$ (b) Nein, beide Mechanismen sagen die gleiche Geschwindigkeitsbeziehung voraus. Auf der Basis der experimentellen Geschwindigkeitsbeziehung können wir nicht zwischen beiden Mechanismen unterscheiden. Weitere Informationen sind notwendig.

5. $l^{1/2}$ Mol $^{-1/2}$ Sek^{-1}

6. Rg = $k[NO_2] [F_2]$; $k = 40\ l$ Mol^{-1} Sek^{-1}

7. $(2)^{3/2} = 2{,}83$

8. $E^* = 20$ Kcal/Mol; $A = 5{,}35 \times 10^{11}$

9. (a) $k = 8 \times 10^{-14}$ (b) $E^*_r = 85{,}7$ Kcal/Mol; $k_{-1} \approx 10^{-52}$

10. $NO_2 + SO_2 \longrightarrow NO + SO_3$

11.

(a)

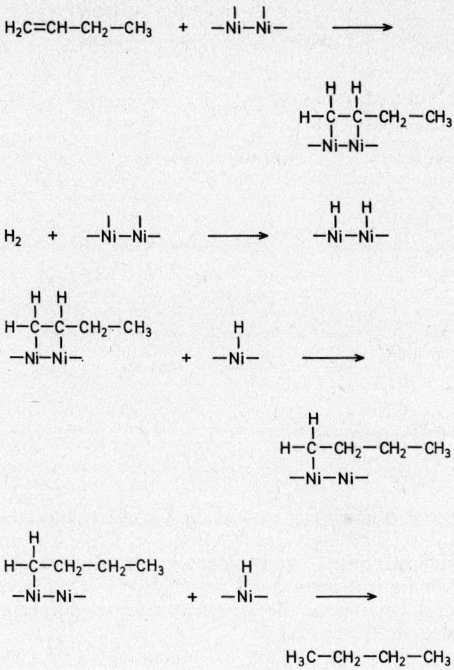

(b)

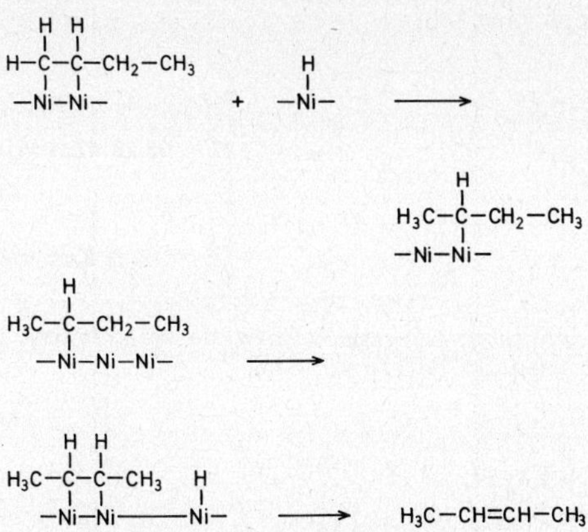

12.

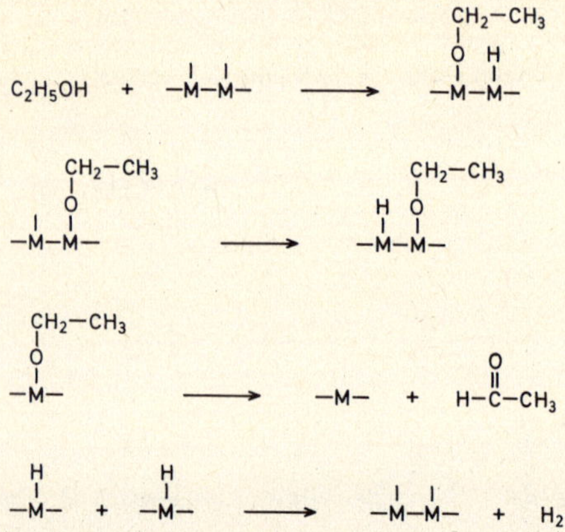

Kapitel 15: Übungen

1. (a) $Rg = k[A]^{\alpha}[B]^{\beta}$ (b) $Rg = k[A]^3[B]$ (c) $K = 0{,}094\ l^3\ Mol^{-3}\ Min^{-1}$

2. (a) Bei Temperaturerhöhung nimmt die Geschwindigkeitskonstante zu. (b) Wähle einen geeigneten Katalysator. (c) Gute Rührung wird langsamere Diffusionseffekte vermeiden. (d) $Rg = k[A]^{\alpha}[B]^{\beta}[C]^{\gamma}\ldots$ Erhöhe die Konzentrationen der Chemikalien mit positiven Reaktionsordnungen und verringere die Konzentrationen derjenigen, die negative Reaktionsordnungen zeigen.

3. (a) $R_1 = 4{,}35 \times 10^{-5}$ Mol/Min; $R_2 = 2{,}23 \times 10^{-5}$ Mol/Min; $R_3 = 2{,}01 \times 10^{-4}$ Mol/Min (b) $R = k[H_2PO_2^-]\,[OH^-]^2$

4. $k_2/k_1 = 58$

5. (a) $\Delta H^\circ = -13{,}87$ Kcal/Mol (b) $\Delta E^\circ = -13{,}28$ Kcal/Mol (c) $E^*_R = 48{,}56$ Kcal/Mol

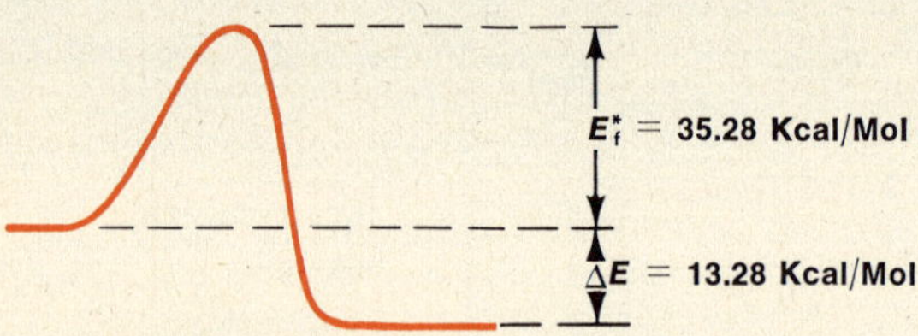

6. (a) Wir können keine Aussage machen, da verschiedene Mechanismen den gleichen Ausdruck liefern können.

(b)

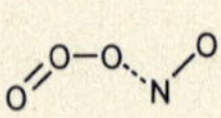

An einer Einstufenreaktion ist ein einzelnes O-Atom beteiligt. Weiterhin ist die Bindungsdissoziationsenergie von D_{O_2-O} niedrig; die Bindung kann leicht gespalten werden. Weiterhin würde die hohe D_{ON-O} Bindungsenergie die Reaktion erleichtern.
(c) $K = k_H/k_R = [O_2]\,[NO_2]/[O_3]\,[NO]$

(d) Berechne ΔG° und K; $\Delta G^\circ = \Delta G^\circ_{B,O_2} + \Delta G^\circ_{B,NO_2} - \Delta G^\circ_{B,O_3}$
$- \Delta G^\circ_{B,NO}$ ($\Delta G^\circ_{B,i}$; befinden sich im Anhang);
$\Delta G^\circ = -RT \ln K_p = -RT \ln K$; $k_R = k_H/K$

7. (a) Ja, da drei Moleküle (2 NO und O_2) gleichzeitig zusammentreffen müssen, um in einem Schritt zu reagieren; diese Wahrscheinlichkeit ist gering; (b) I. Rg $= K_1k_2[NO]^2[O_2]$, ja; II. Rg $= K_1k_2[NO]^2[O_2]$, ja; III. Rg $= K_1[NO]\,[O_2]$, nein; (c) Vergleicht man die Koeffizienten, so erhalten wir $k_H = K_1k_2$ (d) $\Delta H^\circ = -27{,}0$ Kcal/Mol; $\Delta E^\circ = -26{,}4$ Kcal/Mol

(e)

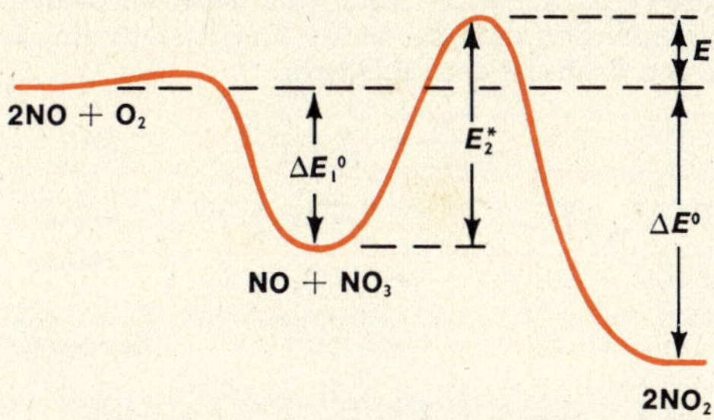

8. I. Rg $= k[H_2]^2[NO]^2$, nein; II. Rg $= k_1[H_2]\,[NO]$, nein;
III. Rg $= k_1[H_2]\,[NO]^2$, ja; IV. Rg $= k_2K_1[H_2]\,[NO]^2$, ja

9. (a) $\Delta G^\circ = -73{,}7$ Kcal. Die Reaktion ist wahrscheinlich; H_2O_2 ist nicht stabil (b) Die thermodynamische Funktion erklärt nur die Wahrscheinlichkeit einer Reaktion, nicht aber die Reaktionsgeschwindigkeit. In diesem Beispiel könnte die Reaktionsgeschwindigkeit sehr langsam sein, obwohl die Reaktion wahrscheinlich ist. (c) Katalysator
(d) $\varepsilon_{Zelle} = 1{,}09$ Volt > 0; die Reaktion ist wahrscheinlich. (e) 3 Bindungen müssen gebrochen werden und 2 werden gebildet; daher ist die Reaktion langsam.

(f) 1. $H_2O_2 + 2\,H^+ + 2\,Fe^{2+} \longrightarrow 2\,H_2O + 2\,Fe^{3+}$ $\qquad \varepsilon^\circ = 1{,}00$ Volt > 0

2. $H_2O_2 + 2\,Fe^{3+} \longrightarrow O_2 + 2\,H^+ + 2\,Fe^{2+}$ $\qquad \varepsilon^\circ = 0{,}09$ Volt > 0

$2\,H_2O_2 \longrightarrow 2\,H_2O + O_2$ $\qquad \varepsilon^\circ_{Zelle} = 1{,}09$ Volt

Fe^{2+} bleibt unverändert. Das Potential der ersten Stufe wird erniedrigt und das der zweiten Stufe wird erhöht, wenn $[H^+] = 10^{-7}$ M in Betracht gezogen wird.

10. (a) Reaktionsgeschwindigkeit = $k[N_2O_5]^2$ für eine Einstufenreaktion; das stimmt nicht mit der experimentell bestimmten Geschwindigkeitsbeziehung überein. (b) Der erste Schritt ist der langsame und damit der geschwindigkeitsbestimmende;
Reaktionsgeschwindigkeit = $k_1[N_2O_5]$

(c)

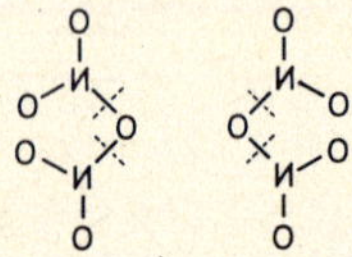

Für eine Einstufenreaktion muß das Zwischenprodukt sehr orientiert sein (siehe Abbildung). Vier N—O Bindungen müssen gleichzeitig gebrochen werden und das ist nicht sehr wahrscheinlich. (d) Reaktionsgeschwindigkeit = $k[N_2O_5]$

11. Der erste Schritt ist der einleitende; die nächsten beiden Schritte stellen die Kettenreaktion dar; der vierte Schritt stellt eine Inhibition dar, die Bildung von Brom ist der Endschritt.

12.

$Cl_2 \xrightarrow{h\nu} 2\ Cl$		Start
$Cl\cdot + CHCl_3 \longrightarrow CCl_3\cdot + HCl$	}	Kettenreaktion
$CCl_3\cdot + Cl_2 \longrightarrow CCl_4 + Cl\cdot$	}	
$Cl\cdot + Cl\cdot \longrightarrow Cl_2$		Beendigung

13. (c) $y = [S]/R$; $x = [S]$; $m = 1/k_2[E]_0$; $b = K_m/k_2[E]_0$

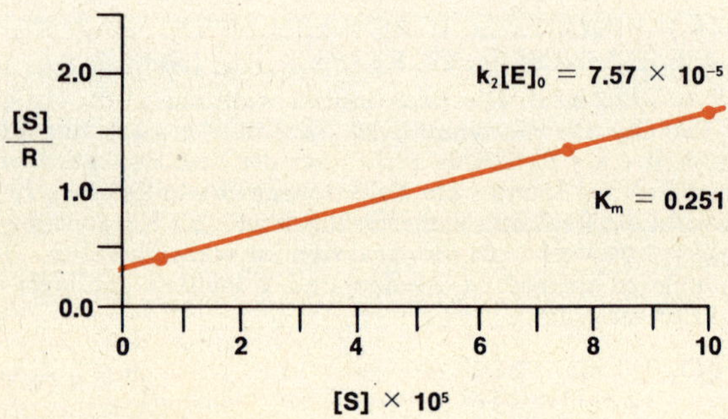

14. (a) $n_A^\circ = 0{,}00312$ Mol (b) ln n_A gegen t ist linear

15. (A) $As(III) + J_2 \longrightarrow As(V) + 2\,J^-$ $\quad\varepsilon = 0{,}43$

(b) $2Ce(IV) + 2\,J^- \longrightarrow J_2 + 2\,Ce(III)$ $\quad\varepsilon = 0{,}924$

$As(III) + 2\,Ce(IV) \longrightarrow As(V) + 2\,Ce(III)$ $\quad\varepsilon_{Zelle} = 1{,}35$ Volt

Falls Schritt (A) langsam verglichen zu (B) ist, dann beträgt die Reaktionsgeschwindigkeit = $k[\mathrm{As(III)}]\,[J_2]$

16. (A) $V^{3+} + H_2O + Cu^{2+} \longrightarrow VO^{2+} + 2\,H^+ + Cu^+$ $\qquad \varepsilon = 0{,}228$

(B) $Cu^+ + Fe^{3+} \longrightarrow Cu^{2+} + Fe^{2+}$ $\qquad \varepsilon = 0{,}612$

$V^{3+} + H_2O + Fe^{3+} \longrightarrow VO^{2+} + 2\,H^+ + Fe^{2+}$ $\qquad \varepsilon_{\mathrm{Zelle}} = 0{,}840$

Falls Schritt (A) langsam verglichen zu (B) ist, dann beträgt die Reaktionsgeschwindigkeit = $k[V^{3+}]\,[Cu^{2+}]$

17.

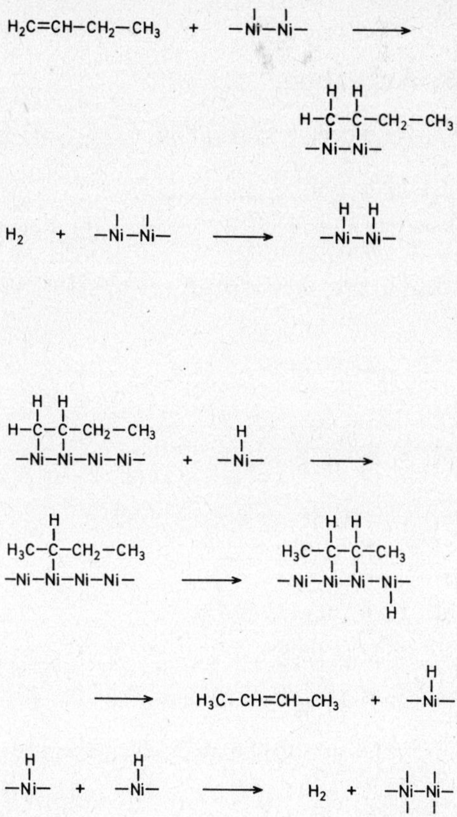

18.

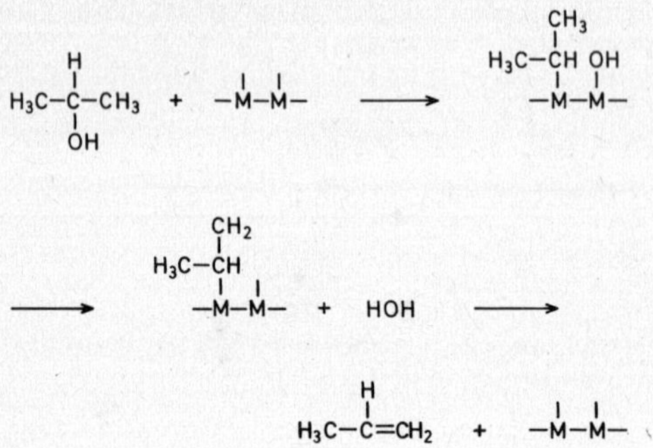

Kapitel 16: Aufgaben

1. (a) mono.; (b) mono.; (c) bi.; (d) mono.; (e) bi.; (f) mono.; (g) bi.

2. (a) 6; (b) 6; (c) 4; (d) 2; (e) 6; (f) 2

3. (a) Dibromotetramminkobalt(III)-chlorid; (b) Kaliumhexafluoroferrat(II); (c) Hexaquochrom(III)-Ion

4. (a) $[Co(NH_3)_4Cl_2]\,Br$; (b) $[Cr(en)_3]^{3+}$; (c) $Li_2[Ti(CN)_6]$.

5. 5,92 BM

6. (a)

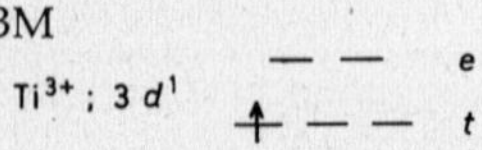

(b)

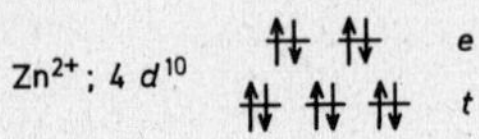

(c)

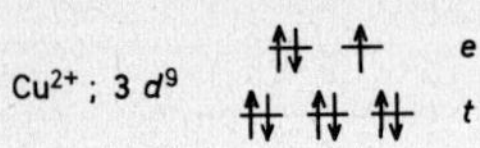

7. (a) 1,73 BM; (b) 0; (c) 1,73 BM

8. high spin low

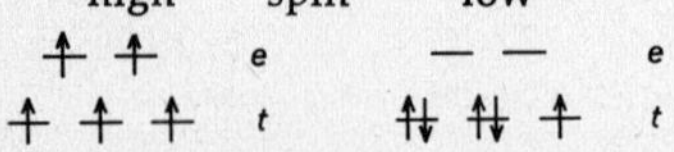

9. d^{10} Fall — t^6e^4 und Kristallfeld-Stabilisierungsenergie ist $6(-{}^2/_5\Delta_0) + 4({}^3/_5\Delta_0) = 0$.

10. (a) high; (b) high

11. $-{}^{4}/_{5}\Delta_0$

12. —671 Kcal/Mol

13. (a) ↑ ↑ ↑ *t*

↑↓ ↑↓ *e* paramagnetisch

(b) ↑ — *e* oder ↑ ↑ *e*

↑↓ ↑↓ ↑↓ *t* ↑↓ ↑↓ ↑ *t*

low spin high spin

für einen oktaedrischen Fall

Kapitel 16: Übungen

1. (a) 4,90 BM; (b) 6,92 BM; (c) 7,94 BM
2. Es ist nicht möglich, da es nur fünf 3*d* Orbitale gibt, die maximal fünf ungepaarte Elektronen aufnehmen können.
3. Die Zahl der Oxidationszustände nimmt bis zu einem Maximum auf halbem Weg zu und fällt dann wieder ab.
4. In der dritten Serie der Übergangsmetalle gibt es die Einschiebung der Lanthaniden oder Seltenen Erden mit den Kernladungszahlen 57 bis 71. Die Einschiebung ist von dem Phänomen der sogenannten Lanthanidenkontraktion begleitet. Bei den Lanthaniden werden die 4*f* Orbitale aufgefüllt und die Valenzschalenkonfiguration beträgt $6s^2$ und bleibt während des Einbaus der vierzehn 4*f* Elektronen bestehen. Die Kernladungszahl nimmt zu; alle Elektronen gehen in dieselbe Unterschale (4*f*) und daher findet eine progressive Abnahme der Ionengröße statt. Ähnliche Gründe treffen auch für die Atomgrößen zu. Auf Grund der Lanthanidenkontraktion in der dritten Serie der Übergangsmetalle sind die Ionengrößen gleicher Ladung in der zweiten und dritten Serie sehr ähnlich.
5. (a) Cäsiumpentachloroaquotitanat(III) (b) Bis(äthylendiamin)platin-(II)-chlorid (c) Hexamminpalladium(IV)-Ion
6. (a) $K_3[Fe(C_2O_4)_3]$ (b) $[HgJ_4]^{2-}$ (c) $[Zn(CN)_4]^{2-}$
7. (a) Säure; (b) Base; (c) Base; (d) Säure; (e) Säure; (f) Säure; (g) Base; (h) Base
8. (a) $[TiCl_6]^{3-}$; (b) $[FeCl_4]^{2-}$; (c) $[CuCl_2]^{-1}$; (d) $[VCl_6]^{3-}$ (e) $[CoCl_4]^{2-}$; (f) $[CoCl_6]^{3-}$
9. (b), (c) und (e)

10.

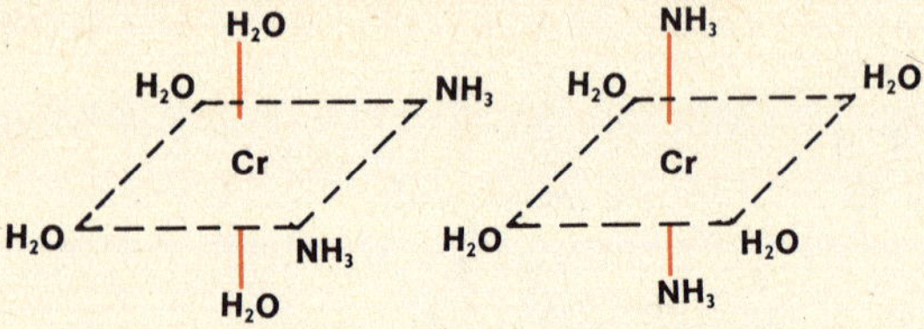

cis trans

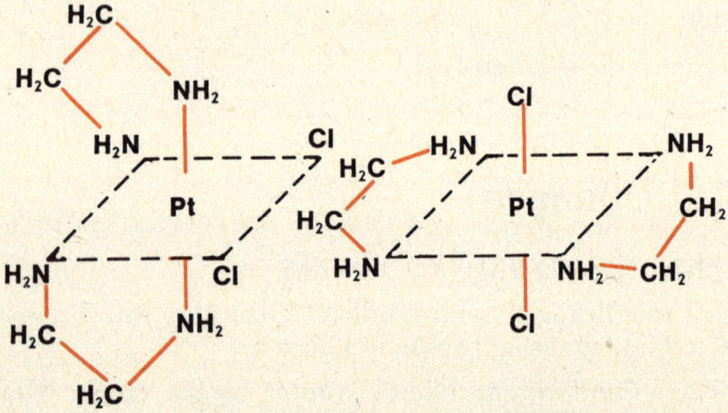

cis trans

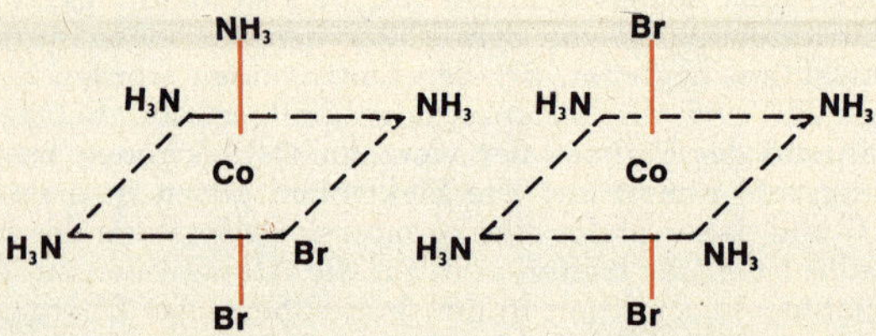

cis trans

11.

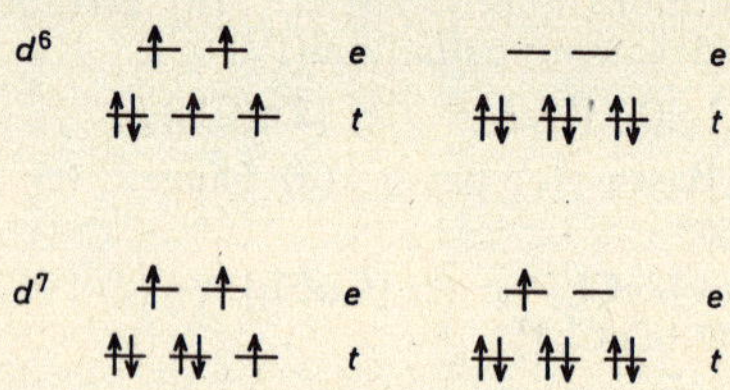

12. (a)

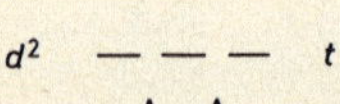

(b)

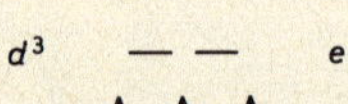

13. (a) 1,732; (b) high 4,9, low 0; (c) 0; (d) 2,83; (e) high 3,464, low 1,732; (f) high 4,9, low 0.

14. $M_S = \frac{4}{2}$ und es gibt vier ungepaarte Elektronen, die folgende Konfiguration bilden

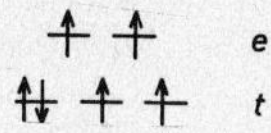

Das elektrostatische Feldpotential ist verhältnismäßig niedrig. Wäre es hoch, so würden sich die Elektronen im *e* Orbital mit den beiden ungepaarten im *t* Orbital paaren.

15. (a) $M_S = \frac{5}{2}$ und fünf ungepaarte Elektronen liegen im oktaedrischen Feld vor: d^5: $t^3\ e^2$

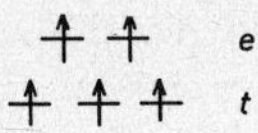

(b) 1,732 BM, low Spin

16. (a) Oktaedrisch (b) d^1: t^1 (c) 1,73 BM (d) 8,330 A

17. (a) d^5 und in einem oktaedrischen Feld

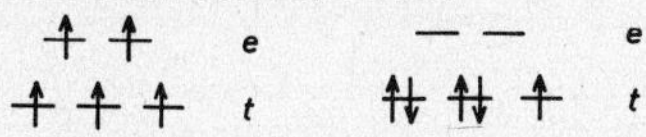

high spin — t^3e^2 low spin — t^5

(b) 0 (c) auf der Linie

18. (a) tetraedrisch auf Grund der vier Liganden (b) d^7 und auf Grund des magnetischen Moments, $M_S = \frac{3}{2}$

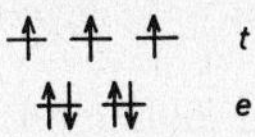

(c) $-\frac{6}{5}\Delta_t$

19.

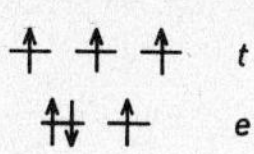

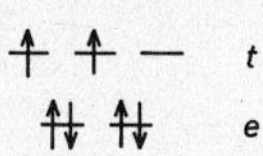

high low spin

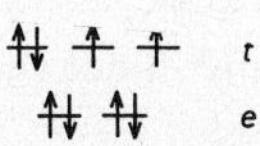

20. Da der Komplex diamagnetisch ist, wird die tetraedrische Konfiguration ausgeschlossen, weil bei dieser Geometrie immer paramagnetisches Verhalten erwartet wird (siehe Lösung zu Übung **19**, d^6 Fall).

Kapitel 17: Aufgaben

1. (a) $R_{He} = 1{,}7 \times 10^{-13}$ cm (b) $R_{Ag} = 5{,}2 \times 10^{-13}$ cm
(c) $R_U = 6{,}8 \times 10^{-13}$ cm

2. Müon = 0,1134 AME; Pion = 0,1498 AME

3. $E = 2{,}15 \times 10^{13}$ cal

4. $E = 2{,}96 \times 10^{12}$ cal

5. $^{4}_{2}He$ 28,31 MeV gesamt; 7,078 MeV Nukleon
$^{12}_{6}C$ 92,20 MeV gesamt; 7,683 MeV Nukleon
$^{3}_{1}H$ 8,494 MeV gesamt; 2,831 MeV Nukleon

6. 18, 36, 54, 86

7. $^{40}_{20}Ca$, $^{208}_{82}Pb$, $^{16}_{8}O$ = gerade Anzahl von Protonen und gerade Anzahl von Neutronen, und daher stabiler; $^{45}_{20}Ca$, $^{211}_{82}Pb$, $^{15}_{8}O$ = gerade Anzahl von Protonen und ungerade Anzahl von Neutronen, weniger stabil.

8. (a) $^{140}_{57}La$ (b) $^{13}_{7}N$ (c) $^{1}_{0}n$ (d) $^{4}_{2}He$ (e) $^{4}_{2}He$ (f) $^{4}_{2}He$ (g) $^{130}_{53}J$

9. $E = 1{,}93 \times 10^{10}$ cal/g

10. $t = 15$ Stunden

11. $t = 3{,}9 \times 10^{9}$ Jahre

Kapitel 17: Übungen

1. Die einzig richtige Aussage ist (d).

2. Elektron (β^-) und Antielektron (β^+); Proton (p^+) und Antiproton (p^-)

3.

	Gesamtbindungs-energie MeV	Bindungsenergie pro Nukleon (MeV/Nukleon)
$^{3}_{2}He$	7,731	2,577
$^{7}_{3}Li$	37,41	5,344
$^{64}_{30}Zn$	568,6	8,884
$^{242}_{96}Cm$	1815,0	7,500

$^{3}_{2}He$ ist auf Grund der geringeren Bindungsenergien weniger stabil als

4. $^{4}_{2}He$.

5. Schnelle Zunahme bis zum Maximum bei J und dann eine langsame Abnahme (siehe auch Abbildung **17—2**)

6. (a) $^{3}_{2}He$ (b) $^{115}_{49}In$ (c) $^{211}_{84}Po$ (d) $^{1}_{0}n$ (e) γ (f) β^+ (g) $^{241}_{95}Am$ (h) $^{2}_{1}H$

7. $E = 1{,}274 \times 10^{11}$ cal/Mol

8. Rg = $8{,}82 \times 10^{5}$ Impulse/Sek

9. 10 g fast alles $^{70}_{34}Se$ verschwindet.

10. $K = 3{,}2 \times 10^{-3}$/Min; $t_{1/2} = 217$ Min.

11. Analysiere nach Einstellung des Gleichgewichts die Isotopenzusammensetzung (H_2O und D_2O) von flüssigem Wasser. Dann eine genaue D_2O-Dampfmenge durch das Gummi einspritzen. Die Anwesenheit einer größeren D_2O Menge im flüssigen Wasser als die ursprünglich vorhandene, zeigt an, daß ein dynamisches Gleichgewicht vorliegt.

12. $t = 9{,}0$ Jahre

13. $t = 12\,300$ Jahre

14. $t = 3{,}2 \times 10^{-11}$ Jahre

15. $9{,}1 \times 10^{-2}$ oder 9,1 %

16. Halbwertszeit von ^3_1H ist zu kurz; es wäre im wesentlichen kein ^3_1H mehr vorhanden und damit auch keine Radioaktivität zu beobachten.

17. $1{,}40 \times 10^{-5}$ g

18. Gib radioaktives Silberisotop zu einer Lösung. Teile die Lösung in drei Teile und versuche mit den drei Methoden jeweils das Silber zu entfernen. Bestimme die in Lösung verbleibende Radioaktivitätsmenge; diejenige Lösung mit der geringsten Aktivität hat das meiste Silber entfernt.

Kapitel 19: Aufgaben

1. Rotation: 10^2 cm^{-1}; 0,286 Kcal/Mol;
Schwingung: 2×10^3 cm^{-1}; 5,728 Kcal/Mol;
Elektronen: 2×10^4 cm^{-1}; 52,7 Kcal/Mol.

Sachverzeichnis

V

W

Z

Atomgewichte (bezogen auf $C^{12} = 12{,}000$)

Actinium	Ac	227	Molybdän	Mo	95,94
Aluminium	Al	26,98	Natrium	Na	22,9898
Americium	Am	(243)	Neodym	Nd	144,24
Antimon	Sb	121,75	Neon	Ne	20,183
Argon	Ar	39,948	Neptunium	Np	(237)
Arsen	As	74,92	Nickel	Ni	58,71
Astatium	At	(210)	Niob	Nb	92,91
Barium	Ba	137,34	Nobelium	No	(254)
Berkelium	Bk	(249)	Osmium	Os	190,2
Beryllium	Be	9,102	Palladium	Pa	106,4
Blei	Pb	207,19	Phosphor	P	30,974
Bor	B	10,81	Platin	Pt	195,09
Brom	Br	79,909	Plutonium	Pu	(242)
Cadmium	Cd	112,40	Polonium	Po	(210)
Caesium	Cs	132,91	Praseodym	Pr	140,91
Calcium	Ca	40,08	Promethium	Pm	(147)
Californium	Cf	(251)	Protactinium	Pa	(231)
Cer	Ce	140,12	Quecksilber	Hg	200,59
Chlor	Cl	35,453	Radium	Ra	(226)
Chrom	Cr	52,00	Radon	Rn	(222)
Curium	Cm	(247)	Rhenium	Re	186,23
Dysprosium	Dy	162,50	Rhodium	Rh	102,91
Einsteinium	Es	(254)	Rubidium	Rb	85,47
Eisen	Fe	55,85	Ruthenium	Ru	101,1
Erbium	Er	167,26	Samarium	Sm	150,35
Europium	Eu	151,96	Sauerstoff	O	15,9994
Fermium	Fm	(253)	Scandium	Sc	44,96
Fluor	F	19,00	Schwefel	S	32,064
Francium	Fr	(223)	Selen	Se	78,96
Gadolinium	Gd	157,25	Silber	Ag	107,870
Gallium	Ga	69,72	Silicium	Si	28,09
Germanium	Ge	72,59	Stickstoff	N	14,007
Gold	Au	196,97	Strontium	Sr	87,62
Hafnium	Hf	178,49	Tantal	Ta	180,95
Hahnium	Ha	(260)	Technetium	Tc	(99)
Helium	He	4,003	Tellur	Te	127,60
Holmium	Ho	164,93	Terbium	Tb	158,92
Indium	In	114,82	Thallium	Tl	204,37
Iridium	Ir	192,2	Thorium	Th	232,04
Jod	J	126,90	Thulium	Tm	168,93
Kalium	K	39,102	Titan	Ti	47,90
Kobalt	Co	58,93	Uran	U	238,03
Kohlenstoff	C	12,011	Vanadium	V	50,94
Krypton	Kr	83,80	Wasserstoff	H	1,0080
Kupfer	Cu	63,54	Wismut	Bi	208,98
Kurtschatovium	Ku	(260)	Wolfram	W	183,85
Lanthan	La	138,91	Xenon	Xe	131,30
Lawrencium	Lr(Lw)	(257)	Ytterbium	Yb	173,04
Lithium	Li	6,939	Yttrium	Y	88,91
Lutetium	Lu	174,97	Zink	Zn	65,37
Magnesium	Mg	24,312	Zinn	Sn	118,69
Mangan	Mn	54,94	Zirkon	Zr	91,22
Mendelevium	Md	(256)			

Meßgrößenart Name (Dimension)	Einheit Name Symbol	Untereinheiten und Symbole empfohlen		**nicht** empfohlen
Länge	Meter	m		
(L)	m			cm
		mm		μ, u
		μm		mμ, mu
		nm		Å
Fläche	Quadrat-	m^2		
(L^2)	meter			
	m^2			cm^2
		mm^2		
		$μm^2$		$μ^2$
Volumen	Kubik-			
(L^3)	meter			
	m^3		m^3	
		l	dm^3	L
		dl		
	Liter	ml	cm^3	cc, ccm
	l	μl	mm^3	λ, ul
		nl		
		pl		μμl, uul
		fl		$μ^3$, u^3
Masse	Kilogramm	kg		Kg
(M)	kg	g		gr
		mg		
		μg		γ, ug
		ng		mμg, mug
		pg		γγ, μμg, uug
Anzahl				
(der Teilchen)	eins	$\times 10^9$		
(1)		$\times 10^6$		alle dazwischen-
		$\times 10^3$		liegenden Faktoren
		$\times 1$		
		$\times 10^{-3}$		
Stoffmenge	Mol	mol		M, aeq, val, g-mol
(N)	mol	mmol		mM, maeq, mval
		μmol		μM, uM, μaeq, μval
		nmol		nM, naeq, nval
Massen-				
konzentration	Kilogramm	kg/l		g/ml
($L^{-3}M$)	pro Liter			%, g%, %(w/v),
	kg/l			g/100 ml, g/dl
		g/l		‰, g‰, ‰ (w/v)
				mg%, mg% (w/v),
				mg/100 ml, mg/dl

SI-Einheiten

Meßgrößenart Name (Dimension)	Einheit Name Symbol	Untereinheiten und Symbole empfohlen	**nicht** empfohlen
Massen-konzentration ($L^{-3}M$)	Kilogramm pro Liter kg/l	mg/l	ppm, ppm (w/v) µg%, ug% (w/v), µg/100 ml, µg/dl, γ%
		µg/l	ppb, ppb (w/v)
		ng/l	µµg/ml, uug/ml
Massen-verhältnis (1)	eins 1	×1	kg/kg, g/g %, % (w/v)
		$\times 10^{-3}$	g/kg, ‰, ‰ (w/v)
		$\times 10^{-6}$	mg/kg, ppm, ppm, (w/w)
		$\times 10^{-9}$	µg/kg, ppb, ppb (w/w)
		$\times 10^{-12}$	ng/kg
Volumen-verhältnis (1)	eins 1	×1	l/l, ml/ml %, % (v/v), vol%
		$\times 10^{-3}$	ml/l, ‰, ‰ (v/v), vol‰
		$\times 10^{-6}$	µl/l, ppm, ppm (v/v)
Stoffmengen-konzentration ($L^{-3}N$)	Mol pro Liter (mol/l)	mol/l	M, aeq/l, val/l, N, n
		mmol/l	mM, maeq/l, mval/l
		µmol/l	µM, uM, µaeq/l
		nmol/l	naeq/l, nM
Molatität ($M^{-1}N$)	Mol/ pro Kilogramm mol/kg	mol/kg	m, mmol/g, µmol/mg
		mmol/kg	mm
		µmol/kg	µm, um
Stoffmengen-verhältnis (1)	eins 1	×1	mol/mol %, mol%
		$\times 10^{-3}$	mmol/mol, ‰, mol‰
		$\times 10^{-6}$	µmol/mol
Anzahl-konzentration (L^{-3})	Reziprokes Liter l^{-1} oder 1/l	$\times 10^{-3}$/l $\times 10^{-3} l^{-1}$ ×1/l $\times l^{-1}$ $\times 10^{3}$/l $\times 10^{3} l^{-1}$ $\times 10^{6}$/l $\times 10^{6} l^{-1}$ $\times 10^{9}$/l $\times 10^{9} l^{-1}$	×1/ml, ml^{-1} ×1/µl, ×1/ul, μl^{-1}
Anzahlverhältnis (1)	eins 1	×1	%
		$\times 10^{-3}$	‰
		$\times 10^{-6}$	
Meßgrößenarten relativer Natur (1)	eins 1	×1	%
		$\times 10^{-3}$	‰
		$\times 10^{-6}$	ppm
		$\times 10^{-9}$	ppb

Meßgrößenart Name (Dimension)	Einheit Name Symbol	Untereinheiten und Symbole empfohlen		**nicht** empfohlen
Thermo- dynamische Temperatur (Θ)	Grad Kelvin K	K mK		°K, k°, grd
Celsius- Temperatur (Θ)	Grad Celcius °C	°C, K m°C, mK		C, °, C°
Druck	Pascal	MPa	(MN/m^2)	
$(L^{-1}MT^{-2})$	Pa			atm at bar, b
	(Newton pro Quadrat- meter) (N/m^2)	kPa	(kN/m^2)	
				mmHg, Torr mbar, mb mmH_2O
		Pa	(N/m^2)	
				µbar, µb
Partialdruck $(L^{-1}MT^{-2})$	Pascal Pa (Newton pro Quadrat- meter (N/m^2)			
Zeit	Sekunde		a	
(T)	s	Ms		
			d	
			h	Std., St.
		ks		
			min	min., Min., m
		s		sec., s.
		ms		
		µs		us
Dichte $(L^{-3}M)$	Kilogramm pro Liter kg/l	kg/l g/l mg/l		g/ml mg/ml µg/ml
Relative Dichte (1)	eins 1	×1 $\times 10^{-3}$		

SI-Einheiten

Bis 21. 12. 77 noch zugelassene Einheiten

Einheit Name	Symbol	Wert in SI-Einheiten
Ångström	Å	1 Å = 0,1 nm = 10^{-10} m
Curie	Ci	1 Ci = $3{,}7 \times 10^{10}\ s^{-1}$
Röntgen	R	1 R = $2{,}58 \times 10^{-4}$ C/kg [1])
Rad	rd	1 rd = 10^{-2} J/kg
		[1]) C ≡ Coulomb

Einheiten die im Zusammenhang mit dem SI benutzt werden dürfen

Einheit Name	Symbol	Wert in SI-Einheiten
Minute	min	1 min = 60 s
Stunde	h	1 h = 60 min = 3 600 s
Tag	d	1 d = 24 h = 86 400 s
Liter	l	1 l = 1 dm^3 = $10^{3-}\ m^3$
Grad Celsius	°C	t °C = T − 273,15 K

T ≡ Thermodynamische Temperatur

Hinweis auf Normen:

DIN	1345	Thermodynamik; Formelzeichen, Einheiten
DIN	66035	Kalorie-Joule, Joule-Kalorie; Umrechnungstabellen
DIN	66039	Kilokalorie-Wattstunde, Wattstunde-Kilokalorie; Umrechnungstabellen
DIN	1314	Druck; Begriffe, Einheiten
DIN	66034	Kilopond-Newton, Newton-Kilopond; Umrechnungstabellen
DIN	66037	Kilopond je Quadratzentimeter-Bar Bar-Kilopond je Quadratzentimenter } Umrechnungstabellen
DIN	66038	Torr-Millibar, Millibar-Torr; Umrechnungstabellen
DIN	66036	Pferdestärke-Kilowatt, Kilowatt-Pferdestärke; Umrechnungstabellen